AF360925

L'EXAMEN DE LA VISION

DANS LES SERVICES PUBLICS

DEVANT LES CONSEILS DE REVISION ET DE RÉFORME

L'EXAMEN

DE

LA VISION

DEVANT LES CONSEILS DE REVISION
ET DE RÉFORME DANS LA MARINE ET DANS L'ARMÉE

ET

DEVANT LES COMMISSIONS DES CHEMINS DE FER

PAR LE

Dr A. J. C. BARTHÉLEMY

Directeur du Service de santé de la Marine à Brest

Avec trois planches noires et coloriées
Et dix-sept figures intercalées dans le texte

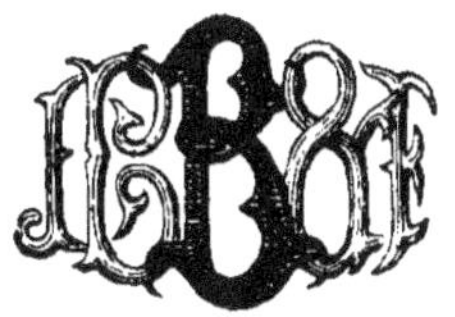

PARIS

LIBRAIRIE J.-B. BAILLIÈRE & FILS

19, RUE HAUTEFEUILLE, près du boulevard Saint-Germain

1889

PRÉFACE

J'ai été amené par les nécessités du service de la clinique chirurgicale à traiter des moyens d'examen de la vue devant les Conseils de réforme et de revision.

Plusieurs de mes auditeurs m'ont engagé à publier ces leçons, et quelques-uns d'entre eux me les ont même présentées déjà presque complètement rédigées.

Je cède d'autant plus volontiers à leurs sollicitations que la marine vient à peine de rééditer son Code, à l'exemple de l'armée qui l'a déjà modifié deux fois en 1873 et 1877.

Cette dernière instruction du 4 août 1879, sur les infirmités ou maladies qui rendent impropre au service de la marine, suppose que les médecins auxquels elle s'adresse sont à la hauteur des progrès accomplis par la science ophthalmologique, et il m'a paru particulièrement opportun de donner aux règles qu'elle établit et aux moyens qu'elle recommande un commentaire détaillé qui n'existe nulle part.

Les moyens de diagnostic, les méthodes d'exploration, d'analyse, se sont transformés, et tant au point de vue de la garantie à donner aux recrues que de celle qu'exige l'État, qu'il s'agisse de prévenir l'erreur ou de déjouer la simulation, on ne peut établir de comparaison entre les moyens de la science actuelle et ceux dont le médecin disposait autrefois.

L'expérience technique de nos armes modernes a dû, en outre, amener quelques résultats particuliers modifiant les règles du passé.

Ce sont ces méthodes et ces procédés que j'ai voulu exposer assez succinctement pour que l'attention n'en soit pas trop fatiguée, assez clairement pour être compris par nos jeunes collègues encore peu au courant de l'ophthalmologie.

Pour arriver à ce résultat j'ai laissé à ces leçons leur caractère plus concis et pratique, et, dans des notes détaillées, j'ai donné les explications que j'étais souvent obligé de fournir comme démonstrations supplémentaires.

Je fais précéder ce travail d'un tableau rappelant à la mémoire l'ordre et la méthode de l'examen.

Ainsi ceux qui déjà sont très au courant de ces questions pourront, au moment d'un examen, se contenter de la lecture du tableau.

Les autres trouveront plus de détails dans le texte même des leçons ; et nos jeunes confrères, presque au début de leurs études, auront à lire, soit à part, soit en même temps, et les leçons et les notes explicatives.

Indocti discant, ament meminisse periti !

Je remercie MM. Guiol, Nègre, Doué, Ambiel, médecins de 1re classe, du concours tout amical qu'ils ont bien voulu me donner dans la rédaction de ces leçons.

Je prie aussi le docteur Maréchal, médecin principal de la marine, d'accepter ici tous mes remerciements. Les fonctions spéciales dont il a été chargé pendant ces dernières années, et l'expérience qu'il a acquise comme membre de la Commission d'examen au point de vue de l'aptitude physique et en particulier de la vision, des candidats à l'Ecole navale, m'ont rendu les réflexions et les notes qu'il a bien voulu me communiquer particulièrement utiles.

Toulon, juillet 1880.

Pour satisfaire à la demande qui m'a été faite de publier une deuxième édition de ces leçons, j'ai dû faire un travail de revision complet et les mettre au courant des nombreux progrès accomplis depuis huit ans. Bien des travaux ont été publiés, les méthodes d'examen se sont perfectionnées, les études d'ophthalmologie se sont vulgarisées, des instructions récentes ont modifié ou complété les instructions anciennes. J'ai dû en tenir compte soit dans le texte même des leçons, soit dans les notes qui les suivent.

La partie relative au Daltonisme, dans ses rapports avec le service de la Marine et des Chemins de fer a été augmentée, les méthodes d'examen décrites avec plus de détails ; deux planches coloriées empruntées à Holmgren et à Wecker faciliteront les moyens de les appliquer.

Il m'a paru encore utile en terminant, de résumer les règlements applicables à l'armée, à la marine et aux chemins de fer.

Dr BARTHÉLEMY.

Brest, octobre 1888.

EXPERTISE DE LA VISION AU POINT DE VUE DU SERVICE DANS L'ARMÉE ET LA MARINE

QUESTION : *l'homme voit-il assez nettement : 1° pour être Soldat ; 2° pour être Marin ?*

A. Déterminer :

1° L'acuité visuelle — par les test-caractères — formule générale $V = \dfrac{d}{D}$.

pour le recrutement $V = \dfrac{\text{O. D. } 1/4}{\text{O. G. } 1/12}$; pour l'inscription $V = 2/5$.

2° Le champ visuel — par l'épreuve digitale — ou instrument, ne doit pas être moins de 1/2 surtout du côté externe.

1° Opacité des milieux — Éclairage oblique. — Ophtalmoscope. — En face de la lumière, V doit être au moins égal à CR.

B. L'acuité étant inférieure au chiffre règlementaire CR. En rechercher la cause dans l'

2° Amétropie amblyopie amétropique ou réfractionnelle

Son existence — Expérience de la Carte percée — de la lecture. Ophthalmoscope. Avec le miroir concave : Keratoscopie, Angeioscopie.

Sa nature

M.
Objectivement. — Aspect — forme de l'œil — regard, habitus. Miroir (Keratoscopie — Ombre se meut dans le même sens que le cercle d'éclairage. I. renversée(Angeioscopie — Image se meut en sens inverse de l'observateur.
Subjectivement. — Voit de près, mal de loin, { Améliorée par verre concave (—). Mesurée par le numéro le plus faible qui la corrige.

H.
Objectivement. — Aspect — forme de l'œil — Regard, habitus. Miroir (Keratoscopie — Ombre se meut en sens inverse du cercle d'éclairage. I. droite(Angeioscopie — Image se meut dans le même sens que l'observateur.
Subjectivement. — Voit de loin, mal de près, { — Améliorée par verres convexes (+). ou ni de près ni de loin) Mesurée par le numéro le plus fort qui la corrige,

AS.
Objectivement. — Aspect — de la physionomie — habitus. Miroir. modification et déplacements variables des ombres et images. suivant les Méridiens.
Subjectivement. — Voit mal dans toutes les positions — Expériences des lignes de Donders — Verres cylindriques.

Son degré — mesuré par ophthalmoscope verres, optomètres — Entraine inaptitude si { **M.** est $>$ 1/6 Recrutement — ou compliquée. **H.** est $>$ 1/6 ou simplement H existe et $V < CR$. **AS.** existe avec $V < CR$.

3° Amblyopie et amaurose vraies — Commémoratifs — Signes subjectifs et concomitants — Ophthalmoscope. Recherche de l'état du champ visuel — de la dischromatopsie.

C. Ne trouvant pas la cause, soupçonner la simulation, la démontrer.

CHAPITRE PREMIER

Toutes les années, à pareille époque, nous recevons, dans nos services d'hôpital, ce que j'appellerai volontiers la queue des Conseils de revision.

Les médecins qui en font partie, pressés par le temps, par le nombre de recrues qui se présentent à leur examen, par la variété et parfois l'imprévu des causes invoquées par eux, ne peuvent souvent que donner un avis sommaire.

La maladie, l'infirmité, la difformité alléguée par le réclamant est-elle évidente, leur conscience est aussitôt éclairée, leur opinion s'affirme, et, en général, fait loi. Dans le cas contraire, hésitations, doutes, soupçons d'exagération ou de simulation, ils acceptent la recrue, mais ils réservent l'avenir, et laissent à l'intéressé un recours entier dans les lumières des médecins des corps ou de leurs collègues des hôpitaux, qui, avec plus de maturité et de temps, entourés de tous les moyens d'investigation, pourront juger les cas litigieux et les proposer au Conseil de réforme. Celui-ci, pouvant en appeler à une enquête de notoriété publique, à des examens répétés, devient ainsi le correctif de la précipitation avec laquelle est souvent obligé de fonctionner le Conseil de revision (1).

Ainsi s'expliquent ces entrées multipliées dans le service de la clinique, et ces réclamations variées dont vous êtes tous les jours les témoins aux derniers mois de l'année, époque de l'arrivée au corps de la nouvelle classe.

Parmi ces réclamations, il n'en est pas de plus fréquentes que celles qui sont relatives aux défectuosités de la vision. La simulation, ou au moins l'exagération est ici si facile ; les maladies de l'œil sont si nombreuses et parfois si peu apparentes, que vous ne devez vous étonner ni de la réserve des uns ni des erreurs ou des fautes des autres.

CONDITIONS DE LA VISION DISTINCTE. — Rendez-vous bien compte des conditions multiples de la vision

---

(1) 1° *Au Conseil de revision*. — La décision doit être nettement formulée, rapide et précise.

(a) Le sujet est il propre au service ? Si oui ; est-il propre au service armé ? Est-il apte seulement au service auxiliaire ?

Si non ; l'exemption doit-elle être définitive ? l'exemption ne doit-elle être que temporaire (ajournement) ?

2° *Sous les drapeaux*. — *Conseil de réforme*. — Le sujet est-il désormais impropre à tout service militaire ? Si oui : (a) La maladie est-elle antérieure à l'incorporation ? réforme n° 2 ; (b) est-elle postérieure et le fait du service, comme développement ou aggravation, mais ne mettant pas l'intéressé dans l'impossibilité de pourvoir à sa subsistance ? réforme n° 1, avec ou sans gratification renouvelable ; (c) est-elle incurable, le résultat de blessures reçues en service commandé ou des exigences du service, et mettant l'homme hors d'état de pourvoir à sa subsistance ? retraite avec pension, suivant la classe.

3° Pour l'officier : (a) l'affection est-elle curable ? non activité pour infirmité temporaire ; (b) est-elle incurable ? réforme ou retraite, comme dessus. (Chauvel; précis de l'examen de la vision 1883.)

distincte, et vous comprendrez facilement toutes les difficultés et les longueurs de cet examen.

L'œil est à la fois un appareil d'optique et un appareil de sensation : comme appareil d'optique, il a ses milieux réfringents (cornée, cristallin); ses milieux transparents ou de transmission (humeur aqueuse, humeur vitrée); sa chambre obscure, constituée par la sclérotique, la choroïde et son pigment; son écran récepteur (la rétine). Pour que la vision soit nette et distincte, il faut non seulement que la pureté de tous ces milieux reste inaltérée, car le moindre nuage en perturbe la fonction ; mais il faut encore qu'il existe toujours, entre leur réfringence et la position de leur écran, un rapport mathématique sans lequel l'image qui vient s'y former se trouble et devient diffuse.

En tant qu'appareil de sensation, la rétine constitue sa partie impressionnable, le nerf optique son organe de conduction, les corps genouillés, les tubercules quadrijumeaux, la couche optique, ses centres de perception, tous d'une délicatesse de structure extrême, ayant un long parcours dans l'orbite et dans le crâne, ce qui les expose aux affections les plus diverses.

Et pourtant, pour que la vision soit normale, il faut que toutes ces parties jouissent de leur intégrité anatomique, que leurs fonctions soient assurées par une nutrition régulière à laquelle concourent également une composition normale du sang et un exercice continu et salutaire.

De plus, l'organe fonctionne aussi bien de près que de loin; il est double, et ne donne cependant que des sensations uniques, tous phénomènes qui impliquent certaines conditions d'accommodation, de mouvements synergiques sans lesquels la vision est perturbée.

De là l'immense variété des cas, la nécessité de connaissances précises pour les apprécier.

Or, lorsqu'un homme, soumis à votre examen, prétend y voir mal ou pas du tout, d'un œil ou des deux, il peut être véridique, et vous avez à déterminer la cause de son imperfection visuelle ; il peut dire faux, et vous devez dévoiler le mensonge : simulation ou exagération.

N'allez pas croire que, pour arriver à ce résultat, il soit indispensable d'être un spécialiste émérite. Un ordre méthodique, uniforme dans tous les cas, l'application de procédés rigoureux et précis, en général faciles et basés sur quelques notions générales bien comprises, suffisent le plus souvent : les exposer sera le but de ces leçons.

Ce qu'on vous demande ici, c'est moins un diagnostic médical absolument rigoureux qu'une appréciation suffisamment exacte et une réponse à cette question : « L'homme de levée ou de la conscription qui « invoque, auprès de vous, l'imperfection de sa vue, « comme cause d'incapacité de service, voit-il assez « bien pour être retenu dans les rangs de l'armée ou « de la marine ? » (Note 1.)

DÉTERMINATION DE L'ACUITÉ VISUELLE. — Votre premier soin sera de vous en assurer, en déterminant le degré de son acuité visuelle ou de sa finesse de perception. (Note 2.)

Vous pourriez sans doute y arriver facilement, en

plaçant votre sujet en face d'objets connus et plus ou moins éloignés, hommes, fenêtres, arbres, etc., et comparer votre propre acuité, si elle est normale, à celle qu'il accuse. Mais ce ne serait là qu'une appréciation incertaine et peu susceptible d'être représentée numériquement : avec les échelles typographiques et un ruban métrique, vous avez, au contraire, tout ce ce qui est nécessaire à une détermination rigoureuse et vous pourrez y arriver de plusieurs manières.

Mais, avant de les décrire, il sera utile de vous exposer brièvement les principes généraux sur lesquels reposent cet examen et ses modes divers.

L'acuité visuelle dépend de la perfection des propriétés *de la rétine*, considérée dans ses derniers éléments sensibles ou photo-esthésiques, les cônes et bâtonnets : à la condition qu'elle se trouve exactement placée au foyer des corps extérieurs qui l'impressionnent, son acuité, tout étant égal d'ailleurs, éclairage, distance, moment, durée de l'examen, sera mesurée par la plus petite image dont elle puisse encore percevoir nettement la forme; c'est au moyen des échelles typographiques qu'on réussit à la déterminer. Il en existe aujourd'hui un assez grand nombre; mais quel que soit le nom qu'elles portent, ou la forme qu'on leur ait donnée, elles sont constituées par une série de lettres ou de signes dont la grandeur croît pour chaque numéro, d'après une proportion régulière ainsi calculée que chacun d'eux doit être vu distinctement par un œil normal, à la distance (en pieds ou en mètres et fractions de mètre, suivant que leurs auteurs ont pris pour base les anciennes ou les nouvelles mesures) représentée par le rang qu'il occupe dans la série qui a été choisie. Aussi il suffit qu'un œil voie distinctement un de ces numéros à sa distance physiologique pour que son acuité soit considérée comme normale ; car tous sont vus sous le même angle visuel, tous forment, sur la rétine, une image de même dimension, la plus petite qui soit perceptible, et correspondant à peu près en étendue à la surface des plus petits éléments terminaux des fibres de la rétine.

Toutefois, l'acuité visuelle n'est pas représentée par le *plus petit objet isolé* qu'on puisse percevoir, mais bien par le *plus petit qu'on puisse distinguer* d'objets semblables, de même dimension, séparés les uns des autres par des intervalles clairs, égaux à eux-mêmes. Dans le premier cas, il y a seulement perception d'un point dont la visibilité est en rapport avec son intensité lumineuse, sans qu'on puisse savoir si son image porte sur plusieurs éléments de la mosaïque que représente la rétine, ou seulement sur une partie ou sur la totalité d'un seul de ses éléments ; dans le second, au contraire, et, dès que la distinction de la forme des deux images est parfaitement nette, à une distance donnée, pour devenir confuse à mesure que l'œil s'en éloigne, c'est que chaque objet fait réellement son image sur un élément distinct, séparable, recevant des impressions isolables des impressions des éléments voisins. Il en est de la sensation visuelle de la rétine comme de la sensation tactile de la peau : dans celle-ci, la délicatesse de toucher est mesurée par le degré d'écartement des deux pointes d'un compas, nécessaire pour qu'elles commencent à être perçues séparément; dans l'autre, l'acuité visuelle est déterminée par les dimensions de l'image perçue, ou encore par l'angle visuel sous lequel elle sera vue.

C'est cette image qui constitue le *minimum visibile* de Porterfield, ou *separabile* de Giraud-Teulon, l'*image minima* ou la limite de la perception rétinienne, l'*image limite* de Maurel.

Or, dans l'appréciation de l'acuité visuelle, basée sur la recherche de l'image minima perçue par la rétine à une distance donnée, il y a deux facteurs : la grandeur de l'objet qui le produit, et la distance à laquelle il se trouve de l'œil: l'image rétinienne variant en proportion directe de la première et inverse de la seconde. Car, il est évident que, si vous distinguez à 2 mètres un objet deux fois plus petit que celui que je vois, ou encore si vous voyez à 2 mètres l'objet que je ne peux voir qu'à 1, vous aurez une acuité double de la mienne, et cela en supposant, bien entendu, que je sois emmétrope comme vous, ou que, amétrope, j'aie pris soin de corriger mon vice de réfraction. Vous pourrez donc, dans votre examen, faire varier la grandeur des objets, la distance ne changeant pas, ou, variant les distances, ne montrer qu'un seul objet; les deux procédés peuvent avoir leur utilité.

Premier procédé. — Généralement employé dans les cliniques, dans les salles restreintes comme dimensions : la distance reste la même, les caractères à lire varient.

Contre un mur de couleur foncée ou une porte, vous placez l'une des échelles typographiques aujourd'hui employées. Beaucoup sont excellentes; quelques-unes, et en particulier celles de Giraud-Teulon, de Snellen, sont calculées avec perfection ; je préfère cependant les deux grands tableaux de l'échelle métrique de Wecker, en raison de la simplicité des signes qu'il a employés pour les illettrés, et de l'idée qu'il a eue de supprimer tout calcul, en plaçant à côté de chaque ligne des test-caractères, d'un côté, la distance à laquelle il doit être lu normalement, et, de l'autre, la fraction représentative de l'acuité, lorsque cette lecture se fait à la distance déterminée de 5 mètres.

Ces tableaux doivent être bien éclairés par la lumière diffuse ; l'observé, le dos au jour, assis ou debout, est placé exactement à une distance connue, variable suivant les lieux, les échelles, mais autant que possible de quelques mètres ; vous vous assurez, par un rapide examen, que, dans ces conditions générales, vous retrouvez votre propre acuité normale. Cette épreuve constitue, pour ainsi dire, une sorte de *critérium* qui vous permet de rectifier, au besoin, ou la position, ou l'éclairage, ou la distance.

Vous expliquez ensuite à l'observé ce qu'on attend de lui, soit quand il sait lire, l'appellation exacte et rapide des lettres, soit quand il est illettré, la dénomination, la description des signes, ou plus simplement, quand ce sont ceux des échelles de Wecker, de Snellen, ou ceux que je leur ai substitués, leur imitation au moyen des doigts de l'une ou de l'autre main, ce que quelques mots d'explication lui ont bientôt appris.

Masquant alors, avec une de vos mains en coquille,

son œil gauche, vous l'engagez à lire les plus gros caractères du tableau, puis ceux qui suivent, jusqu'à ce qu'il hésite dans sa lecture ; fixant ensuite son attention sur ces derniers, vous lui demandez à en épeler les lettres ou à en décrire les signes ; s'il y réussit, c'est ce numéro (N) qui va vous donner la mesure de l'acuité de l'œil droit. Sinon, vous remontez au numéro au-dessus. (Note 3.)

Or, l'acuité visuelle que l'on notait autrefois par la lettre S (la première du mot allemand qui la désigne), et aujourd'hui par la lettre V (du mot *visus*, expression plus générale, à cause de son origine latine), est représentée par une fraction dont le numérateur est la distance où se trouve l'observé, et le dénominateur le numéro qui a été vu ou $V = \dfrac{d}{N}$. Soit par exemple la distance égale à 15 pieds et 15 le numéro, nous aurons $V = \dfrac{15}{15} = 1$. Si, au contraire, le numéro est de 20, 30, 40 $V = \dfrac{15}{20}, \dfrac{15}{30}, \dfrac{15}{40}$ ou 3/4, 1/2, 3/8.

Dans les nouvelles échelles métriques, le numéro d'ordre, ne correspondant pas toujours à la distance à laquelle il doit être lu, ou, en d'autres termes, n'ayant pas le même chiffre représentatif, au moins pour quelques-unes, il a fallu adopter une formule d'un usage plus général, et $V = \dfrac{d}{N}$ est devenu $V = \dfrac{d}{D}$ exprimant le rapport de la distance (d) à laquelle les lettres sont vues à celle (D) où on devrait les voir. Pour faciliter d'ailleurs ce petit calcul, identique en somme au premier, quelques-unes de ces échelles en donnent le résultat à côté du numéro, soit en fractions, soit en décimales (échelle de Monnoyer).

Même examen, même notation pour l'œil gauche.

Deuxième procédé. — Plus exceptionnel, il n'exige cependant qu'un seul numéro déterminé qui restera fixe, tandis que la distance variera. Décrit par Landolt, il avait été employé, dès 1878, par notre distingué confrère le docteur Maurel, dans ses recherches intéressantes sur le degré d'acuité nécessaire à certaines professions maritimes (note 4).

Soit un numéro de la série, choisi suivant la distance dont on dispose, ou suivant qu'on recherche l'acuité de près ou de loin, prenons, par exemple, un numéro visible à 10 mètres, correspondant à l'ancien numéro 30 ou au numéro 10 métrique ; plaçons l'homme à examiner en face de ces caractères convenablement éclairés, et à une distance supérieure, soit à 12 mètres, après avoir pris soin de jalonner le sol à la craie ou avec une corde à nœuds, sur tout l'espace qui les sépare, ou mieux encore, après avoir tendu entre le tableau et lui, à hauteur de sa main, un ruban de fil divisé par mètres et fractions de mètre (1) engageons-le à déchiffrer les lettres : s'il y réussit d'emblée, sans se déplacer, son acuité sera supérieure à la normale d'une quantité au moins égale à la différence

---

(1) Pour rendre l'examen plus facile et plus rapide, on peut se contenter d'une salle de 6 mètres de long, et du n° 5 (Voir note 3) et porter sur le ruban métrique, d'un côté les divisions du mètre, de l'autre le calcul correspondant de l'acuité, ainsi :

A 5^m. — à 4 — 3 — 2,50 — 2 — 1,25 — 1 — 0,62 — 0,50 — 0,42.

V = 1 — 4/5 — 3/5 — 1/2 — 2/5 — 1/4 — 1/5 — 1/8 — 1/10 — 1/12.

de 12 à 10, et pourra être représentée, soit simplement par le chiffre 12, soit par la fraction $\frac{12}{10}$, puisque $\frac{10}{10}$ représente l'unité. S'il lui faut, au contraire, faire en avant un ou plusieurs pas, pour arriver à ne distinguer les caractères qu'à 10 mètres, son acuité sera normale ; elle deviendra inférieure, s'il se rapproche encore de manière à se placer à $9^m,50$, 9 mètres, 8 mètres, 2 mètres, 1 mètre. La formule $V = \dfrac{d}{D}$ reste d'ailleurs parfaitement applicable, et, à mesure qu'il se rapproche davantage, V devient égale à $\dfrac{9,50}{10}$ $\dfrac{9}{10}$ $\dfrac{8}{10}$ ... $\dfrac{2}{10}$ $\dfrac{1}{10}$.

Ce procédé donne une mensuration aussi rapide et certainement plus délicate des différences individuelles et des variations en plus ou en moins de l'acuité, puisque son échelle s'étend au-dessus et au-dessous de l'unité : ses résultats comparatifs peuvent passer d'une manière facilement appréciable par tous les chiffres entiers et décimaux compris entre l'unité et le chiffre de la distance ; il mérite d'être vulgarisé, il est simple, n'exige qu'un seul numéro typographique, et peut être pratiqué par un simple infirmier ; mais il ne doit pourtant prétendre qu'à des applications limitées.

Quand il s'agit, comme dans les recherches qui nous occupent en ce moment, de déterminer seulement si l'acuité n'est pas inférieure à la normale, le procédé ordinaire est plus utile, plus pratique, surtout dans une salle ou un cabinet, et la pluralité des numéros devient indispensable, soit pour l'appréciation de l'acuité chez les individus à courte vue, soit pour une double détermination de près et de loin. De loin, au contraire, et quand il est utile de rechercher, pour ainsi dire, la puissance ou la finesse de l'acuité chez des sujets se rapprochant tous à peu près de la normale, et faire un choix spécial parmi eux, le second procédé sera préférable.

L'acuité connue, on aura à faire l'application de la règle suivante :

« Quelles qu'en soient les causes, lorsqu'elles entraî-
« nent la perte de la vue d'un côté, lorsqu'elles ré-
« duisent l'acuité de la vision au-dessous de 1/4 des
« deux côtés ou de l'œil droit, ou de 1/12 de l'œil
« gauche, ou qu'elles occasionnent une diminution de
« 1/2 environ de l'angle temporal du champ visuel,
« elles sont un motif d'*inaptitude au service ou de ré-*
« *forme* pour les hommes provenant du recrutement.

« Pour les inscrits maritimes, l'acuité de la vision
« ne doit pas s'abaisser au-dessous de 1/2 (1), limite
« minimum adoptée pour les élèves de l'École na-
« vale. Pour le recrutement, il est utile d'ajouter cette
« restriction que les règlements de l'armée formulent
« au sujet de l'inaptitude au service militaire : à moins
« que l'amblyopie, dépendant d'une altération de la
« réfraction ne puisse être corrigée par des verres
« (note 5). »

---

(1) Une dépêche ministérielle du 25 octobre 1881, abaisse à 2/5 le minimum pour l'Inscription maritime et les élèves de l'École navale. L'Instruction pour l'armée est du 27 février 1877, celle pour la marine du 4 août 1879.

Ainsi, l'incapacité de servir, soit *réforme*, soit *inaptitude au service,* doit être prononcée en faveur de tout conscrit qui sera destiné à l'armée, ou qui, désigné par le sort, doit être affecté au service de la marine, ou de tout homme actuellement incorporé :

1° Si ses deux yeux présentent une acuité inférieure à 1/4 ; ce degré étant considéré comme le minimum compatible avec les exigences du service militaire ;

2° S'il ne présente cette infériorité que du côté droit ;

3° Si, du côté gauche, il arrive à un douzième seulement, limite comme on le voit bien plus étendue, et qui se justifie par les fonctions en quelque sorte secondaires de cet œil ; car, ce qui lui importe plus encore que l'acuité, c'est l'intégrité de son champ visuel. Le rôle de la vision périphérique, et en quelque sorte celui de l'œil gauche, vis-à-vis de l'œil droit, qui est destiné à viser et qui, souvent à l'exclusion du premier, fixe, regarde au loin, étant celui d'une sentinelle qui le prévient de la nécessité de son intervention ;

4° Enfin, si le champ visuel est diminué de moitié du côté temporal, ou, ce qui revient au même, a perdu la portion monoculaire du champ visuel binoculaire.

Laissons de côté, pour le moment, la question du champ visuel, et revenons sur les faits relatifs à l'acuité qui ont déterminé la fixation de ce chiffre de 1/4.

L'acuité physiologique varie d'un individu à l'autre dans des limites, en général, assez restreintes, pouvant cependant descendre à 1/3, 1/2, même 2/3 au-dessous de la moyenne, ou s'élever au-dessus même de 1/3, 1/2 en plus de l'acuité considérée comme normale.

Ces écarts, que l'expérience constate, sont évidemment en rapport avec les dimensions de l'image minima qui reste perceptible par les éléments terminaux des fibres de la rétine. Il en est de ceux-ci comme de ceux qui appartiennent aux nerfs du tact ou de l'ouïe; et, de même que la finesse de l'ouïe appréciée par le nombre de vibrations perceptibles comme son, ou la délicatesse du toucher mesurée par le degré d'écartement du compas de Weber, témoignent de leur perfection, de même le plus ou moins de finesse du tact lumineux semble indiquer un changement dans la dimension ou la sensibilité des éléments rétiniens.

Cette acuité individuelle et physiologique reste à peu près la même jusqu'à 27 ou 30 ans, c'est-à-dire pendant toute la durée du service actif. Elle diminue alors lentement et progressivement jusqu'à la plus extrême vieillesse. Aussi lorsque, à l'âge du conscrit, on constate une diminution des 3/4 de l'acuité normale, c'est-à-dire $V = \dfrac{1}{4}$, on est amené à supposer ou une altération de transparence des milieux, ou un état amétropique, ou une altération pathologique ou fonctionnelle de la rétine, ou encore un trouble dans l'accommodation; car, il faut bien remarquer que l'examen de l'acuité, tel qu'il se pratique, sans atropinisation, sans interposition devant l'œil d'une petite ouverture, comme celle de la carte percée d'un trou d'épingle, qui écarterait les cercles de diffusion et rendrait en partie l'accommodation inutile, est un examen d'ensemble dont les résultats peuvent être influencés par chacune de ses causes, et ne peut avoir la prétention de viser seulement l'acuité. Mais ces causes, en elles-mêmes, ne s'opposent pas à l'incorporation, soit parce qu'elles sont susceptibles de correction comme l'amétropie, soit parce qu'elles ne se manifestent que par une diminution de l'acuité compatible encore avec le service, tant qu'elles ne s'accompagnent pas d'autres symptômes comme le rétrécissement du champ visuel, ou qu'elles ne dépassent pas un certain degré qu'il fallait déterminer.

En France, et pour tout service militaire, c'est le chiffre de 1/4 qui a été accepté comme extrême limite pour l'œil droit. Ce n'est pas là évidemment un chiffre arbitraire; il est basé sur les conditions générales ou les exigences de la vie militaire. Un soldat doit, à tout le moins, distinguer une sentinelle, un cavalier ennemi, un groupe d'hommes, compter les files d'un peloton, juger de leur état de repos ou de mouvement, de leur direction, de leur marche, etc. etc., au moins à 250 ou 300 mètres. Il faut encore qu'à cette distance, il puisse prendre au tir une part effective et bien calculée; or, le corps de l'homme, qui est ici l'objectif, mesurant de 0^{m},30 à 0^{m},40 de large, doit être facilement distingué par un œil normal à 1,000 ou 1,200 mètres, et le sera encore convenablement par celui qui aura perdu les 3/4 de son acuité, à la distance que nous indiquons.

Dans la marine, si ce chiffre, qui est la condition générale de l'aptitude au service, doit être accepté pour les hommes du recrutement qui vont être incorporés dans les régiments d'artillerie et d'infanterie de marine, il est beaucoup trop faible pour les inscrits maritimes, je dirai plus, même pour tout homme, quelle que soit sa provenance, qui doit servir comme matelot. Alors que celui-ci joue tous les jours sa vie dans les exercices de voile, au milieu de manœuvres mobiles se croisant en tous sens, courant dans la mâture, sur les vergues, les tangons, il était nécessaire de lui éviter au moins les dangers que lui feraient courir les imperfections de sa vue, en exigeant au minimum une acuité égale à 1/2. Je me réserve même de vous démontrer plus tard que cette exigence est encore insuffisante pour l'immense majorité des hommes qui composent les équipages de nos navires de guerre, et qu'il y aurait eu lieu d'éloigner encore la limite de 1/2 établie dans l'alinéa de l'Instruction de 1879, dont je vous ai tantôt cité le texte, tandis, au contraire, qu'elle a été abaissée à 2/5.

Examen du champ visuel. — Dans les cas où l'examen de l'acuité visuelle a laissé quelques doutes sur la décision à prendre, il va devenir utile de procéder à celui du champ visuel qui doit être, quelquefois, le complément indispensable de celui qui précède. Il serait même préférable, de parti pris et régulièrement, de vous assurer toujours de son intégrité, attendu que plus d'une affection progressive qui déjà l'a profondément atteint à la périphérie, peut avoir respecté complètement la vision centrale.

Compagnon fidèle de l'amblyopie, le rétrécissement concentrique du champ visuel apporte à l'exercice de la fonction une gêne dont vous aurez facilement une idée exacte en regardant à travers deux tubes de papier de 0^m,10 à 0^m,12 de long, placés devant les yeux.

Dans vos premières expériences, vous avez étudié la sensibilité centrale de la rétine, celle de la macula ou point de fixation; ici vous allez rechercher l'état de la sensibilité périphérique. Quelque imparfaite qu'elle soit normalement, elle n'en est pas moins nécessaire. Comme l'a dit, avec infiniment de justesse, Maurice Perrin, elle est peu propre à faire voir distinctement les objets, mais elle aide à constater leur présence; elle est comme une sorte de fonction préparatoire ou d'avertissement qui provoque, avec ou sans la participation de la volonté, le mouvement nécessaire pour placer l'objet signalé dans la direction de la vision centrale et associée. Provocatrice de l'attention qu'elle sollicite, cette vision excentrique est donc indispensable au tireur, à la sentinelle, et son utilité est en rapport avec le champ qu'elle embrasse : chaque œil a le sien et les deux se confondent au milieu pour rester séparés à la périphérie du côté externe, de sorte que, considéré dans son ensemble, notre champ visuel a une partie centrale et binoculaire, une autre périphérique et monoculaire.

Rien de plus facile et de plus rapide que sa mensuration si vous voulez vous contenter d'une appréciation, sans doute bien imparfaite, mais suffisante pour vous éclairer. Laissez votre observé assis à contrejour; placez-vous très près et en face de lui, à 0^m,10 ou 0^m,15 de distance. Ordonnez-lui de regarder avec un œil, l'autre étant fermé, un doigt de votre main appuyé contre votre redingote de couleur foncée et autant que possible à la hauteur de son axe optique, ou bien un objet brillant comme vos breloques; promenez alors la main restée libre, ou une bougie, avec de légères oscillations de va-et-vient suivant les quatre points cardinaux et dans le même plan. Si dans ces quatre positions, il voit à la fois la main fixée et la main mobile, celle-ci arrivant en dehors, aux limites de l'extension du membre, et, en haut, en bas, en dedans, à peine au quart ou au cinquième de la longueur de celui-ci, le champ visuel sera suffisant et votre conscrit pourra remplir toutes les obligations du service.

Si ce procédé vous paraissait quelque peu difficile pour le sujet, à cause de la courte distance à laquelle il doit maintenir la fixation, pendant toute la durée de l'épreuve, vous pourriez avoir recours à ceux de Chauvel ou de Warlomont.

Le premier est recommandé dans l'Instruction du Conseil de santé des armées (Chauvel, *loco. cit.* p. 76). L'observé et l'observateur sont à $0^m,50$, l'index de ce dernier verticalement placé, sur la ligne de jonction et à égale distance des deux yeux correspondants chez l'un et chez l'autre, tandis que chacun tient l'autre œil fermé. La main libre de l'observateur, ramenée toujours de la périphérie vers l'index point de fixation et exécutant de petits mouvements de va-et-vient, sert à constater la limite du champ visuel dans les quatre directions principales. Si l'observateur fixe lui-même son index, il peut à la fois mesurer son propre champ visuel et celui de l'observé et juger par comparaison de l'état plus ou moins normal de celui-ci. A cette distance de $0^m,25$, le doigt mobile doit être vu en dehors à longueur de bras, et dans les autres directions à

1/2 longueur au moins. Warlomont (*Inst. pour l'examen des Employés de Chemins de fer*. 1880) procède encore plus simplement. L'expert se place à 1 mètre de l'examiné, ils se regardent fixement et pendant ce temps, l'expert promène sa main, en haut, en bas, à droite, à gauche ; si, dans toutes ces situations, sans détourner son regard de celui de l'examinateur, le sujet peut compter les doigts, c'est que son champ visuel n'est pas rétréci.

« Si au contraire vous constatiez une diminution
« réelle de la moitié environ de l'angle temporal ou,
« en d'autres termes, l'abolition de la portion mono-
« culaire du champ visuel d'un côté ou de l'autre, *a*
« *fortiori* des deux, vous devez prononcer l'impro-
« priété. »

L'épreuve digitale que je viens de vous décrire est si imparfaite qu'ici encore on pourrait désirer avoir à sa disposition un moyen de mensuration plus exact et plus précis permettant de faire l'application de la règle qui précède. Je pense qu'à défaut des *campimètres* et *périmètres* que l'on ne possède guère que dans les cliniques spéciales, on pourrait y arriver de la manière suivante, et au moyen d'un petit appareil que chacun peut fabriquer.

Plaçons devant l'œil observé une planchette de bois mince, P, percée à son centre d'un trou ayant les dimensions d'un gros pain à cacheter et fixée sur une petite tige en bois, T, de 0^m,10 de long (fig. 1).

Le sujet tient avec une main, MS, l'instrument, et de l'autre ferme l'œil au repos ; il applique le bout arrondi de la tige sur sa joue à une hauteur suffisante

pour que l'œil corresponde exactement au trou par
lequel il va fixer un objet brillant, bien éclairé, placé

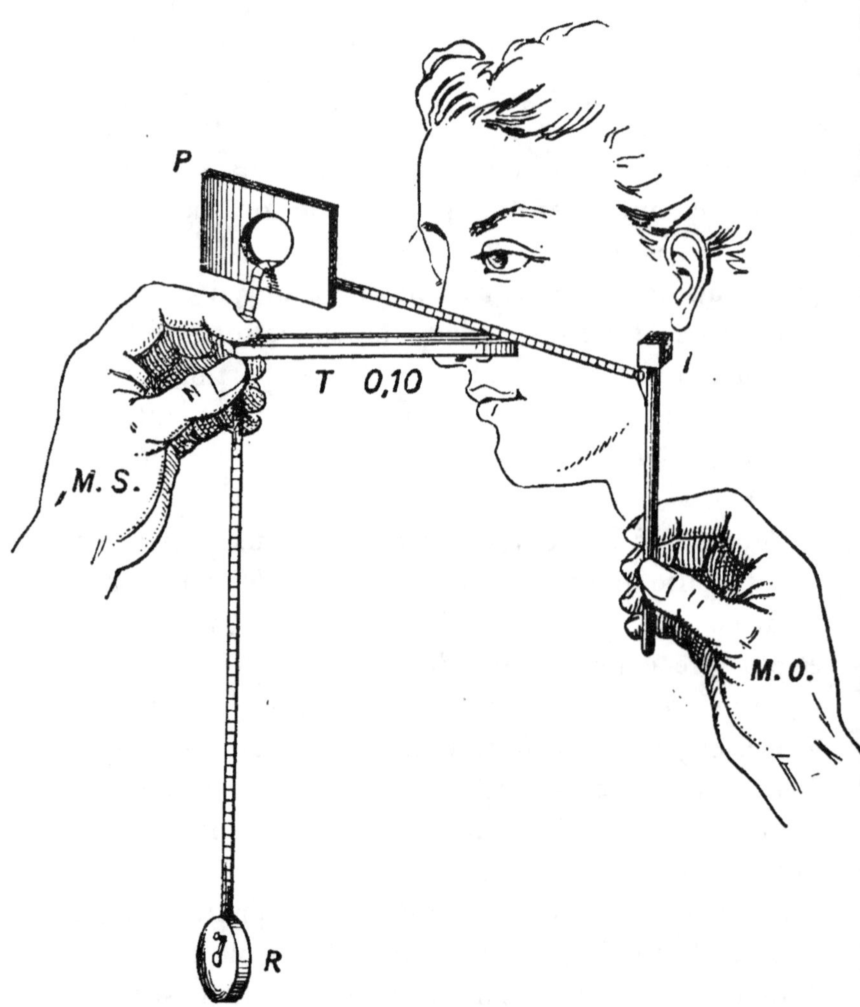

Fig. 1. — Campimètre portatif.

exactement dans l'axe du regard à une certaine distance de 3 à 4 mètres, contre un mur uni et de couleur foncée s'il se peut. Vous évitez ainsi le grave

inconvénient de la plupart de ces expériences dans lesquelles l'objet de fixation se trouve trop rapproché de l'œil, ce qui amène la contraction de la pupille et diminue déjà beaucoup l'étendue du champ visuel. Dans le trou passe un ruban métrique mesurant 1 mètre. Une de ses extrémités, rendue au besoin plus lourde par un petit poids R, qui sert à le tendre, tombe perpendiculairement, l'autre est attachée à l'objet qui doit faire impression sur la rétine ; j'ai choisi comme index un petit cube de bois I qui, sur un de ses côtés est blanc, tandis que les autres sont colorés en rouge, vert, bleu et jaune, pouvant ainsi servir au besoin à déterminer le champ visuel chromatique ; il est fixé sur un manche que tient le médecin, MO ; celui-ci, placé derrière l'observé, doit porter l'index, en lui imprimant de petits mouvements de demi-rotation, et dirigeant sa couleur blanche ou suivant les cas une des autres, vers l'œil examiné, dans toutes les directions ; en haut, en dehors, en bas et en dehors, en bas et en dedans, en dedans aussi loin que possible, et toujours dans le plan de la planchette. Il s'arrête lorsque le sujet, qui a été bien prévenu qu'il doit toujours regarder le point fixe, annonce que l'index mobile vient de disparaître.

La longueur du ruban employé dans chacune des cinq directions énumérées tantôt, mesure numériquement l'ouverture de chacun des angles dont l'ensemble à $0^m,10$ de distance constitue le champ visuel. D'après mes observations et en moyenne, ces longueurs seraient environ de 1 mètre en dehors, $0^m,30$ en dedans, $0^m,40$ en haut, $0^m,52$ en bas, en dedans et en dehors, pour un œil normal, tandis qu'elles diminuent plus ou moins régulièrement dans beaucoup d'amblyopies. On pourrait d'ailleurs facilement, dans ces cas, réduire tout de suite au 25e par exemple, les chiffres obtenus, et représenter sur le papier le champ visuel déformé, numériquement et graphiquement. Pour l'examen qui nous occupe, ce travail est inutile et, sommairement, on peut établir que la réforme ou l'incapacité de servir ne peuvent être prononcées que si l'angle externe ne mesure que 0^m,40 à 0^m,50 au plus, c'est-à-dire la moitié environ de sa valeur normale.

Il est nécessaire de faire observer que cette mesure linéaire, pas plus que celles données par les campimètres ne peut être ni l'expression exacte de la vérité, ni comparable à celles qui sont données par les périmètres. La rétine représentant une calotte sphérique, le champ visuel a la même forme et n'est mesurable que par les angles qui sous-tendent les arcs des méridiens explorés. De là la nécessité de transformer la mesure linéaire en degrés. Des tables, données par Sous de Bordeaux *(Opt. phys.)*, Masselon *(Ex. fonct. de l'œil)* peuvent y aider, mais dès lors, si l'examen devient plus précis, il est aussi trop compliqué pour le résultat sommaire que l'on recherche et pour le temps qu'on peut lui consacrer dans les conseils de revision et de réforme.

Bastier a essayé, au moyen d'une disposition très ingénieuse et paraissant géométriquement exacte, de résoudre le problème de la simplification des procédés *périmétriques*, donnant immédiatement la valeur des angles (1). Supposons deux fils noirs, de 0^m,60 de long, fixés au même point sur un petit morceau de bois qui sera retenu par les dents du côté de l'œil observé, et terminés chacun par une petite tige dont l'index, blanc ou coloré, peut être placé dans l'axe de vision ; l'un pourra être tendu perpendiculairement au plan de l'œil, c'est le fil qui porte l'objet de fixation ; l'autre pourra s'éloigner à angle variable suivant l'étendue du champ visuel à mesurer, c'est le fil de l'index qui servira à rechercher ses limites. Si, les deux fils étant tendus dans le même plan vertical ou horizontal, nous plaçons un demi-cercle gradué à petite distance de leur point de divergence, le fil de fixation passant par le zéro, il sera facile de noter le nombre de degrés dont le fil mobile se sera éloigné et, pour comparer le chiffre obtenu au chiffre normal, il suffira de se rappeler que celui-ci, dans un champ visuel intact, est en moyenne de 50° en haut, 60° en dedans, 65° en bas et 75° en dehors.

Cet appareil d'une grande simplicité et facile à construire, car le demi-cercle gradué peut être fait en carton par le médecin lui-même, a pourtant un inconvénient, c'est l'obligation, quand on examine plusieurs sujets successivement, de faire passer de *bouche en bouche*, le morceau de bois fixateur. On pourrait y remédier facilement en transportant le demi-cercle pour la mensuration, tout auprès et au-dessous de l'œil, presque dans l'axe même du regard et le faisant tenir par la main du sujet, les fils étant fixés sur le milieu même de son

---

(1) Bastier, aide-médecin. *Examen de la vision dans la marine. Thèse pour le Doctorat*, Montpellier, 1888. Il existait déjà un appareil, basé sur le même principe, périmètre à fil de Doucet.

axe ou diamètre. Il suffirait que le cercle soit plein comme dans les rapporteurs des boîtes de compas, mais seulement dans un peu plus de sa moitié, le reste étant échancré pour permettre de chevaucher sur le nez ou l'arcade sourcilière, suivant que sa position devrait être horizontale ou verticale.

AMBLYOPIES VRAIES ET AMBLYOPIES FAUSSES. — Ce premier examen par les test-caractères, complété par celui du champ visuel, vous permet de prononcer sur l'aptitude du *réclamant*. Si ses réponses ont été franches, s'il satisfait aux conditions générales de l'acuité, vous n'aurez qu'à appliquer la règle.

Mais le plus souvent l'acuité accusée par lui sera inférieure au degré exigé (amblyopie); ou encore il déclarera qu'il ne voit que confusément tous les numéros (amblyopie amaurotique), ou qu'il ne les voit pas du tout (amaurose). Dans l'un comme dans les autres cas, le problème se complique, car il va falloir rechercher la cause de cette défectuosité, apprécier si elle est susceptible de correction, ou si l'effet est bien réellement en proportion de la cause.

De deux choses l'une : ou l'appareil optique fonctionne mal, ou c'est l'appareil de sensation qui est en souffrance.

Dans le premier cas, la vision peut être défectueuse, soit parce qu'il existe sur le trajet des rayons lumineux à travers les milieux de l'œil, des opacités qui les arrêtent ou les diffusent, ce sont des causes physiques ; soit parce que, par excès, par défaut ou par irrégularité de réfraction, ces rayons, ne pouvant converger exactement sur la rétine, n'y produisent qu'une image troublée par des cercles de diffusion, ce sont des causes optiques.

Dans le second, c'est la rétine, le nerf optique ou les centres de perception qui sont atteints dans leur texture ou dans les conditions physiologiques de leur fonctionnement. Ces cas, bien plus difficiles souvent à déterminer que les premiers, constituent les *amblyopies* et *amauroses vraies*, par opposition aux autres, que j'appelle les *amblyopies fausses*, parce qu'elles sont susceptibles de correction immédiate et peuvent, par suite, ne pas être un motif suffisant d'exemption.

RECHERCHE DE LA CAUSE DU TROUBLE DE LA VISION. — Une expérience classique pourrait vous indiquer rapidement dans quel sens vos investigations doivent être dirigées ; vous la connaissez sous le titre de l'expérience de la carte percée.

Faites regarder une page d'écriture par l'œil défectueux, à travers un trou d'épingle percé dans une carte ou une plaque de métal. Le sujet vous répondra : j'y vois mieux, mais plus sombre, ou j'y vois plus mal.

Dans le premier cas, recherchez un défaut de réfraction, car l'interposition du diaphragme a éliminé les rayons marginaux, de tous les plus nombreux et les plus réfractés, ceux qui, dans l'œil amétrope, produisent surtout ces cercles de diffusion qui enlèvent à l'image toute sa netteté ; dans le second, songez à une opacité ou à une amblyopie, parce que cette impuissance de la vision qu'accuse le sujet témoigne de l'insuffisance des rayons qui restent pour traverser des milieux opaques ou éveiller la torpeur d'une rétine paresseuse.

Malgré l'utilité de cette expérience, il vaut mieux pourtant, en général, procéder d'une manière plus méthodique, et rechercher successivement et dans l'ordre suivant quelle est, de ces trois grandes causes de défectuosité de la vision : *opacités, amétropie, amblyopie* ou *amaurose*, celle qui existe.

1° *Opacités.* — Pour les constater, l'examen direct peut suffire, et mieux encore, celui que vous ferez à l'éclairage oblique. En interposant entre l'œil observé et une bougie placée obliquement sur son côté externe une lentille biconvexe de 3 à 4 pouces, vous pourrez promener sur la cornée un cône lumineux qui éclaire celle-ci, la chambre antérieure, l'iris, la pupille, le cristallin, et permet d'y découvrir, soit à l'œil nu, soit avec une loupe, les plus petites altérations de transparence ou de coloration.

Sur la Cornée, ces opacités, vestiges d'anciennes kératites, plus rarement de brûlures ou blessures, expliquent suffisamment les troubles de la vision : quelle que soit leur ténuité, si elles se trouvent situées dans l'axe de la pupille, elles deviennent un cas d'exemption, *quand, à la lumière du jour venant d'en face, l'acuité tombe à* 1/4 : cette condition est d'ailleurs toute en faveur du réclamant, car une petite opacité devant une pupille largement dilatée, comme elle l'est dans le demi-jour, peut n'être que très peu ou médiocrement gênante, tandis qu'en face d'une pupille rétrécie elle suffit à la masquer et porte obstacle à la vision.

Il faut donc, en présence des taches de la cornée, tenir compte de leur position plus encore que de leur étendue et de leur profondeur, ensuite de l'ancienneté de la maladie qui les produit et de sa curabilité.

Ainsi, une kératite phlycténulaire, ulcéreuse, récente, périphérique, légère, doit d'abord être traitée, tandis qu'une kératite vasculaire panniforme, interstitielle ou profonde, incurable ou devant fatalement laisser des traces indélébiles, doit entraîner immédiatement l'inaptitude.

Dans le champ de la pupille, les exsudats, les synéchies gênent la vision par leur présence, de plus exposent à des récidives, double raison qui milite en faveur de l'exemption ou de la réforme.

Les dépôts d'uvée sur la cristalloïde antérieure, suite d'iritis, sans adhérences, peuvent, comme les exsudats, être un motif d'exemption s'ils obstruent le champ pupillaire et réduisent l'acuité à 1/4.

Sur ou dans le cristallin, les opacités peuvent ne bien se constater qu'après l'atropinisation de l'œil. Toute cataracte, même à son début, rend impropre au service.

Dans le corps vitré, les opacités fixes ou mobiles, les flocons désignés encore sous le nom de corps flottants provenant d'hémorrhagies ou d'affections oculaires profondes, même limités à un œil, doivent entraîner l'exemption ; ils s'accompagnent souvent de ramollissement du corps vitré ou synchisis, et le service pourrait aggraver les maladies qui les produisent. On ne les constate bien qu'à l'éclairage direct par le miroir de l'ophtalmoscope.

2° *Amétropie*. — Les milieux de l'œil vous ont-ils paru complètement normaux ? Soupçonnez tout de suite un défaut de réfraction, cette cause si fréquente d'amblyopie fausse ou vraie : fausse, si avec les verres appropriés vous pouvez la corriger et rendre à l'organe toutes ses aptitudes ; vraie, si leur usage laisse persister tout ou partie de la perturbation fonctionnelle.

Recherche de l'amétropie. — A. *Épreuve sténopéique.* — Commencez, si vous voulez, par l'*expérience de la carte percée*, si déjà vous ne l'avez employée. La réponse qui vous est faite confirme ou éloigne vos soupçons, et puisque vous aviez déjà à portée vos test-caractères, remettez entre les mains du sujet les premiers numéros, ou, à défaut, un livre quelconque, et engagez-le à les lire.

B. *Épreuve de la lecture.*

a. Si, par un mouvement instinctif, il rapproche à la fois et la tête et le livre, et s'il lit, c'est que son acuité visuelle, que vous aviez trouvée, à distance, inférieure à 1/4, et peut-être presque nulle, a augmenté, et nous dirions qu'il est certainement myope si l'hypermétrope, dans les hauts degrés, mais dans des cas infiniment plus rares, n'imitait ce mouvement et ne paraissait y voir mieux de près que de loin.

b. Si par un mouvement inverse, ayant souvent quelque chose de brusque, il éloigne le livre pour en déchiffrer ou essayer du moins d'en déchiffrer les lettres, les probabilités sont du côté de l'hypermétropie.

c. Enfin, s'il incline la tête, change la rectitude du livre, cherche à droite, à gauche, modifiant la position relative et de ses yeux et de la page, il serait possible que vous soyez en présence d'un astigmate.

La lecture, comme premier essai de l'état amétropique, ne peut être qu'une indication sommaire
(note 6); le résultat peut même être complètement fau-
tif, parce que l'hypermétrope d'un haut degré, comme
le myope, peut cligner des yeux pour écarter des cercles
de diffusion importuns, et rapprocher, comme lui, de
très près l'objet qu'il doit examiner. Inhabile à le
voir, même à distance, quand, en raison de son degré
élevé, sa puissance d'accommodation reste au-dessous de sa tâche, il gagnera du moins en grosseur
ce qu'il perdra en netteté par le rapprochement et
regardera à travers son cristallin comme à travers une
loupe.

Il faut donc avoir recours à des moyens plus certains : l'ophthalmoscope ou méthode objective, l'essai par les verres, méthode de Donders, ou l'optomètre, ces deux derniers moyens constituant la méthode subjective.

C. *Méthode objective, ophtalmoscope.* — On peut
sans doute s'en passer; mais *en règle générale, toutes
les fois que, pour un motif quelconque, on est amené à
l'employer, il faut débuter par la recherche de l'amétropie, et jusqu'à un certain point déterminer son
degré.*

S'il est difficile et incertain de mesurer ce degré,
même avec les ophtalmoscopes à réfraction, il est par
contre très aisé de déterminer son existence, sa nature,
pour peu que l'amétropie soit élevée. A ce dernier
point de vue la méthode objective a acquis aujourd'hui
une supériorité incontestée. En faire comprendre le
principe est tout d'abord nécessaire.

Lorsque observé et observateur se trouvent placés dans les conditions générales d'un examen ophtalmoscopique et que ce dernier, à la distance de o^m,60 à o^m,70, l'œil armé du *miroir ordinaire concave*, dirige ses rayons sur l'œil à examiner, il lui est facile de constater d'abord, sur l'œil et la région qui l'entoure, un *cercle d'éclairage* de peu d'intensité, et vers le centre de celui-ci un second cercle plus petit, rouge ou rosé : le premier est constitué par l'ensemble des rayons émanés du miroir ; le second, par une partie seulement de ces rayons, ayant eu une marche plus compliquée. Ils ont, en effet, pénétré par l'ouverture pupillaire, ont été réfractés par la cornée et le cristallin et sont venus éclairer une partie de la rétine. La partie de cette membrane ainsi éclairée est devenue, à son tour, une surface lumineuse (rétine objet de Chauvel) qui projette ses rayons à l'extérieur et en sens inverse, et forment en dehors de l'œil une image plus ou moins diffuse, simple *lueur oculaire*, cercle d'illumination rétinienne, disque rouge intra pupillaire, que l'observateur voit à travers le trou de l'ophtalmoscope.

Si le miroir est déplacé par un petit mouvement de rotation, autour de son axe vertical ou de son axe horizontal, imprimé au manche et portant sa face éclairée à droite ou à gauche, en haut ou en bas, les deux cercles subiront eux-mêmes un déplacement. Mais tandis que le premier, le grand, facial, ou *cercle d'éclairage*, suivra exactement et toujours le sens même du déplacement du miroir ; le second, le petit, pupillaire, ou *lueur rétinienne* pourra ne pas avoir la même marche, attendu que les rayons qui lui donnent naissance ont été réfractés et que suivant l'état de l'œil ils forment ou une *image droite* ou une *image renversée*.

C'est sur ce fait si simple qu'est basée la *Kératoscopie*. La constatation de ces mouvements simultanés de latéralité, dans le même sens ou en sens inverse l'un de l'autre, et des jeux d'ombres et d'éclats qui en résultent, est le but de ce premier mode d'examen.

Mais antérieurement à cette découverte de Cuignet[1], la méthode objective était déjà employée. Seulement elle était basée sur un fait peut-être plus difficile à constater, mais tout aussi certain et plus riche en applications. Le voici : si l'observateur placé comme dans la première expérience, prenant pour guide la lueur oculaire, se rapproche lentement de l'œil observé, il arrive un moment où, au lieu de ne voir que cette image diffuse, il constate l'apparition d'une image nette, avec ses détails précis et en particulier, ou partie de la papille et de ses vaisseaux, ou un des vaisseaux rétiniens, tranchant par ses contours, sa netteté, sa couleur, sur le fond presque uniforme qu'il parcourt. Or, ici encore, cette image, suivant l'état statique de la réfraction de l'œil observé, sera droite ou renversée. Si alors, sans abandonner le vaisseau devenu le point de repère, il incline, non le miroir, mais sa tête, à

---

(1) C'est en 1874 que Cuignet a proposé de faire de la *Kératoscopie* une méthode pratique de détermination de la réfraction des yeux. Elle s'est rapidement vulgarisée par les travaux de son élève Mengin, de Parent, Forbes, Morton, Chauvel, Loiseau, Juler; elle compte de chauds partisans en Angleterre. *Ann. d'Ocul.* 1883. On a proposé de remplacer le nom qu'elle porte, par des dénominations jusqu'ici non acceptées : *Retinoscopie, Pupilloscopie, Dioptroscopie*. Voir Cuignet. *Rec. d'Opht.* 1887. — Jiemeasky; *Arch. d'Ophthal. Théorie de la Kératoscopie.* — Parent. 1887. — Loiseau. *Application à l'examen des hommes de guerre, Ann. d'Ocul.* 1882.

droite ou à gauche, ce vaisseau subira un déplacement dans le même sens ou en sens inverse et le caractère de l'amétropie pourra en être déduit.

Tel est le but de ce deuxième mode d'examen, que nous désignerons sous le nom d'*Angéioscopie*, réservant celui de *Réfractoscopie* pour désigner, dans un sens plus général, les deux procédés.

Malgré leur différence, ce qui domine et pour l'un et pour l'autre, c'est donc le fait de l'existence d'images droites ou renversées du fond de l'œil, provoquées par l'éclairage du miroir seul, extériorisées, et comme conséquence, lors du déplacement du miroir celui de ces images, dans le même sens ou en sens inverse.

Or, dans quels cas et pourquoi des images différentes ? Comment l'observateur 1° peut-il les voir; 2° peut-il déterminer leur nature ?

Il existe, vous ai-je dit, trois sortes d'yeux, quant à leur réfraction statique (note 7, fig, 6).

1° L'emmétrope, dont la rétine se trouve au foyer de l'appareil convergent de l'organe : les rayons émanés de cette rétine éclairée par le miroir seront donc, à leur sortie, parallèles suivant les axes principaux et secondaires des différents points de l'image qui y est produite ; ils vont se réunir à l'infini et l'œil qui les reçoit pourra les voir *en image droite, agrandie et virtuelle* (1):

2° L'hypermétrope a sa rétine en avant du foyer : Les rayons qui en partent sortent divergents, leur foyer se trouve derrière l'œil lui-même, à son remo-

_____

(1) Voir les traités spéciaux ou les *précis d'ophtalmoscopie* : Chauvel, p. 258-262.

tum virtuel et l'image ne peut être vue que droite, virtuelle, d'autant plus agrandie que l'amétropie est plus grande, d'autant moins qu'elle est plus faible.

3° Le myope au contraire a sa rétine en arrière du foyer, les rayons qu'elle fournit sont convergents ; leur foyer est réel, d'autant plus rapproché de l'œil que la myopie est plus forte et située au remotum de sa vision. L'image est renversée, aérienne, d'autant plus petite et rapprochée que l'amétropie est plus forte, d'autant plus grande et éloignée qu'elle est plus faible.

Mais ici une première difficulté se présente. L'image de l'emmétropie et de l'hypermétropie est toujours droite et virtuelle, elle ne peut être vue autrement ; celle de la myopie est toujours renversée, mais elle peut dans les degrés très faibles être vue droite, quoique diffuse. Ce fait qui empêche de formuler une règle générale, doit être expliqué et sans avoir recours aux figures qui se trouvent dans tous les livres spéciaux, celle-ci permettra de comprendre cette apparente contradiction (fig. 2).

Soit F le foyer de l'appareil réfringent de trois yeux myopes M^1 M^2 M^3 à observer, et sur la rétine desquels se trouve le même objet lumineux ab. Le premier appartenant à une myopie de 1D, je suppose, aura son remotum PR à un mètre et l'image, agrandie et renversée $a'b'$1, viendra s'y former : le deuxième, d'une myopie de 2D au plus, aura son image à 0,50 et le troisième d'une myopie de 4D l'aura à 0,25. Or, pour voir ces images, deux conditions sont nécessaires : la première, que le miroir puisse bien éclairer le fond de l'œil

observé et la distance de 0,65 à 0,70 est déjà trop
grande ; la seconde, que l'œil observateur O, ne soit
pas placé au delà de sa vision distincte minimum, PP,
relativement à l'image ; nous supposons ce punctum
proximum de 0,15. Or, dans ces conditions, si l'observateur voit bien l'image de 4D qui est au delà de PP,
il voit à peine celle de 2D qui est en decà et que par

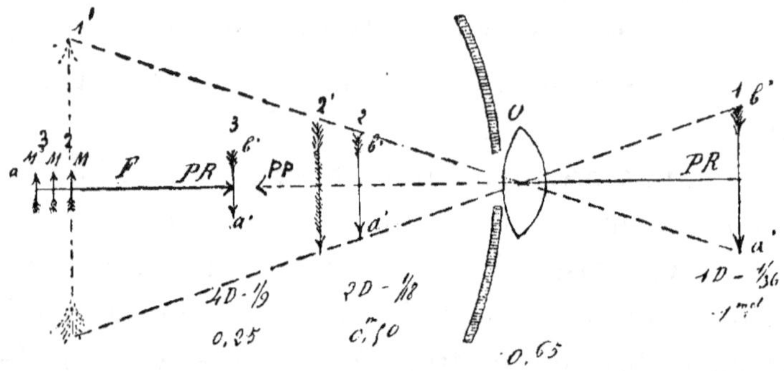

Fig. 2. — Nature et position des images dans les différents degrés de Myopie.

suite il ne voit qu'agrandie et diffuse, quoique renversée. Quant à celle de 1D qui est en arrière de son œil,
il ne peut plus la voir que virtuelle, droite, agrandie,
confuse et projetée dans le plan du fond de l'œil observé 1'.

Ainsi les images droites sont virtuelles, elles sont
données par les yeux, hypermetropes, emmétropes et
les myopes très faibles, nette pour les premiers, plus
ou moins confuses pour les derniers ; elles sont vues
dans le plan de l'œil observé. Les images renversées
sont réelles, elles appartiennent aux yeux de myopie
moyenne, ou de myopie forte. Elles sont vues en avant
de l'œil observé, confuses si la myopie est faible, d'autant plus nettes et rapprochées qu'elle est plus forte.

Il nous reste à faire l'application de ces données générales et à rechercher comment l'examen de ces images peut nous éclairer sur la nature de l'amétropie. Les résultats diffèrent suivant qu'on recherche les déplacements de la lueur oculaire ou ceux des vaisseaux.

(a) *Recherche de la nature de l'amétropie.*

1° *Kératoscopie. — Miroir concave de l'ophtalmoscope, de 22 à 30 centimètres de longueur focale : recherche des mouvements de latéralité du cercle d'éclairage et de la lueur oculaire.*

L'œil de l'observé doit être obliquement dirigé, pour que la lumière tombe sur la rétine en dedans de la papille dont l'éclat serait gênant pour l'observateur ; en dedans de la tache jaune, dont la sensibilité entraînerait un rétrécissement prononcé de la pupille : le regard est dirigé sur un point éloigné pour éviter la mise en jeu de l'accommodation.

L'observateur est au moins à 0.60 ou 0.70 de distance (fig. 3).

Le miroir étant vertical, sa face concave perpendiculaire à l'axe de l'œil, M1^{re}, l'observateur fixe son attention sur le cercle d'éclairage, CE 1, et sur le cercle d'illumination rétinienne, L1 ; ce dernier est formé par le cône lumineux qui a son sommet et son point de départ au foyer F^1 du miroir et sa base à la pupille, il est comme entouré d'ombre. Par un léger mouvement de rotation du manche de droite à gauche, le plan du miroir est alors changé, il est dirigé à gauche, sans qu'il y ait eu modification dans la position du trou et de l'axe du regard de l'observateur ; son foyer est en F^2. Le cercle d'éclairage CE 2 s'est porté à gauche,

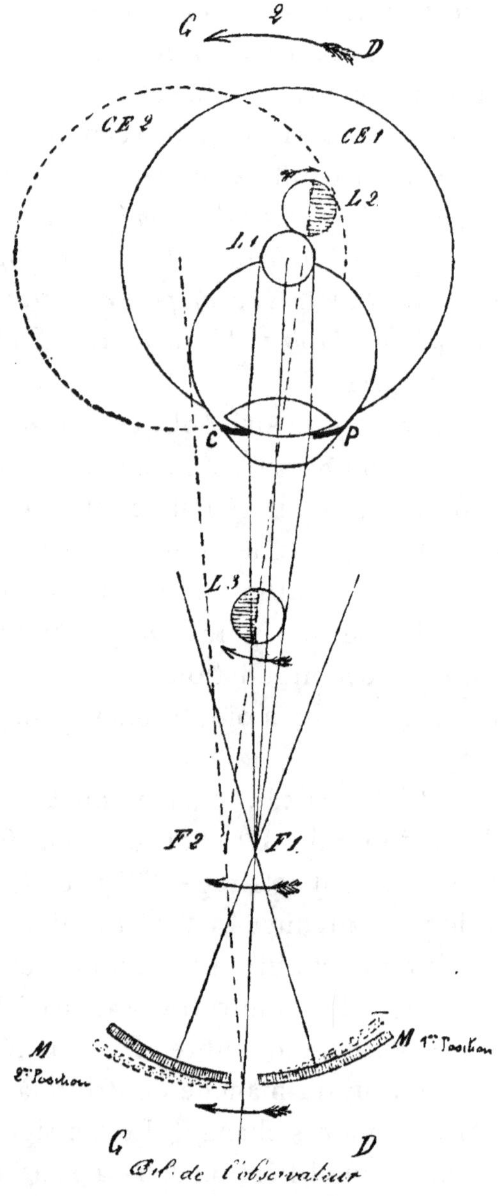

Fig. 3. — Kérastoscopie. — Déplacement du cercle d'éclairage et de la
lueur oculaire dans l'image droite et l'image renversée.

et le disque rétinien a subi un mouvement inverse L2, mais comme l'axe du regard est resté dans sa position primitive, il ne peut plus voir, dans le cercle pupillaire CP, que la partie qui est encore éclairée. L'image, par suite, s'est plongée en partie dans l'ombre ou plutôt semble avoir été envahie par l'ombre, *image* et *ombre* paraissent avoir marché toutes deux dans le même sens, et suivant que l'image est droite, L2, en sens inverse du cercle d'éclairage; si l'image est renversée, L3, dans le même sens que lui.

Ainsi dans l'emmétropie, l'hypermétropie, la myopie très faible (image droite), l'ombre et la lueur marchent en sens inverse du réflecteur et du cercle d'éclairage :

Dans la myopie égale ou supérieure à 2D (image renversée), elles marchent dans le même sens.

Ou encore et à titre de moyen mnémotechnique, dans la Myopie, Même Marche, ou les 3M : dans les Autres cas, Marche Inverse, AMI.

Ces propositions peuvent encore être formulées d'une autre manière (1) :

Dans les limites des distances déterminées de 1 mètre à 0^m,60.

Emmétropie : l'ombre kératoscopique est inverse : elle est peu intense et très claire.

Hypermétropie : l'ombre est inverse : elle est d'autant plus intense, d'autant plus nette que l'amétropie est plus forte.

Myopie : (*a*) Si le miroir est au delà du remotum

____

(1) Chauvel L. C. p. 290.

ombre directe ; (*b*) miroir au remotum, pas d'ombre nette ; (*c*) miroir en deçà du remotum, ombre inverse, peu intense, très claire.

Quant à l'astigmatisme régulier, les résultats seront différents si on explore les méridiens de courbures différentes et il suffit que le déplacement de l'ombre ne se fasse point de la même manière ou qu'elle ne présente point la même intensité, quand on imprime au miroir un mouvement de rotation suivant son axe vertical, ensuite suivant son axe horizontal, pour qu'on puisse affirmer son existence. Cette détermination pourtant n'est point toujours facile, en raison des combinaisons multiples que l'état de la réfraction de ces méridiens peut présenter. Aussi l'examen peut-il exiger plus de temps et des moyens plus compliqués (1).

Le miroir concave de l'ophtalmoscope étant toujours à la disposition du médecin, doit être préféré, mais il est indispensable de noter qu'avec un miroir plan les mêmes signes peuvent se constater, *seulement ils sont inverses de ceux que je viens d'exposer*. Il suffit pour le comprendre, de se rappeler que ce miroir imprime aux rayons émis par la lampe la même direction que s'ils provenaient d'un plan situé derrière lui, à une distance égale à celle qui sépare la lampe du miroir. Le sommet du cône lumineux qui se rend dans l'œil se déplace par conséquent en sens inverse du miroir et il en résulte que le cercle d'illumination se déplace sur la rétine comme le miroir (Loiseau).

(1) Voir: Loiseau, *Ann. d'Ocu.* 1882. 2ᵉ S. p. 158.

2° Angéioscopie. — Miroir concave. — Recherche des mouvements de latéralité des vaisseaux de l'image rétinienne. — Au lieu de s'en tenir à la simple constatation de la lueur oculaire , à une distance à peu près fixe et éloignée, l'observateur doit tout d'abord, en se rapprochant, rechercher l'image aussi nette que possible du fond de l'œil de l'observé et y fixer un vaisseau pris pour point de repère.

Pour y arriver, la position de l'un et de l'autre est exactement celle de tout examen ophtalmoscopique. L'observé doit diriger son regard un peu en haut, en dedans et au loin pour que son accommodation soit dans le relâchement le plus complet ; l'observateur devrait être emmétrope soit naturellement soit par correction et jouir d'une accommodation normale ; toutefois , s'il possède cette dernière faculté , son amétropie loin d'être toujours une gène pourra même être favorable pour l'examen de l'amétropie inverse. Tout étant disposé, le médecin, d'un mouvement lent et mesuré, se rapproche peu à peu de l'œil en examen et s'arrête dès que l'un des vaisseaux de l'image rétinienne lui apparaît avec netteté. Si, arrivé au contact presque de l'œil et ne pouvant plus l'éclairer, il n'a encore rien constaté, il s'en éloigne en faisant la même recherche. L'image qu'il obtiendra en se rapprochant de plus en plus sera probablement droite et virtuelle, et celle qu'il verra en s'éloignant probablement renversée et réelle.

N'a-t-il rien obtenu ? il peut se faire que l'œil observé soit emmétrope et que, emmétrope lui-même, il n'ait pu suffisamment relâcher son accommodation.

A-t-il constaté l'image, trouvé le vaisseau ? il le fixe, et par un mouvement de translation porte sa tête à droite ou à gauche ; il note en même temps avec soin le sens de son déplacement et celui du vaisseau.

Celui-ci se déplace-t-il dans le même sens? Image droite, emmétropie ou hypermétropie.

Se déplace-t-il en sens inverse? Image renversée, myopie forte ou moyenne.

En effet, dans l'emmétropie, l'image est droite, mais, à grande distance, l'image nette peut ne pas être vue, parce que l'observateur, s'il est emmétrope, accommode instinctivement, seulement en se rapprochant de plus en plus, dépassant son PP, son accommodation devenant impuissante finira par se relâcher après un dernier effort dont il aura parfaitement conscience, et l'image apparaitra aussitôt : s'il est myope, il la verra facilement de près et sans effort; l'observateur hypermétrope aura, par contre, besoin d'y employer toute son accommodation ; pour tous elle se déplace dans le même sens.

Dans l'hypermétropie, l'image est droite comme dans l'emmétropie, mais elle est moins grande, apparaît d'autant plus loin que le déficit de la réfraction est plus considérable, exige un effort d'accommodation d'autant plus grand qu'elle devient plus nette par le rapprochement, et un verre convexe faible posé devant l'œil lui laisse toute sa netteté, tandis qu'il rend confuse l'image de l'emmétrope. Le myope la voit sans effort, tandis que l'hypermétrope peut y être impuissant. Elle se déplace dans le même sens.

Dans la myopie, l'image est renversée, d'autant plus grande et diffuse que son degré est plus faible, d'autant plus rapprochée de l'œil et plus nette, qu'il est plus fort; elle se meut en sens inverse, sauf dans les cas de myopie très faible ou à grande distance ($0^m,70$ à 1 mètre) où elle peut être vue droite et diffuse.

Le déplacement des vaisseaux qui sert de base aux déductions de l'angéioscopie constitue une véritable illusion analogue à celle que nous éprouvons lorsque en chemin de fer, deux trains viennent à se croiser, l'un étant en marche et l'autre en repos. Car ce qui se déplace, en réalité, c'est notre œil; ce qui semble marcher c'est le vaisseau qui reste immobile et dont le cône lumineux en se déplaçant avec l'ophtalmoscope éclaire *successivement les différentes parties.*

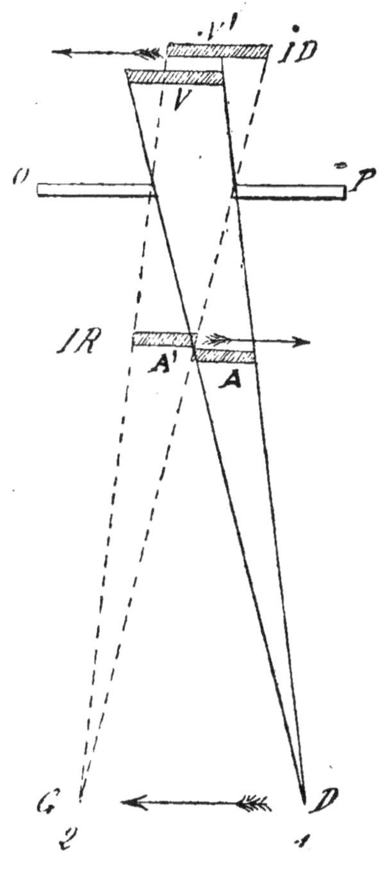

Fig. 4.

1re, 2me Position du miroir.
IR Image renversée.
A Vaisseau vu en 1re position.
A' Vaisseau vu en 2me position.
⇶ Sens apparent du déplacement ;
OP Ouverture pupillaire ;
ID Image droite ;
V Vaisseau vu en 1re position ;
V' Vaisseau vu en 2me position ;
⇇ Sens apparent du déplacement ;
G ⇇ D Mouvement du miroir.

La figure 4 donne une **idée** exacte de ce phénomène.

Nous pouvons résumer les faits pratiques qui précèdent dans le tableau suivant :

Déplacements dans		la Kératoscopie		l'Angéioscopie
de		OMBRE ET MIROIR		VAISSEAU ET ŒIL
avec		Miroir concave	Miroir plan	Miroir concave
Réfractoscopie	E. H. M de 1D image droite.	sens inverse	même sens	même sens
	M à partir de 1.50. ou 2D image renversée.	même sens	sens inverse	sens inverse
		Différents		Semblables

Sa lecture fait naitre dans l'esprit comme l'idée d'un paradoxe, car si avec le miroir plan, kératoscopie et angéioscopie donnent même formule; lorsqu'on emploie le même miroir concave, celui de l'ophtalmoscope, aussi bien pour l'une que pour l'autre, c'est la formule inverse qui se dégage. C'est un fait qu'il est indispensable de se rappeler, parce que, en général, on préférera l'usage de ce dernier miroir, d'abord parce que tout médecin l'a à sa disposition, ensuite parce qu'il permet de contrôler rapidement, sans changer d'instrument et de position, les résultats des deux procédés l'un par l'autre. Or ce fait, en apparence contradictoire, s'explique de lui-même si on veut bien réfléchir que les conditions de ces deux examens successifs qui paraissent identiques, sont en réalité tout à fait opposés puisque, dans la kératoscopie, c'est l'image rétinienne de l'œil observé qui change de place, l'œil de l'observateur restant fixe et dans l'angéioscopie, c'est l'œil de l'observateur qui se meut, l'œil de l'observé restant fixe.

L'ophtalmoscope vous donne encore d'autres signes de l'amétropie.

Dans la myopie, il vous permettra de constater l'existence non pas constante mais très fréquente du staphylome postérieur, cette ectasie spéciale de la sclérotique à la partie postérieure de l'œil autour de la papille , et au niveau de laquelle la choroïde distendue, amincie, atrophiée, dépourvue de pigment, permet de voir l'aspect blanc et nacré de la fibreuse. De son étendue, de sa régularité, de sa forme nette, déchiquetée, irrégulière, parsemée d'amas de pigment, de l'état de la choroïde, vous pourrez conclure souvent à l'état stationnaire ou progressif de la myopie, et approximativement au degré de l'amblyopie qui peut la compliquer.

Dans l'astigmatisme, le fond de l'œil ne présente plus sa régularité de teinte rose ou rouge ; il est inégal, irrégulier, comme moiré, avec des reflets clairs et sombres, variables au moindre mouvement (M. Perrin) ; la papille, vue au miroir simple, à l'image droite, est ovale dans le sens du méridien le moins réfringent. Souvent encore une zone d'atrophie choroïdienne circulaire existant autour d'elle tranche sur sa couleur générale lie de vin.

b. *Recherche du degré.* — Devez-vous, dès l'abord, demander à l'ophtalmoscope d'autres renseignements que ceux qu'il vient de vous donner, et, après avoir constaté l'existence et la nature de l'amétropie, vous efforcer d'en déterminer *le degré* avec son aide seul ou avec l'ophtalmoscope dit à réfraction ? Je ne le pense pas. Si cette constatation était facile, si elle

n'était entachée d'aucune cause d'erreur, nul doute
que cette *méthode objective* serait préférable. En quelques instants, sans mot dire, défiant les réponses in-
correctes, elles vous donnerait à la fois la preuve de
l'amétropie, son degré, et permettrait de négliger la
méthode subjective avec ses longueurs, la nécessité
d'instruments ou de verres compliqués ou coûteux,
et toutes les facilités qu'elle offre au simulateur ; car
elle repose sur les réponses d'un homme parfois sans
intelligence, souvent intéressé à tromper et vous
trompant en effet par erreur ou par calcul. Malheureusement, la détermination du dégré d'amétropie par
la première méthode exige tant de conditions difficiles
à remplir exactement que mieux vaut, sans l'exclure
complètement, recourir toute de suite à la seconde.

On comprend, sans doute aisément, sur quels principes doivent être basées les méthodes d'optométrie
ophtalmoscopique, mais dès que l'on veut les mettre
en pratique, des difficultés réelles se présentent qui
en changent la portée et doivent en limiter l'application.

Des faits exposés jusqu'ici, il résulte en effet que
tout œil amétrope pèche par excès ou par défaut de réfraction, non pas parce que l'appareil refringent s'est
modifié, mais bien parce que l'écran sensible qui doit
recevoir l'image des corps extérieurs, la rétine, n'est
plus chez tous à la même place : chez l'un, H, il se
trouve au delà, chez l'autre, M, en deçà du foyer. Le
verre + ou — qui les y ramènera et les rendra emmétropes, représente précisément le degré de l'amétropie.
En d'autres termes, H et M sont des yeux emmé-

tropes auxquels il manque une lentille $+$ ou $-$ à déterminer.

Or l'emmétrope, dans les expériences que je viens d'étudier, nous donnait une image particulière que nous pouvions voir, grâce à certains artifices. De leur côté, H et M nous donnaient aussi une image, mais *différente* et placée à une *distance différente* de l'œil pour chacune, suivant leur nature et suivant leur degré.

Donc, le verre placé devant l'œil observé ou le verre inverse placé devant l'œil observateur, qui ramènera cette image à l'état emmétropique, mesurera de fait ce degré. Tel est le principe des ophtalmoscopes à réfraction.

D'autre part, puisque la distance à laquelle est visible pour notre œil l'image de l'amétropie, est susceptible d'être mesurée, nous avons dans cette mesure une deuxième méthode de déterminer le degré de cette amétropie.

Malheureusement, si en théorie il semble facile de réaliser les conditions de ces recherches, en pratique, les difficultés sont de toutes sortes : appareil compliqué à connaître, intervention inopportune de l'accommodation qui change à chaque instant l'état de la réfraction de l'œil tant du côté de l'observé que de l'observateur, nécessité pour celui-ci non seulement d'avoir la notion exacte de son propre état, mais encore le pouvoir de gouverner à son gré son accommodation ; variétés, complications extrêmes des cas qui se présentent, etc. Aussi, Parent a-t-il pu écrire « qu'il fallait au moins un an de pratique incessante pour faire de l'optomé-

trie ophtalmoscopique *à peu près* convenablement »,
et si le spécialiste, dans sa clinique, tire, chaque jour,
de son application les enseignements les plus précieux, il ne peut en être de même de l'expert ordinaire dans les services militaires,

Demandez donc à l'ophtalmoscope, qui déjà vient
de vous servir à compléter l'examen de l'œil au point
de vue des opacités profondes : 1° la preuve de l'amétropie : 2° sa nature : 3° d'une manière seulement approximative comme il sera dit plus tard, son degré
dans les cas de forte myopie. Recourez ensuite à la
méthode subjective qui, d'une manière plus sûre en
général, vous donnera et nature et degré de l'amétropie.

L'ordre dans lequel vous aurez recours à l'une ou à
l'autre méthode ou à tel procédé plutôt qu'à tel autre
est à peu près indifférent, car tous ces moyens se sup-
pléent, se contrôlent ou se complètent. Le choix dépend des moyens que vous aurez à votre disposition
et de la marche qu'il vous paraîtra plus rapide de
suivre.

D. *Méthode subjective. — (a) essai par les verres. —
Méthode dite de Donders.* — Acceptez comme règle, à
défaut d'optomètre et toutes les fois que les nécessités
de l'examen ne vous ont point amené à faire usage de
l'ophtalmoscope, le sujet étant encore placé pour la
mesure de l'acuité, de déterminer l'amétropie à la distance de 5 ou 6 mètres à laquelle il se trouve. Sa correction vous donne aussitôt son degré et permet de
rétablir celui de l'acuité, que vous aviez trouvée en
déficit.

Cette détermination à distance est simple, pratique et rationnelle, elle exclut, au moins pour la plus grande part, les erreurs possibles dues, pour la réfraction, à l'entrée en jeu de l'accommodation de l'œil examiné; pour l'acuité, à l'action des verres concaves ou convexes qui rapetissent ou grossissent les images (note 9).

Vous placez devant l'œil droit de l'observé, l'autre étant fermé, un *verre concave* ou *un verre convexe* faible à la distance ordinaire des lunettes (de 0^m,012 à 0^m,013 environ) du n° 24 à 36 ancien (1,50 à 1 métrique) à peu près et vous l'engagez à lire; si la vision est améliorée par le premier, l'œil est myope; par le second, il est hypermétrope. Il ne vous reste plus qu'à chercher, en tâtonnant et par des essais successifs, le numéro qui permet la vision normale ou qui s'en rapproche le plus. Ce numéro du verre vous donne le degré de l'amétropie, et le numéro de l'échelle typographique qui est lu distinctement, le degré de l'acuité *après correction*.

Même examen, même essai pour l'œil gauche, et détermination ensuite de l'état de la vision binoculaire après cette double correction (note 10).

Si, ni le verre convexe ni le verre concave n'ont amené l'amélioration visuelle à laquelle vous vous attendiez, dirigez le regard du sujet sur le système de lignes divergentes ou différemment inclinées qui accompagnent toutes les échelles; vous serez amené à croire à l'existence de l'astigmatisme si une ou plusieurs de ces lignes sont vues nettement alors que les autres restent confuses, et vous aurez à compléter votre examen à ce point de vue.

Disque optométrique de Perrin. — Les longueurs inséparables des essais multiples, le prix élevé d'une boîte complète, son volume qui la rend difficile à transporter, le temps perdu à prendre, essayer, remettre en place, successivement, un plus ou moins grand nombre de verres, ont amené Maurice Perrin à proposer pour l'armée une simplification du matériel nécessaire à la méthode de Donders.

Dans un disque de 0,20 de diamètre, ont été enchassés en bordure 9 verres concaves et 9 verres convexes séparés par deux trous sans verres : en outre aux deux extrémités d'une règle de même longueur et mobile autour de l'axe du disque, ont été placés d'un côté un verre concave du numéro 8D et de l'autre un verre convexe du numéro 7D, superposables aux autres. Le disque tourne lui-même autour de son axe, supporté par une tige avec pied. Le sujet le tient à la main, son œil appliqué sur un des trous qui est vide : par un mouvement de rotation lent, dans un sens ou dans l'autre, des verres + ou —, on les fait défiler devant lui, s'arrêtant à celui qui corrige le mieux l'amétropie. Si le résultat n'a pas été suffisamment satisfaisant, on amène devant l'œil le numéro mobile + 7 ou — 8, suivant le cas, et en lui superposant la série de signe contraire ou de même signe, on diminue ou on augmente sa valeur : une soustraction ou une addition, faciles à faire, en donne le numéro. On peut ainsi par cette combinaison obtenir la série sphérique complète jusqu'à + ou — 16D.

Cet appareil est simple, portatif, peu coûteux; son usage est facile et rapide, mais il ne permet pas la correction simultanée des deux yeux comme les lunettes d'essai de la boîte, ni l'emploi des expédients dont il sera ultérieurement question ; excellent comme instrument de recherches sommaires, il n'a pas tous les avantages de la méthode elle-même (1).

b. Optomètres. — Les optomètres permettent d'arriver aux mêmes résultats avec bien moins de tâtonnements et tout autant de certitude. Leur emploi est si rapide et si simple qu'il serait à désirer que tout médecin expert eût à sa disposition ou celui de Perrin et Mascart ou celui plus précieux encore de Badal (note 11). Comme le premier celui-ci permet de se passer de la boîte de verre et vous donne par un calcul très simple l'amplitude de l'accommodation ; mais en outre on peut avec lui déterminer l'astigmatisme et l'acuité visuelle aussi exactement qu'avec les échelles, réduisant ainsi de beaucoup le matériel et le temps nécessaire à la constatation de l'amétropie, de son degré, de l'acuité visuelle après correction et au besoin de l'accommodation.

Rien de plus facile et de plus rapide que son usage.

Considéré dans ses parties essentielles, et laissant ici de côté tout détail théorique, l'optomètre de Badal se compose d'une lentille convergente fixée à une distance déterminée de l'œil, précisément égale à sa longueur focale (0,063). En arrière d'elle se meut une plaque mobile portant une réduction photographique de l'échelle métrique de Snellen calculée pour

---

(1) Il a été perfectionné par Abadie dont le disque contient 60 verres et surtout par Javal dont le disque permet encore la détermination exacte de l'astigmatisme, au moyen de verres cylindriques.

ètre vue à 6 mètres et des figures de cartes à jouer, pour les illettrés. Il est facile de comprendre, en traçant au besoin la figure sur le papier, que les rayons émanés de cette plaque, suivant qu'elle sera au foyer ou plus près ou plus loin, sortiront de la lentille, parallèles, divergents ou convergents, et seront ainsi appropriés ou à l'œil emmétrope, ou à l'œil myope, ou à l'hypermétrope et à tous les degrés que peut présenter leur amétropie.

Ceci compris, et pour procéder à l'examen, l'appareil est placé en face d'une fenêtre bien éclairée ou d'une bonne lampe, l'œil est appliqué contre l'œilleton, la plaque étant exactement au zéro, et cherche à lire les test-caractères dont la réduction a été d'ailleurs mathématiquement opérée dans les proportions exactes de distances réciproques de l'examen ordinaire (6 mètres) à l'examen à travers la lentille ($0^{m},063$).

a. Si les lettres ou les signes paraissent parfaitement nets, et qu'un léger mouvement de la plaque dans un sens ou dans l'autre n'améliore pas la vision, *l'œil est emmétrope*. Son acuité est déterminée par les plus fins caractères qu'il aura pu lire. On peut suivre, d'ailleurs, la lecture, soit sur la grande échelle de Snellen, le calcul étant absolument le même que pour celle-ci, le sujet étant toujours supposé à 6 mètres, soit sur la reproduction de l'échelle qui accompagne l'instruction annexée à l'optomètre.

b. Faut-il éloigner la plaque pour que la lecture devienne possible, le sujet est *hypermétrope?*

c. Faut-il la rapprocher, *il est myope ?*

Dans les deux cas le degré de la réfraction statique

est donné par le numéro de la graduation (en pouces ou en dioptries), correspondant au point le plus éloigné de la plaque, où le sujet lit les plus fins caractères possibles de l'échelle, ce sont aussi ces caractères qui déterminent l'acuité après correction.

Le degré de l'amétropie étant déterminé par le point le plus éloigné, où la vision se fait avec le plus de netteté, si on désigne par R le numéro correspondant de la graduation qui correspond à ce punctum remotum (P R) il ne reste plus qu'à chercher le punctum proximum (PP) pour avoir les éléments du calcul de l'*amplitude* de l'*accommodation* en pouces ou en dioptries. Il suffit en partant de R de rapprocher lentement de l'œil la plaque d'épreuve jusqu'à ce que le sujet ne puisse plus lire les plus fins caractères vus précédemment, même avec les plus *grands efforts d'accommodation*. Soit P. le numéro trouvé, l'amplitude d'accommodation $\frac{1}{A}$ rapportée à une lentille équivalente, *en pouces*, sera donnée par l'application des formules suivantes dont l'explication se trouve dans tous les traités classiques d'optométrie, formules différentes pour l'emmétrope ou l'amétrope.

$$\text{Pour l'emmétrope } \frac{1}{A} = \frac{1}{P}.$$

$$\text{Pour le myope } \frac{1}{A} = \frac{1}{P} - \frac{1}{R}.$$

$$\text{Pour l'hypermétrope } \frac{1}{A} = \frac{1}{P} + \frac{1}{R}.$$

Le calcul plus simple en dioptries, serait pour le

premier, A = P pour le second A = P — R et le dernier P + R.

Dans la pratique des Conseils de revision ou de réforme, les indications de l'optomètre sont suffisamment exactes pour faire loi. Mais quand il s'agit du choix des lunettes, il a seulement cet avantage d'éviter les tâtonnements de la méthode de Donders en fixant tout de suite sur le numéro *approximatif* du verre qu'on essayera toujours d'après le principe de cette dernière. Quant à l'acuité, malgré la perfection de l'instrument de Badal, mieux vaudra toujours, pour nos examens, nous placer dans les conditions de la vision normale et de loin, et ne lui demander que l'acuité après correction dans les cas d'amétropie.

A moins d'une atropinisation préalable, qui doit rester exceptionnelle en raison des ennuis qu'elle entraine, l'essai par les verres, pas plus que l'optomètre, ne met à l'abri de cette cause d'erreur qui est due à l'action intempestive de l'accommodation : pour la myopie, elle fait croire à un degré supérieur, et pour l'hypermétropie, à un degré inférieur.

L'essai avec les verres pratiqué à distance, comme je l'ai dit, diminue les chances d'erreur du premier procédé : pour le deuxième on arrive au même but de la manière suivante : le degré de l'amétropie étant donné par la position la plus éloignée de la plaque à laquelle la lecture des plus fins caractères possibles peut se faire, il faut la placer *au delà de ce point*, c'est-à-dire au zéro pour le myope, et ne la rapprocher alors que peu à peu et lentement de manière à permettre le relâchement graduel de l'accommodation.

Pour l'hypermétrope on agit d'une façon opposée, la plaque étant au foyer, on l'éloigne peu à peu, jusqu'au point le plus éloigné où la vue est encore nette. On peut encore, comme le conseille Perrin, prendre plusieurs mensurations en procédant tantôt dans un sens tantôt dans l'autre : suivant l'identité ou la différence des résultats on évaluera la part qui aurait pu revenir à l'accommodation ou aux tentatives de simulation de l'observé.

Quelle que soit la manière dont vous aurez déterminé la réalité de l'amétropie et son degré, il faut en tirer les conclusions applicables au service de l'État

Ce sont ces conclusions que nous aurons à discuter et à formuler ensuite dans notre prochaine réunion.

NOTES EXPLICATIVES

Note 1. — M. Perrin, dans un article intitulé : *De l'examen de la vision devant les Conseils de révision,* travail très important que j'aurai nécessairement à citer souvent, pose ainsi la question : « Le conscrit voit-il et verra-t-il assez clair pour faire un soldat ? » Approuvée par le ministre de la guerre en date du 27 février 1877, sur la proposition du Conseil de santé des armées, cette instruction, sans avoir force de loi, est destinée à diriger les médecins experts et à éclairer les membres du Conseil chargés de statuer. Elle a été publiée en 1877 dans le tome XXXIII, du *Recueil des mémoires de médecine et de chirurgie militaires.*

Note 2. — Les termes employés si fréquemment, dans le langage courant, de *bonne, mauvaise, courte, longue, excellente vue,* sont compris de tous et ne peuvent cependant ni être appréciés ni être définis facilement, parce qu'ils ne sont que la résultante de plusieurs éléments et embrassent à la fois :

1º Le sens lumineux, L, c'est-à-dire la faculté de voir en rapport avec la lumière, de distinguer la clarté, le jour, de la nuit ; c'est la sensibilité propre à la rétine, le fait fondamental de la vision, celui sans lequel tout acte visuel disparaît et qui est comme le point d'origine et de développement de toutes les autres. Cette faculté est également départie à toute la surface de la rétine, aussi bien au centre qu'à la périphérie, elle est indépendante du sens de la forme et des couleurs qui peuvent se perdre ou diminuer tandis qu'elle persiste.

2º *L'acuité*, c'est-a-dire la faculté de voir dans ses rapports avec la grandeur des objets, et représentée par le plus petit objet nettement perceptible et séparable à une distance donnée ; elle dépend de la perfection des propriétés de la rétine considérée dans ses derniers éléments. Ce sont eux qui donnent à la rétine sa faculté isolatrice, le sens de la forme dont la puissance est surtout développée dans la fovea et va en diminuant à la périphérie (Charpentier, Parinaud, *Sur les éléments photo-esthésiques, chromo-esthésiques, photo-chimiques, pourpre rétinien. Comm. à l'Acad. des sciences*, 1881, 1885 et *Arch. d'Opht.* 1884. Charpentier, *La lumière et les couleurs*, Paris, 1888.)

3º *La portée* ou la faculté de voir dans ses rapports avec la distance : elle dépend à la fois de l'acuité, des propriétés refringentes de l'œil tant à l'état statique que dynamique, et aussi de certaines aptitudes individuelles. Ainsi trois individus peuvent avoir la même acuité, voir de la même manière, à la même distance, le même numéro, et cependant l'un aura encore une perception nette en deça et au delà de cette

distance ; l'autre l'aura perdue en deçà, le dernier au
delà, le premier étant emmétrope, et les deux derniers
étant l'un myope et l'autre hypermétrope (Giraud-Teulon). De même encore deux individus qui présente-
ront même état de réfraction, même acuité apparente
à petite distance, différeront complètement pour la vision très éloignée (Gayat, *Annales d'oculistique*, 1875);

4° L'*éducation* de la vue, due aux habitudes, à
l'exercice, à l'intelligence ; c'est elle qui donne à l'œil
du chasseur sa précision, à celui du pilote cette péné-
tration qui lui fait reconnaître à l'horizon un navire
que notre œil y cherche encore en vain.

De ces quatre éléments qui, par leur réunion et leur
degré de perfection plus ou moins complète, constituent dans un œil sain la bonne ou la mauvaise vue,
il en est un, le dernier, dont nous n'aurons pas à nous
occuper, le troisième, au contraire, aura droit à toute
notre attention quand nous rechercherons ultérieurement les conditions à exiger de certaines spécialités
maritimes ou militaires timoniers, vigies, canonniers,
fusiliers, etc., voir quatrième chapitre).

Quant au sens lumineux, il n'y a pas lieu de l'examiner à part. Sans doute, son évaluation numérique
tend à prendre, en clinique, une très large place (Aug.
Charpentier, *De la Vision*, congrès de Copenhague
1884, nombreuses publications dans les journaux
d'oculistique ; *la Lumière et les Couleurs*, Paris
1888.) : on peut l'obtenir soit en mesurant le minimum de clarté perceptible (photomètres Wecker
et Landolt, *Opht.* p. 510 et suiv, appareil graduateur
de Charpentier, chromo-optomètre de Parinaud.
Ann. d'Ocul. 1881) ; soit par les échelles photo-
métriques de Wecker et Masselon (1884), de Parinaud
(1888); mais pour nos examens, dont le résultat brut
nous intéresse seul, il n'est pas utile d'introduire encore
cet élément. Car, si l'acuité visuelle, V, baisse ou aug-

mente avec l'éclairage qui sert aussi à déterminer le
sens lumineux, et si les deux ont un rapport parfaitement établi (Javal et Giraud Teulon *De la Vision*,
p. 139), il suffira de seplacer dans les conditions d'un
éclairage moyen, toujours à peu près le même et, en
tout cas, contrôlé pour chaque examen, par l'œil supposé normal du médecin, pour que la recherche de V
nous donne, à la fois, une appréciation exacte de V lui-
même et suffisante de L.

Reste donc à examiner ici la seconde et la plus générale des conditions d'une bonne vue, celle dont la
perfection témoigne le mieux d'un fonctionnement régulier de l'organe et de l'intégrité aussi bien de l'appareil de sensation que de l'appareil de réfraction.

Cette acuité se mesure au moyen des caractères des
échelles typographiques. Elle correspond au plus petit angle visuel sous lequel ils puissent être vus, et
par suite à la plus petite image qu'ils puissent former
sur la rétine, d'une manière nette et complète. Certainement un point plus petit que les jambages de
ces lettres ou que leurs différentes parties, s'il est bien
éclairé, pourra bien être encore visible, mais il ne
sera distingué d'un point semblable et voisin, que si
la distance qui l'en sépare est sensiblement plus grande
que le diamètre d'un élément. Supposons, par exemple,
quelques éléments représentés par la figure ci-jointe :

Tous jouissent de leur impressionabilité et de leur
conductibilité propre et isolée : le point lumineux qui
vient faire son image A sur l'un d'eux, sera perçu en
tant que point lumineux, mais seulement en tant que
point, et non comme surface ou comme forme, car si
un second objet lumineux B venait se placer à côté
du premier, et assez près pour que son image fût encore comprise sur le même élément, la sensation serait unique et tout à fait confuse. Mais si les deux
points viennent à s'écarter, comme s'éloignent sur la

peau les pointes du compas de Weber. il arrivera un moment où, impressionnant deux éléments différents, C et D, par exemple, la sensation sera double, et la distance qui les séparera représentera en largeur un minimum de perceptivité, de même que deux autres points EF représenteront ce minimum en hauteur CE, DF. Ces quatre points réunis pourront, par suite, intercepter une forme, susceptible d'être distinguée d'une forme semblable, dont l'image se sera produite sur d'autres éléments, mais à une distance au moins égale aux dimensions de ces éléments ; condition indispensable et sans laquelle on peut bien avoir

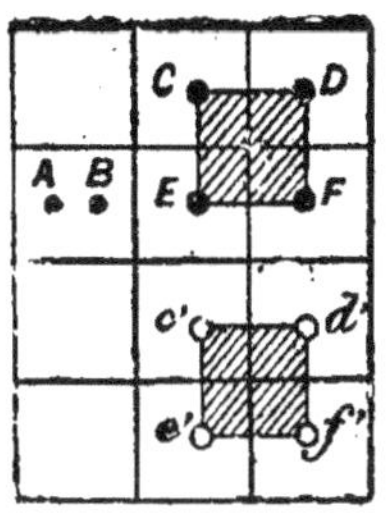

Fig. 5.

la *perception lumineuse*, mais non la *perception d'une forme*. Or, comme l'a dit Sous (*Traité d'optique*, p. 4), l'acuité de la vision est le sens de la forme.

Ce minimum *visibile*, ou mieux *separabile*, comme l'a appelé Giraud-Teulon, correspond à un angle visuel de 1' occupant sur la rétine une étendue linéaire de $0^{mm},005$, ou plus exactement 0,00436. Le corps qui la produit mesure horizontalement $0^{mm},1$, à peu près l'épaisseur d'un cheveu, et doit être placé à $0^{m},33$ ou 1 pied (Giraud-Teulon).

Dans les premières échelles régulièrement établies et mathématiquement calculées, ce sont ces dimensions de $0^{mm},1$ carré ou seulement en épaisseur, de l'objet et à cette distance de 1 pied, qui ont été prises pour unité ou raison géométrique de leur progression. de telle sorte que

Le numéro	1 mesurant	$0^{mm},1$		était vu à	$0^{m},33$ ou	1 pied
Le —	10 —	1^{mm}	(millim.)	—	$3^{m},3$ —	18 —
Lé —	100 —	$0^{m},01$	(centim.)	—	33^{m} —	100 —
Le —	1000 —	$0^{m},1$	(décim.)	—	330^{m} —	1000 —
Le —	2000 —	$0^{m},2$	(idem)	—	660^{m} —	2000 —

progression régulière, simple, facile à appliquer, et qui permet, au besoin, par la mesure d'un caractère d'imprimerie quelconque, d'un en-tête de journal, d'un titre d'ouvrage, etc..., de se créer quelques numéros suffisants pour un examen.

Ces échelles sont aujourd'hui nombreuses, beaucoup sont parfaites, celles de Giraud-Teulon, de Wecker, de Monoyer, de Parinaud, les optotypes de Snellen, toutes ramenées au système métrique, les caractères variés de Maurice Perrin (*optométrie*), de Meyer (*Leçons sur la réfraction*), peuvent être employées indifféremment. Pour nos besoins, cinq ou six numéros de lettres, visibles de 2^m,50 à 15 mètres, suffisent à la rigueur, quoi qu'il soit utile de disposer d'un égal nombre de numéros plus faibles pour l'examen de l'acuité de près.

Pour les illettrés, les carrés incomplets par un de leur côté, adoptés par Wecker (fig. 6, *b*) et différemment placés, ou les signes de Snellen (fig. 6) sortes d'E majuscules sont heureusement choisis. En quelques mots, on apprend facilement à l'homme soumis à l'examen, à

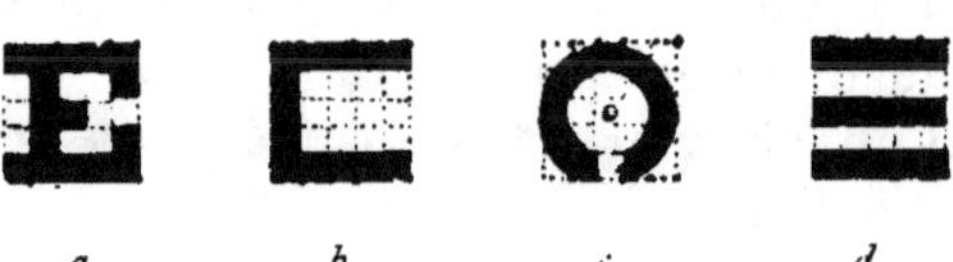

a   *b*   *c*   *d*

Fig. 6. — Signes pour les illettrés

répondre par signes et à imiter, avec le pouce et l'index de l'une ou de l'autre de ses mains, la forme et la direction de l'ouverture des figures qu'il voit. Ces signes, en particulier ceux des échelles de Wecker, ont cependant un défaut qui les rend beaucoup plus faciles à reconnaitre que les lettres et donne à l'acuité des illettrés une notation supérieure à la réalité. Ce fait, qui a été déjà signalé et que l'on constatera chaque fois qu'on s'en servira concurremment avec les

lettres chez le même individu, est dû au grand intervalle qui sépare les deux traits parallèles.

D'après les règles établies par Snellen pour la construction des échelles, chaque lettre ou signe est inscrit dans un carré qui a pour côté cinq fois la largeur
du trait, d'où vingt-cinq carrés égaux inscrits dans le
grand : Chacun de ces vingt-cinq carrés représente
donc le *minimum visibile* du numéro auquel il correspond et *séparabile*, si l'intervalle qui le sépare des
voisins est égal et d'un fond différent, l'un noir l'autre
blanc ou en damier, disposition adoptée par Charpentier (*loc. cic.*, p. 112). Les déterminations seraient
même plus rigoureuses, si les échelles reposaient sur
ce dernier principe, appliqué par Burchard, parce que
au lieu *de traits* dont l'image se fait souvent sur cinq
éléments rétiniens à la fois, on n'aurait plus que des
images adéquates toujours à un seul élément. Or,
dans presque toutes les lettres (*a*), un ou plusieurs des
intervalles blancs ou des parties de trait, ont précisément la dimension d'un de ces petits carrés, c'est ce
qui fait la difficulté de leur lecture et donne, en réalité, la mesure de l'acuité, tandis que dans les signes,
cet intervalle est trois fois plus grand (*b*). J'ai par suite,
été conduit à remplacer ces signes par des traits
noirs séparés par des traits blancs égaux, variables de
nombre et de direction (*d*) et par des ronds fermés ou
ouverts en un point (*c*) qui présente les dimensions du
minimum séparable et se dirige ou en bas ou en haut
à droite ou à gauche.

Ainsi lettres et signes présentent les mêmes difficultés, théoriquement du moins, car après essais et en pratique, pour donner à ces derniers une visibilité égale
à celle des lettres qui ont plusieurs points de repère
et que l'on reconnait encore à leur forme générale, il
a fallu donner à cet intervalle une dimension sensiblement plus grande que le 1/5.

Ces caractères, ces signes, ou tels autres, qu'on choisisse, par exemple, une échelle graduée de figures de cartes à jouer ou de figures géométriques, etc. etc., ont reçu plusieurs dénominations ; on les a désignés sous les noms de caractères de typographie de l'échelle, optotypes, test-types, caractères témoins. Je proposerais un nom plus connu, surtout par les micrographes, celui de *test-caractères* ou *test-objets* qui est plus court, compris de tous ; et c'est le terme que j'emploierai couramment pour désigner les *caractères d'imprimerie ou autres des échelles typographiques pour la mesure de la vision.*

Note 3. — Toutes ces recommandations doivent être connues, rigoureusement observées sous peine d'erreurs. Quelques-unes se justifient d'elles-mêmes, les autres ont besoin de quelques explications, surtout celles qui sont relatives à l'éclairage, à la distance, à l'ordre d'observation, toutes causes susceptibles de faire varier chez un même sujet le degré d'acuité et de faire osciller sa valeur entre $\dfrac{22 \text{ et } 19}{20}$, $\dfrac{20}{20}$ étant sa moyenne ordinaire, c'est-à-dire l'unité.

C'est qu'en effet la faculté de reconnaître les objets, est en rapport non seulement avec l'angle visuel (distance ou grandeur de l'objet) avec la différence de clarté du fond et de cet objet, mais encore avec la réfraction, l'adaptation de la rétine, l'éclairage.

L'amétropie, quelle qu'en soit la nature, la diminue à cause de la diffusion des images qu'elle produit et une correction exacte ne suffit pas toujours à lui redonner sa normale. Dans la myopie, cette diminution est assez régulièrement proportionnelle au degré qu'elle présente, surtout quand il est élevé. Aussi Charpentier (*loc. cit.*, p. 120) a-t-il conseillé de se servir, dans tout examen d'acuité rigoureux, d'un trou sténopéique de 3/10 de millimètres placé à 0,013 de l'œil, qui écarte tous les rayons périphériques qui ne peuvent se réunir au foyer.

Toute cause de fatigue oculaire ou générale, l'exercice, la lumière éclatante ou l'obscurité, la compression de l'œil, agissent momentanément pour l'affaiblir. De là, le conseil de commencer l'examen par l'œil droit, dont la fonction est la plus importante, de ne masquer qu'avec précaution l'œil opposé et, sans le comprimer, de tenir un certain compte de l'état actuel du sujet, répétant au besoin l'examen et en variant le moment, en tout cas éviter les transitions brusques de milieu et d'éclairage, les examens trop longs, pour empêcher l'épuisement passager de la rétine et lui donner le temps nécessaire à son *adaptation*. La rapidité avec laquelle celle-ci se produit dépend surtout de la différence d'intensité lumineuse entre le milieu d'où vient l'observé et celui où il entre : elle peut nécessiter de cinq à dix minutes et quoique dans les cas de différence extrème, l'acuité puisse encore s'accroître pendant un temps bien plus long, jusqu'à trois heures, on considère qu'après un quart d'heure, il n'y a plus d'erreur bien notable à craindre (Wecker et Landolt, p. 523).

Sous l'influence des variations d'éclairage, l'acuité subit encore des modifications que Tobias, Mayer, . Snellen, Javal, Klein, Burchardt, ont longuement étudiées (Klein, *Thèse de Paris*, 1872, n° 462. — Hayem, *Revue des sciences médicales*, t. I, n° 1, p. 364. — *Annales d'oculistique*, 1872-1876-1877). Jusqu'à un certain point l'acuité est proportionnelle à l'intensité de l'éclairage, mais la loi est loin d'être régulière, car, à un éclairage moyen, elle reste à peu près normale et sans changement chez le même individu, qu'on se serve pour le produire de 25 ou de 10 bougies (Klein, *Ann. d'ocu.*, 1887). Ce sont surtout les éclairages faibles qui peuvent la faire baisser rapidement et dans

des proportions tout à fait imprévues. L'éclairage
influe encore d'une manière remarquable sur la rapidité de la lecture. Tel sujet qui avec 10 bougies placées à 1 mètre (10MB) lit en 30″ ou 60″, les 36 numéros
de l'échelle de Snellen n'emploiera plus que 17″ ou 20
pour faire la même lecture avec 50 MB (Cahn, Weber
(*Ann. d'ocu.*, 1887, p. 307).

Si on voulait avoir des résultats comparables et,
d'une absolue exactitude, il faudrait donc disposer
d'une source de lumière toujours identique, toujours
identiquement placée dans les mêmes conditions
de distance ou de réflexion par des écrans; il faudrait
encore une lumière étalon ou unité lumineuse, servant
de mesure photométrique à celle qui serait employée
et pouvant en contrôler la valeur. Klein indique,
comme unité d'intensité lumineuse, la bougie anglaise
placée à 1 mètre de l'objet. Javal, je crois appelle
aussi bougie métrique la bougie stéarique française de
10 au kil. C'est celle qu'il a conseillé d'employer à
0ᵐ,50 du tableau, derrière un écran, dans l'optomètre
encore en usage dans la marine pour l'examen de la
vision des candidats à l'École navale (*Bulletin officiel*,
1874. p. 75).

Avec des bougies, il serait relativement facile de se
placer dans des conditions plus uniformes et plus régulières que celles données par toute autre source de
lumière plus intense, mais plus variable, à moins
d'appareils spéciaux comme ceux de Javal (Armagnac,
Optométrie, p. 221). Or, l'éclairage avec une bougie à
1 mètre est tout à fait insuffisant pour que l'œil donne
son maximum d'acuité ; celle-ci resterait lé plus souvent inférieure à la normale. Pour un emmétrope, il
faudrait au moins de quatre à cinq bougies, et, pour
l'amétrope, un nombre bien plus considérable, jusqu'à vingt-cinq et cinquante (Klein). On voit tout de
suite toutes les complications pratiques d'un système

pareil et ses incertitudes, car on ne connait pas les lois de la diminution ou de l'augmentation de l'acuité sous l'influence de la lumière, et on ne peut encore établir entre la première et l'intensité ou la distance de la seconde un rapport proportionnel quelque peu rigoureux.

En pratique, on se sert donc de préférence de la lumière du jour ; mais comme cette lumière est variable avec le temps, l'heure, la salle, il faut, avant de commencer l'examen, que l'expert constate, d'après la mesure parfaitement connue de sa propre acuité, que les conditions d'éclairage et de distance suffisent à sa manifestation normale.

Quant à la distance choisie pour l'examen, il n'est pas indifférent qu'elle soit grande ou petite. Certainement il est vrai, d'une manière générale, que, dès qu'un œil distingue un numéro quel qu'il soit à sa distance physiologique, son acuité est normale, et qu'il pourra distinguer également tous les autres, avec correction de son amétropie, bien entendu, si elle existe. Cependant, il parait exister des différences sensibles, dans la vision éloignée, entre les résultats de la méthode expérimentale et les calculs de la méthode mathématique (Gayat, *loc. cit.*).

Pour se trouver dans les conditions générales du service militaire dont la plupart des actes exigent la vision au loin, il paraitrait donc préférable de n'avoir recours qu'aux plus grands numéros et aux plus grandes distances. Giraud-Teulon proposait même des cibles ou des hommes comme test - objets. (*Troubles fonctionnels de la vision dans leur rapport avec le service militaire*. Mémoire lu à l'Académie de médecine, et suivi d'une discussion des plus importantes (*Bulletin de l'Académie*, 1875) et la (*Vision et sas anomalies*), Paris, 1881.

Est-il bien nécessaire de recourir d'emblée à des

points de repère si spéciaux et de transporter ces test-
objets à 500 ou 1 000 mètres? Lorsqu'il s'agit de déterminer la portée de la vue et un classement par spécialités, peut-être pourrait-il être utile d'avoir recours à
ces moyens, et nous aurons plus tard à discuter ce
fait ; mais dans l'étude clinique de l'acuité, aussi bien
que pour la détermination d'une aptitude générale au
service, une distance beaucoup plus faible suffit.

Le chiffre de 5 à 6 mètres présente les avantages
suivants : il n'exige ni un local ni un espace spécial ;
à cette distance, les rayons émanés des caractères
typographiques divergent très peu, et l'accommodation se fait aisément, sans efforts, si l'œil est emmétrope, ou même s'il pèche *légèrement* par défaut de
réfraction (hypermétropie) tandis qu'un excès de
réfraction (myopie) se dévoile aussitôt, pour peu qu'il
soit élevé, par l'impuissance de l'œil. L'expérience,
ainsi faite, ne présente pas évidemment les conditions
exactes de la vision au loin, mais, si les résultats peuvent laisser quelque doute sur leur extension à la
vision véritablement éloignée, ils ne peuvent du moins
en créer aucun au point de vue de l'aptitude générale.

Note 4. — Landolt, *Leçons sur le diagnostic des maladies des yeux*, p. 128. Maurel, *Archives de médecine
navale*, 1878. J'aurai à revenir ultérieurement sur cette
étude, ainsi que sur le procédé spécial employé par
Maurel, et qui diffère en plusieurs points de celui que
je décris.

Entre autre innovation, il a préféré ne pas user
de nombres fractionnaires, et ne désigner le résultat
obtenu que par le nombre entier ou décimal qui
marque la distance à laquelle la lecture a eu lieu.
Il est certain que la notation 12, 10, 9, 1, est plus
courte, plus simple que celle qui est représentée par

$$\frac{12}{10}\ \frac{10}{10}\ \frac{9}{10}\ \frac{1}{10}.$$

Mais elle n'est point encore passée dans les habitudes, et elle n'indique peut-être pas avec la même clarté le caractère comparatif des résultats obtenus.

Ainsi, dans l'exemple qui est ici choisi, le langage mathématique des fractions dans sa brièveté dit mieux que le nombre entier ou même décimal, que tout œil normal doit voir le test-caractère à 10 (pieds ou mètres), et que celui qui le voit à 9, et dont V égale par suite $\frac{9}{10}$ y voit de $\frac{1}{10}$ moins bien que le premier, tandis que celui qui le distingue nettement à 12 ayant $V = \frac{12}{10}$, y voit $\frac{2}{10}$ mieux que l'œil pris pour type d'acuité normale.

Note 5. — Les anciens règlements sur les conseils de revision et de réforme, ne faisaient aucune mention de l'acuité, point de départ cependant le plus naturel et le plus simple du diagnostic au point de vue de l'aptitude au service militaire. Cette lacune est comblée ; le *Bulletin officiel de la Marine,* n° 45, 1879, a publié une instruction ministérielle en date du 4 août qui confirme la plupart des observations que j'avais exposées dans mes cours.

Elle doit servir de guide aux médecins dans l'appréciation des maladies ou infirmités qui rendent impropre au service de la marine, et fera passer dans la pratique de nos conseils de réforme les principes dont l'utilité a été sanctionnée par l'expérience de l'armée. L'alinéa cité dans le texte en est extrait, p. 540.

Dès le début d'un examen de la vision au point de vue du service, il rend obligatoire la recherche de l'acuité, comme premier élément du jugement à intervenir.

Quoique très simple dans sa pratique, cet examen n'en donne pas moins un résultat pour ainsi dire complexe, car il porte à la fois sur la *perception lumineuse*, *l'acuité*, la *réfraction optique et dynamique*, c'est-à-dire modifiée par l'intervention de l'*accommodation* ; il embrasse par suite l'ensemble des conditions de la vision distincte, et donne un résultat brut qui dirige les recherches ultérieures dans un sens plutôt que dans un autre, et permet de se prononcer sur l'aptitude générale du sujet.

Comme pièces justificatives des opinions émises dans le texte de la leçon au sujet de l'acuité, outre les livres classiques, consulter pour les limites de l'acuité : *Annales d'oculistique*. 1872, 1876, 1877 ; — Maurel, *Archives de méd. navale*, 1878 ; — la quatrième leçon. — Pour le tact lumineux. Armaignac, *loc. cit.*, p. 76. *Conditions de la vision dans l'armée ;* — Giraud-Teulon. *Mémoire, et discussion à l'Académie de médecine*, 1876 ; ainsi que M. Perrin, même discussion, et son *optométrie; Congrès de Bruxelles*, 1875, 1 vol in-8. 1876. Défectuosités de la vision et de l'ouïe, 6e et 7e section — Dans ce dernier congrès, on avait accepté, pour l'armée en campagne, la nécessité d'une acuité égale à 2/5 et pour les services auxiliaires 1/4. Giraud-Teulon aurait désiré que pour le service de l'armée on ne descendît pas au-dessous de 1/2. Dans l'armée anglaise on avait d'abord proposé d'adopter V = 1, et ce n'est que par la crainte d'éloigner un trop grand nombre de sujets qu'on est descendu à 1/2. Le Danemark a rendu réglementaire le chiffre de 2/5. En France, V doit égaler 1/4 pour l'armée et seulement 2/5 pour les inscrits maritimes.

Note 6. — Ce n'est là qu'une appréciation très superficielle ; il est utile pourtant pour être bien compris dans la suite de ces leçons d'en donner l'explication en en suivant exactement les détails soit sur les figures qui se trouvent dans la plupart des livres classiques et représentent les différents états d'amétropie, soit sur celles que le lecteur peut tracer lui-même d'après les observations qu'il va lire.

Les yeux n'ont pas tous la même longueur, ni le même pouvoir réfringent ; les uns sont ainsi disposés que les rayons parallèles venus de l'infini (et on considère pratiquement comme tels ceux qui partent d'un point situé a 5 mètres environ de distance ou au delà , ont leur foyer exactement sur la rétine : on les dit *emmétropes*.

D'autres sont plus longs, le foyer tombe en avant de la membrane sensible qui n'est plus dès lors impressionnée que par des cercles de diffusion. Ce sont des yeux myopes. L'appareil réfringent est relativement trop fort, *il y a excès de réfringence*.

Il en est qui sont tout le contraire ; trop courts, la convergence de ces rayons parallèles se fait en arrière de la rétine et l'image ne peut qu'en être troublée : ce sont les hypermétropes ; l'appareil réfringent y est relativement trop faible, il y a *défaut de réfringence*.

Enfin les derniers, plus mal partagés encore, peuvent présenter à la fois ces différents états parce que les rayons de courbure de la cornée ne sont pas les mêmes dans tous les méridiens, les uns étant trop courbes, les autres pas assez, d'où des réfringences inégales dans des directions en général perpendiculaires ; de sorte que si les parties horizontales d'un objet sont au foyer, les parties verticales n'y seront pas ou réciproquement. Ainsi ces yeux ne pourront jamais et en même temps avoir la perception nette et complète de toutes les parties d'une image. On les dit *astigmates ;* ils pèchent par *irrégularité de la réfraction*.

Dans les observations écrites ces états se différencient par les notations suivantes : E., M., H., AS.

L'emmétrope encore jeune, et avant l'âge de la presbytie, y voit bien à toutes les distances : au loin sans effort, de près et à partir de 5 mètres environ jusqu'à o^m,25 de son œil, en usant de son accommodation qui, progressivement, augmente sa réfraction à mesure que l'objet se rapprochant, son foyer tend à s'éloigner. L'infini est son *punctum remotum* PR, o^m,25 son *punctum proximum* PP.

Le myope y voit mal de loin ; appliquant par instinct la loi des foyers conjugués, il rapproche d'autant plus les objets que sa myopie est plus forte ; car, à mesure que leur distance diminue, le foyer de leurs rayons s'éloigne jusqu'au point où il rencontre la rétine. A partir de ce point le plus éloigné de sa vision et marquant son degré (P R) il use de son accommodation et comme elle est pour lui de même puissance, il peut, beaucoup plus près que l'emmétrope, y voir encore distinctement et soutenir un travail assidu. L'œil myope est fait pour les rayons divergents ; un verre concave ou négatif (-) convenablement choisi corrige son excès, car il imprime aux rayons parallèles la même divergence que s'ils venaient de son P R. A l'excès de réfraction dont il est atteint il oppose une action négative équivalente.

L'hypermétrope chez lequel l'image se fait trop en arrière, peut encore et *presque* sans efforts, y voir bien au loin, si son degré n'est pas exageré. Mais dès que l'objet se rapproche, il a besoin, pour que le foyer de ses rayons soit ramené sur la rétine, d'augmenter la réfringence de son œil. Il y arrive, grâce à son muscle ciliaire qui exagère la courbure du cristallin et proportionne son pouvoir réfringent à la distance de l'objet.

Si son degré est élevé, il ne commence même à y voir nettement qu'en ayant recours à son accommodation : aussi celle-ci, entrant en action dans la vision au loin et même à l'infini, n'ayant d'ailleurs d'autre puissance, à âge égal, que celle de l'œil ou myope ou emmétrope, ne saurait lui permettre la vision de près. Pour l'œil hypermétrope le *punctum remotum* est au delà de l'infini et le *punctum proximum* est toujours éloigné d'une distance qui marque son degré : il est fait pour les rayons convergents et comme ces rayons n'existent point daus la nature, il a besoin qu'un verre convexe ou positif (+) imprime aux rayons parallèles ou divergents qui lui arrivent le degré nécessaire de convergence, pour les lui rendre perceptibles. Ainsi l'action positive du verre corrige l'effet négatif de son défaut de réfringence.

Quant à l'astigmate A S, son impuissance s'explique d'elle-même. Ni la distance de l'objet, ni ses efforts d'accommodation ne réussiront à lui permettre une vision distincte, puisque les parties réciproquement perpendiculaires de sa cornée étant d'inégale réfringence, ce qu'il gagnera d'un côté sera perdu de l'autre. De là ses essais, ses mouvements en sens divers et l'inégale netteté avec laquelle il distingue les rayons d'un cercle ou des lignes perpendiculaires les unes aux autres, ou les différentes dimensions d'un objet.

Note 7. — Ce fait sur lequel repose la détermination ophthalmoscopique de l'amétropie ne se gravera dans la mémoire que s'il est bien compris et bien expliqué. Supposons trois yeux réduits à leur appareil réfringent C et à leur écran récepteur R (fig. 7). L'appareil réfringent est le même pour tous, la position seule de l'écran varie. Pour E il est au foyer, pour M au delà, pour H en deçà. Si une partie *a b* est éclairée comme elle l'est en réalité par le miroir de l'ophtalmoscope, elle rayonne à l'extérieur et fera d'après les lois ordinaires de la construction des images à travers les lentilles : dans E, une image confuse et indistincte car, tous les rayons sortant parallèles n'auront nulle part leur foyer et nous ne la verrons sur l'œil vivant que vague, droite et à toute distance à moins que, son accommodation entrant en jeu, son pouvoir réfringent n'augmente et ne le place dans la position d'une myopie d'un faible degré.

Dans le deuxième M, nous aurons, au contraire, en avant de l'œil, une image aérienne, réelle, agrandie, nette, renversée et mobile en sens inverse de notre œil, visible à la distance de notre vue distincte, allant en diminuant à mesure qu'on s'éloigne, et d'autant

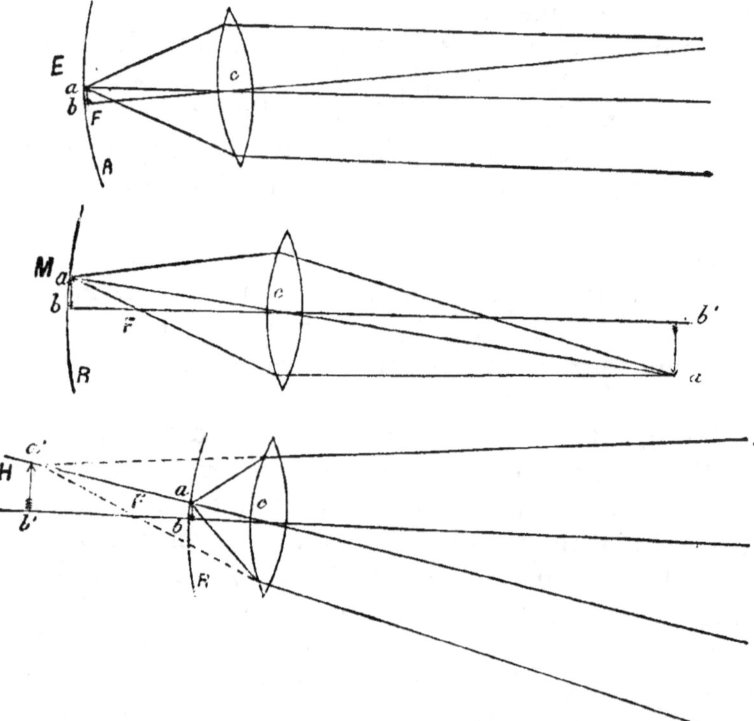

Fig. 7. — Formation des images extérieures dans les yeux E, M, H.

plus rapprochée de l'œil qui la produit qu'elle viendra d'un point plus éloigné du foyer; c'est-à-dire que la myopie sera plus forte.

Dans le troisième H, l'image sera également nette, agrandie mais virtuelle, droite et mobile dans le même sens que notre œil, visible de plus près, conservant en s'éloignant son étendue ; en un mot, l'objet lumineux se trouvant placé en deçà du foyer principal postérieur, l'œil observé donne l'effet optique d'une loupe.

Tous ces détails se peuvent vérifier en regardant à une distance de 15 à 20 centimètres à travers une lentille biconvexe de 2 à 3 pouces une petite image semblable à celle-ci, ↑ tracée sur papier blanc. En plaçant la lentille tout auprès de la flèche, on l'aperçoit droite et grossie ; c'est la représentation la plus simple de l'hypermétropie. En l'éloignant lentement l'image grandit, devient confuse et disparait au moment où sa distance devient égale à la longueur du foyer (emmétropie) ; puis, son mouvement continuant, elle répparaît grossie et renversée pour aller en diminuant, et disparaît (myopie).

Les conséquences optiques de ces variations de rapport entre le foyer de l'œil et ses parties profondes se manifestent de la façon la plus saisissante dans une expérience que je désire faire connaître, parce que, à l'originalité, elle a le mérite de joindre l'utilité pratique. Elle peut servir d'emblée, et sans étude préparatoire, à reconnaître l'amétropie, sa nature et même son degré. Elle appartient à Thomson (*Annales d'oculistique*, 1874, p. 281). Je l'ai seulement modifiée dans ses détails et quelques-unes de ses conclusions.

Un disque de cuivre mince de 1 pouce 1/2 de diamètre porte à son milieu dix petits trous de un demi-millimètre de diametre, et séparés par une distance égale, ils sont disposés en forme de croix, 6 verticaux et 5 horizontaux. Si on fait regarder à travers ces trous, la lumière d'une bougie éloignée d'au moins 5 ou 6 mètres, l'accommodation étant paralysée préalablement ou au moins relâchée, voici ce que l'on constate :

L'emmétrope ne voit qu'une seule bougie.

L'amétrope en voit dix ; c'est une polyopie monoculaire, un véritable lustre en croix dont les flammes sont d'autant plus éloignées les unes des autres que l'amétropie est plus marquée ; égales et sur un même plan, si elle est simple, inégales, et sur deux plans, un vertical, un horizontal s'il y a astigmatisme.

En faisant passer lentement une carte qui obture les trous de droite à gauche, les lumières disparaissent dans le même sens, si l'œil est myope, en sens inverse s'il est hypermétrope.

Le degré est donné approximativement par l'écartement des lumières, et exactement par le verre positif ou négatif qui, placé derrière la plaque, permet de fusionner en un seul point la croix lumineuse.

Dans l'astigmatisme, ce verre ne peut fusionner à la fois les bras et le montant ; il faut ajouter le verre cylindrique approprié.

L'explication de cette expérience si simple et si instructive se devine à l'examen de la figure 8.

Dans l'œil emmétrope, tous les rayons séparés par

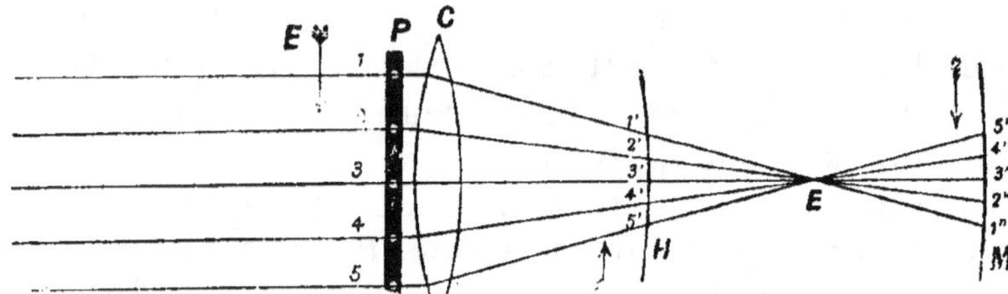

Fig. 8. — Expérience de Thomson.

l'écran perforé P, aboutissent à un seul foyer E, d'où une seule image. Dans l'œil amétrope, ils sont encore séparés quand ils rencontrent la rétine, d'où cinq images seulement, inversement disposées et devant différemment s'effacer quand on avance un écran E pour masquer successivement les trous. Pourquoi, cependant, cette disparition se fait-elle tout à l'inverse de ce que semblerait démontrer la disposition géométrique de la figure ? C'est que la rétine est habituée à redresser les images qu'elle reçoit, et qu'en réalité, renversant la figure, elle verra $1''$ de M en haut et $1'$ de H en bas, c'est-à-dire en sens inverse de leur position, et comme si la disposition de M et de H était intervertie.

On peut d'ailleurs, facilement et successivement, refaire sur soi-même toutes ces expériences avec une carte qu'on perce avec une fine épingle, un verre convexe fort, qui, placé devant l'œil, le rend myope, et un verre concave qui le rend hypermétrope : l'effet en sera saisissant. On peut plus commodément les reproduire avec la petite plaque de métal que j'ai fait construire et disposer en raquette, pour être tenue à la main comme un monocle. Sur une de ses faces, elle porte une deuxième plaque plus petite, mobile autour d'un point fixe qui le maintient, et destiné à boucher les trous ; et sur l'autre, trois crochets pour recevoir les verres qui servent à l'expérience ou à l'essai de la correction de l'amétropie constatée.

Note 8. — Autant le diagnostic de l'amétropie par l'ophtalmoscope est facile et de pratique courante, autant, même avec beaucoup de patience et de temps, n'arrive-t-on à son aide que difficilement à fixer son degré.

Je ne peux exposer ici ni les principes, ni les difficultés ou les causes d'erreur de cet examen, avec les ophtalmoscopes dits à réfraction ; seulement comme la mesure de l'amétropie myopique, avec l'ophtalmoscope ordinaire, quoique passible des mêmes objections est cependant beaucoup plus facile, et susceptible de donner quelques appréciations exactes, rapides, importantes pour les décisions ultérieures à prendre, je ne craindrais pas de reproduire quelques détails sur la théorie et les conclusions pratiques de ce procédé, quoiqu'il ne doive pas dispenser de l'examen subjectif.

L'œil, comme je l'ai déjà dit plusieurs fois, renvoie à l'extérieur l'image de la portion éclairée par l'ophtalmoscope (fig. 9 *a b*). Dans l'œil myope, *s'il est dans un état de repos complet de l'accommodation*, cette

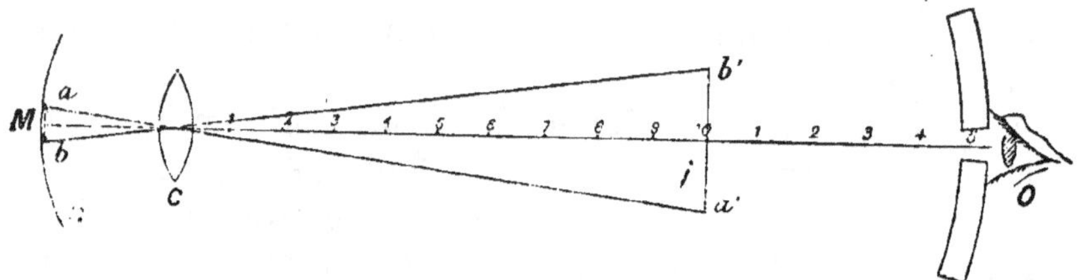

Fig. 9. — Mesure de la myopie avec l'ophtalmoscopie.

image réelle *a' b'*, aérienne, renversée, vient se faire à la distance maximum de sa vision distincte et en avant de lui. Ce *punctum remotum* marque le degré même de la myopie, et, s'il se trouve à 20, 15, 10, 5 pouces, le degré sera de $\frac{1}{20}\ \frac{1}{15}\ \frac{1}{10}\ \frac{1}{5}$. Ainsi, la distance *ci*, qui sépare l'image de l'œil, mesure le degré de la myopie.

La première condition, pour la connaitre, est donc de voir cette image ; l'observateur ne doit pas pour cela se placer au delà du point le plus rapproché de sa vision distincte qui est en général de 4 à 5 pouces. Plus près il ne pourrait la voir ; plus loin, elle perdrait de sa netteté, et le miroir en s'éloignant n'enverrait plus dans l'œil un éclairage suffisant.

La deuxième condition est de mesurer cette distance *ic* ou la distance *oc*, et de défalquer dans ce dernier cas la longueur *io*, qui représente le *punctum proximum* de l'observateur.

Ajoutons, enfin, que, pour que cette mensuration soit exacte, il faut que l'accomodation de l'observé, ce qui serait facile avec l'atropine, et de l'observateur, ce qui est plus difficile, ne vienne pas changer les conditions de leur réfraction statique.

Ce sont là de réelles difficultés ; elles expliquent qu'au Congrès de Genève, en 1877, on ait accepté généralement cette proposition, que, si l'opthalmoscope est le plus sûr moyen de diagnostiquer l'existence de la myopie, il ne faut pas compter sur lui pour en mesurer le degré (Landolt), cette détermination étant impossible à une dioptrie près (Dor).

Mais, si on ne veut lui demander qu'un renseignement approximatif, il peut y avoir une réelle utilité à tenir compte des faits pratiques suivants : *Lorsque, dans les conditions de distance réciproque d'un examen ophthalmoscopique, on aperçoit nettement l'image myopique, le degré de la myopie, est positivement élevé et au moins de 1/8 à 1/10 (3, 5 à 4,5 dioptries).*

En effet, on ne peut convenablement éclairer l'œil observé que si le miroir réflecteur est au plus à 12 ou 15 pouces de l'œil (de 0^m,30 à 0^m,40). Dans ces conditions soustrayez 4 à 6 pouces, pour la distance du *punctum proximum* de la vision distincte de l'observateur, il ne restera qu'une étendue de 8 à 10 pouces, dans laquelle seront compris tous les degrés de myopie, faciles à constater par un observateur emmétrope, plus difficilement par un presbyte dont le *punctum proximum* s'éloigne, et un peu moins pour le myope chez lequel, au contraire, PP se rapproche (M. Perrin). Comme corollaire, la myopie sera légère et inférieure à 1/10 ou 1/12 (3, 5 à 3 dioptries), si l'observateur est contraint à un recul gênant et tel que les détails mêmes, relativement grands, de l'image renversée lui soient rendus confus (Giraud-Teulon), car il se trouve lui-même au delà de 18 pouces et l'image au delà de 12.

Note 9. — Landolt, *Leçons sur le diagnostic des maladies des yeux*, p. 129.

Note 10. — Ainsi, la vue du myope est améliorée ou corrigée par les verres concaves; ils sont divergents, on les dit négatifs (—). Son degré est mesuré *par le verre le plus faible* qui lui permette de voir les différents numéros de l'échelle à leur distance normale. Il est convenablement choisi, si en ajoutant au devant de lui un verre faible concave qui augmente son action ou un verre convexe faible qui la diminue, il n'y a pas d'amélioration.

Le résultat est inscrit dans la formule abréviative suivante :

$$M \begin{cases} OD = -\dfrac{1}{n} \text{ ou } - nD \\[2ex] OG = -\dfrac{1}{n'} \text{ ou } - n'D \end{cases}$$

n étant le numéro du verre trouvé en pouces et nD le numéro en dioptries.

La vue de l'hypermétrope est améliorée ou corrigée par les verres convexes; ils sont convergents, on les dit positifs (+). Le degré est mesuré *par le verre le plus fort*, qui permette de voir les différents numéros de l'échelle à leur distance normale. Il est convenablement choisi, si en ajoutant au devant de lui un verre convexe faible qui augmente son action ou un verre concave faible qui la diminue, il n'y a pas d'amélioration. Le résultat a la même formule que précédemment, en changeant les lettres et les signes :

$$H \begin{cases} OD = + \dfrac{1}{n} \text{ ou } + nD \\[2mm] OG = + \dfrac{1}{n'} \text{ ou } + n'D \end{cases}$$

Si vous prenez dans un cas comme mesure du degré, le numéro le plus faible et dans l'autre le plus fort, c'est que le but doit être de ramener par le verre correcteur l'œil à son état normal, c'est-à-dire le rendre capable de recevoir sur la rétine des rayons parallèles comme le fait l'emmétrope, mais *en respectant la totalité de son accomodation.* Or, dans l'œil myope, l'appareil de réfraction est déjà trop puissant, il y a excès de réfringence, puisque l'image se fait en avant de la rétine ; le verre négatif que vous lui ajoutez doit reporter cette image sur la rétine. S'il est trop fort, elle se reculera en arrière, et le muscle accomodateur sera obligé d'entrer aussitôt en jeu, ce qui serait un déficit pour l'amplitude de son action qui mesure l'étendue de la vision distincte.

Dans l'œil hypermétrope, l'appareil de réfraction est trop faible, il y a défaut de réfringence, puisque l'image se fait en arrière de la rétine ; le verre positif que vous lui ajoutez doit, en augmentant la convergence de ses rayons, ramener l'image sur la rétine. S'il est trop faible, celle-ci, quoique s'en étant rapprochée, n'en restera pas moins en arrière et nécessitera par suite des efforts d'accommodation, sans doute moins considérables qu'avant son usage, mais qui n'en seront pas moins une cause de fatigue et un déficit dans son étendue.

Note 11. — Il n'est pas d'optomètre réglementaire. Celui de Perrin et Mascart, proposé en 1869, décrit dans le *Bulletin de l'Académie de médecine.* t. XXXIV, p. 459, a été surtout recommandé dans l'armée. Celui de Badal, dont la description a été donnée dans son 3e *Bulletin clinique* et dans les *Annales d'oculistique* 1876, est aujourd'hui préféré, à cause de son incontestable avantage de fournir à la fois la double indication de la mesure de l'amétropie et de l'acuité : présenté à la société de chirurgie, il a été l'objet d'un rapport élogieux de Giraud-Teulon, 16 février 1878 ; les principes mathématiques sur lesquels reposent sa construction et la sûreté de ses indications, ont été clairement discutés par le savant rapporteur, et se trouvent aussi exposés dans la Thèse du Dr Gard, Paris, 1877. En Belgique, le ministère, sur le rapport favorable de Warlomont et l'avis de l'Académie de médecine, a prescrit récemment l'emploi de l'optomètre du Dr Loiseau, dans les Conseils de milice. C'est, sans contredit l'un des plus parfaits, et surtout des plus portatifs; il repose toujours sur les mêmes principes que de Græfe a le premier fait connaître ; il donne à la fois comme celui de Badal, la mesure de l'acuité et de l'amétropie, mais exige le concours d'un certain nombre de verres et d'un petit calcul. Il est décrit dans les *Annales d'oculistique*, 1878-1879, et dans l'*Optique physiologique* du Dr Sous.

Je me sers, dans mon service depuis plusieurs années, de l'optomètre de Badal, modifié dans sa disposition, et monté sur un appareil qui permet facilement de l'employer exactement d'après les mêmes règles; mais, en outre, cet appareil peut être utilisé pour la lecture à courte distance des premiers numéros de l'échelle typographique, en second lieu, pour l'essai par les verres, et pour répéter les expériences de Javal, Cuignet. Flees, destinés à déjouer les simulations (voir le troisième chapitre).

CHAPITRE II

Je vous ai déjà fait connaître les moyens variés que
nous avions de déterminer l'existence de l'amétropie,
son degré et l'ordre dans lequel on peut les employer.

Il me paraît pourtant utile, en vous présentant aujourd'hui les caractères généraux de chacune de ces
anomalies de la réfraction, de revenir, sous une forme
qui leur soit plus spéciale, sur le sujet qui nous a déjà
occupés, et de discuter ensuite pour chacune de ces
trois grandes causes des défectuosités de la vision,
jusqu'à quel degré elles sont compatibles avec le service.

La fréquence de l'amétropie, le nombre des cas
d'inaptitude qu'elle entraine, qu'il s'agisse de myopie,
d'hypermétropie, d'astigmatisme ; les complications
qui les accompagnent, leur aggravation possible pendant la durée du service, enfin les difficultés quelquefois très grandes de leur diagnostic et de leur appréciation, auront bientôt justifié ces nouveaux détails.

Pour toutes, M, H, ou As, vous auiez à répondre à ces trois questions :

1° Existe-t-elle ?

2° Le degré constaté doit-il conférer l'exemption ?

3° Y a-t-il quelque complication qui, en dehors du degré, entraine de droit l'inaptitude au service ? (Note 1.)

MYOPIE. — De tous les motifs d'exemption allégués par les conscrits, la myopie, sans contredit, est le plus fréquent.

Sans être taxé d'exagération, a écrit Boisseau, un conscrit sur 15 ou 20 la prétexte. Percy avait déjà dit, avec quelque malice : « Jamais on ne vit, en France autant de myopes que depuis la conscription. Autrefois, sur 100 jeunes gens, il y en avait 5 au plus, aujourd'hui, il y en a 20 qui portent lunettes ! »

Dans ce nombre, beaucoup essayent, à tout hasard, d'une réclamation ayant sa raison dans une amétropie réelle, mais d'un faible degré : quelques-uns exagèrent, bien peu simulent, tous en somme sont peu ou beaucoup myopes, et le mot de Percy resterait aujourd'hui, en certains lieux, au-dessous de la vérité.

Il n'est que trop vrai que le chiffre des myopes va sans cesse en augmentant ; statistiques de tous les pays, discussions académiques, affirmations de tous les publicistes, en témoignent. Comme l'a dit Giraud-Teulon, « c'est une maladie fabriquée ; » elle est le résultat de notre mode d'éducation, la compagne de la civilisation moderne, et la conséquence de ses exigences. Partout elle semble proportionnelle au degré du niveau intellectuel de la population ; car, si à la campagne, parmi ceux qui cultivent leur champ, il n'en est que 1 pour 100 qui naisse ou devienne myope ; à la ville, et chez les citadins qui cultivent leur esprit, il en est 20, 30, 40 même pour 100 qui le deviennent (Maurice Perrin). Dans les villages de nos côtes, vous en trouverez peu ; comptez, au contraire, combien ils sont nombreux dans cet amphithéâtre !

C'est, en effet, à l'école que la myopie commence et qu'elle grandit en proportion même de la force et de la durée des études. Dans le travail de près auquel il faut que l'enfant ou l'adolescent s'applique dans des conditions souvent déplorables de milieu, d'éclairage, d'installation, ou par suite de la mauvaise impression des livres classiques (Javal), trois facteurs interviennent pour produire l'allongement de l'œil, qui caractérise la myopie axile : l'un, simplement mécanique, qui comprime l'organe, les efforts de convergence ; les deux autres qui finissent par diminuer sa résistance, les efforts d'accommodation et la congestion oculo-céphalique. Ainsi acquise, la disposition pourra se transmettre par hérédité à l'enfant, qui à son tour va faire ses études et en subira d'autant plus facilement les effets.

De là la fréquence de cette réclamation que 8 à 10 pour 100 feront devant le conseil de revision : « Ils ont la vue courte, ils n'y voient pas à quelque distance » ; et, de fait, c'est là le défaut qui doit leur paraître le plus incompatible avec les exigences de la vie militaire ou maritime, et aussi le plus facile à exagérer. En présence des affirmations du réclamant, il faut donc tout d'abord reconnaitre si elles sont fondées et si la myopie existe.

A. *1re question*. — Existe-t-elle ?

Signes de la myopie. — Le myope a sa physionomie, ses goûts, ses aptitudes commandées par l'état de sa vision. Ses yeux sont saillants, la chambre antérieure large ; la cornée semble plus bombée, la pupille dilatée et paresseuse ; il cligne volontiers, rapproche, fronce les sourcils, et la trace de cette habitude est inscrite en rides précoces à l'angle externe des yeux ou entre les sourcils. L'œil plus allongé se projette en avant, et ses mouvements sont gênés en dedans ; un faux strabisme convergent donne au regard un cachet tout particulier, et, dans les hauts degrés, l'insuffisance des droits internes, impuissants à fournir ce travail continu de convergence forcée, nécessaire à la vision rapprochée, aboutit quelquefois à un strabisme divergent réel, résultat de la prédominance d'un des droits externes.

Le myope y voit mal de loin, bien ou très bien de près. Aussi vante-t-il son acuité pour les plus menus objets ; il a pour eux un goût prononcé, et préfère aux grands caractères l'impression la plus petite ou l'écriture la plus fine. Par nécessité autant que par goût, il choisit une profession sédentaire, il devient horloger, bijoutier, typographe, tailleur, ou encore, s'il le peut, comptable, écrivain, etc..... L'imperfection de sa vision, la connaissance incertaine de tout ce qui l'entoure, lui donnent parfois les apparences de la témérité ou d'une ingénuité déplacée ; de même que les erreurs, les gaucheries qu'il est si exposé à commettre lui laissent souvent un sentiment de méfiance et de timidité.

Mais jusqu'ici la myopie peut seulement être soupçonnée ; il nous faut des signes plus certains.

L'examen de l'acuité et l'essai par les verres nous donnent tout d'abord cette forme générale :

Tout individu dont l'acuité faible, mauvaise ou nulle de loin, devient meilleure ou se corrige de près, et dont la vision s'améliore au loin par l'essai d'un verre concave est un myope.

Examinez ses yeux à l'ophthalmoscope et vous en aurez bientôt la preuve irrécusable ; car *avec le miroir concave* vous obtiendrez l'image réelle et renversée de la papille, de ses vaisseaux, mobile en sens inverse de votre œil, disparaissant par un trop grand rapprochement ou devenant invisible par un trop grand éloignement, tandis que l'ombre kératoscopique marchera dans le même sens que le miroir.

Avec le miroir et la lentille la papille vous apparaîtra petite, souvent injectée, parfois comme perdue au milieu d'un staphylôme postérieur. Celui-ci, dans l'immense majorité des cas, en sera le signe pathognomonique ; son plus ou moins d'étendue et de régularité, la pigmentation de sa surface, ses bords plus ou moins déchiquetés, l'extension ou l'absence de l'atrophie choroïdienne, ou l'existence de tout autre signe d'affection profonde de l'œil, seront des preuves, sinon irrécusables, au moins probantes, ou d'une myopie stationnaire et sans danger ou d'une myopie progressive et redoutable.

RECHERCHE DU DEGRÉ DE MYOPIE. — *Ophthalmoscope.* — L'ophthalmoscope peut encore rapidement, mais seulement d'une manière approximative, vous renseigner sur le degré de la myopie.

Il suffit qu'à l'examen direct, avec le miroir, vous

voyiez nette, précise, à point, bien éclairée, l'image renversée, à la distance ordinaire de l'examen ophthalmoscopique, et *a fortiori* plus près, pour que vous puissiez affirmer l'existence d'un degré déjà élevé, d'au moins 1/8 à 1/10 (3, 5 à 4, 5 dioptries).

La myopie, au contraire, sera légère et inférieure à 1/10 ou 1/12 (3, 5 à 3 dioptries), si vous êtes contraint à un recul gênant et tel que les détails même relativement grands de l'image renversée vous soient rendus confus. De là cette proposition générale, dont vous aurez à faire presque journellement l'application : *Un œil est d'autant plus myope que l'image, que son fond éclairé par le miroir renvoie à l'extérieur, se trouve plus rapprochée de lui et peut être vue de plus près par un observateur dont la vue est à peu près normale* (1).

Mais ce n'est là qu'une appréciation insuffisante et le chiffre exact de l'amétropie ne pourra vous être donné que par les tâtonnements de la méthode de Donders, ou par l'optomètre, procédés de la méthode subjective auxquels vous aurez recours, à votre gré, et suivant que vous aurez à votre disposition ou la boite des verres ou l'appareil optométrique.

Essai par les verres. -- Le sujet étant placé en face des test-caractères à la distance que vous aurez choisie ; et il est préférable que cette distance soit notable, de 5 à 6 mètres par exemple ; vous remettez d'abord entre ses mains un livre ou les premiers numéros des échelles, et l'engagez à lire, avec l'œil droit, en fer-

____

(1) Voy. la note 8 du premier chapitre.

mant celui du côté gauche : vous appréciez à peu près
la distance la plus grande où il puisse le faire couramment, c'est là son *punctum remotum*, et comme sa
myopie est précisément mesurée par le verre concave
dont le foyer égale (en pouces ou centimètres) cette
longueur, vous commencez vos essais à distance par le
numéro correspondant ; vous les renouvelez avec les
numéros qui précèdent ou qui suivent, et vous vous
arrêtez au *verre le plus faible* qui restitue à l'acuité
tout ou partie de sa valeur. Ce numéro trouvé et
comme dernier contrôle, vous ajoutez au-devant de
lui un verre convexe puis un verre concave, tous deux
également faibles : l'un diminue, l'autre augmente sa
réfringence, et si ni l'un ni l'autre n'améliore la vision,
vous tenez pour exacte votre mensuration et vous la
formulez ainsi M. OD $= \dfrac{1}{N}$ (ou N dioptries). Même examen, mêmes précautions pour l'œil gauche avec la
formule M. OG $= \dfrac{1'}{N'}$ (ou N'D).

Cette méthode, et c'est là le reproche général qu'elle
mérite, à moins d'employer le disque optométrique,
est longue, fastidieuse, et fertile en petits inconvénients, les verres sont ternis, ils ont été mêlés, ne
sont plus à leur place ; en outre, la boîte est d'un
prix élevé, encombrante, aussi est-elle peu susceptible d'être employée sauf dans les hôpitaux et les
cliniques où elle sera toujours préférée au point de
vue pratique.

OPTOMÈTRE. — L'optomètre vous donne, au contraire,
en quelques instants et d'une manière suffisamment

exacte, le degré que vous cherchez. Il est par excellence l'instrument des examens rapides ou multiples et partant des conseils de revision ou de réforme.

L'observé étant placé en face de la lumière, lampe ou fenétre bien éclairée, un œil fermé, l'autre appliqué à l'œilleton, la plaque au zéro, le médecin la rapproche avec lenteur jusqu'au point où la vision devient nette, la lecture possible. Le degré sera donné par le point le plus éloigné de l'œil où la vision pourra encore s'exercer avec précision ; l'acuité après correction, par le plus petit numéro de l'échelle qui aura pu être lu à cette distance.

Mais ni l'un ni l'autre de ces procédés ne pourra vous mettre à l'abri, *si vous n'êtes déjà en défiance,* d'une appréciation erronée qu'un myope, même de bonne foi, et à plus forte raison un simulateur peuvent vous imposer. En effet, lorsque vous placez devant son œil un verre concave trop fort, l'image qui se faisait en avant de la rétine, viendra comme chez l'hypermétrope se faire en arrière ; sollicité aussitôt à l'y ramener, le jeune myope, dont l'accommodation a encore toute sa puissance, demande à son muscle ciliaire d'imprimer au cristallin un excès de courbure dont l'effet convergent neutralise l'excès de divergence de la lentille et lui permette de voir.

EXAGÉRATION DE LA MYOPIE. — Ce que le myope fait involontairement, le réclamant peut le faire sciemment, par calcul, après exercices, et il réussirait à vous tromper sur son degré d'amétropie, si vous vous borniez à l'épreuve autrefois réglementaire ou si vous n'apportiez à son observation par le procédé plus rigoureux d'aujourd'hui, certaines précautions.

L'instruction pour la marine, de 1864, qui était encore en vigueur en 1879, s'exprimait ainsi (1) : « Il convient de recourir à des épreuves directes et spéciales : « il faut que le réclamant lise à 30 ou 35 centimètres « de distance du nez avec des verres biconcaves des « numéros 4 ou 5 et qu'il distingue nettement les objets éloignés avec les numéros 6 ou 7. »

Dans l'instruction du 3 avril 1873 pour l'armée, instruction qui n'a été modifiée qu'en 1877, l'épreuve était plus sévère et aussi plus scientifique, mieux adaptée aux conditions de la vue du myope, qui a besoin pour la vision au loin de verres plus forts que pour la vision de près. Il y est dit : « Le myope devra pouvoir « lire à une distance très rapprochée du nez sans « verres, ou à 25 centimètres avec des verres bicon. « caves du n° 6 ou 7 et distinguer les objets éloignés, « ou lire, à une distance minima de 5 mètres, de gros « caractères d'imprimerie (n° 20 de l'échelle typogra- « phique) avec des verres biconcaves n° 4. »

Certainement, d'emblée, sans préparation, ou chez un myope de bonne foi, ces épreuves complexes qui visent à la fois, *le pouvoir d'accommodation*, *l'acuité après correction* et *le degré de myopie*, en imposant des épreuves de vision au loin ou de lecture avec des verres supérieurs à ceux qui seraient nécessaires à de vrais myopes du degré accepté pour le service, pouvaient suffire. S'il est, en effet, facile à un homme

____

(1) Art. *Myopie*, p. 223.

jeune qui jouit de l'intégrité de son accommodation,. de surmonter de près les effets d'un verre trop fort, il est au contraire très difficile à l'œil, sans une éducation préalable, à moins d'un degré de myopie déjà très rapproché de celui qu'indique le verre employé, de *diriger au loin* son regard et son attention, tout en employant le maximum de réfringence dynamique *dont il n'use d'ordinaire que pour la vision de près;* car, pour y arriver, il faut rompre cette synergie naturelle qui unit, dans l'acte de la vision rapprochée ces trois actes de *la convergence* des yeux, de l'*accommodation* et de la *contraction* de la pupille, actes normalement incompatibles avec la vision éloignée.

Mais à 20 ans, la puissance du muscle ciliaire est immense et docile. A cet âge et dans un œil normal l'amplitude de l'accommodation ne mesure pas moins de 1/4 ou 10 dioptries, c'est-à-dire qu'elle est capable de produire un effet de convergence égal à celui d'une lentille biconvexe $+$ 4 ou 9D. Aussi le jeune conscrit, même emmétrope, pourra-t-il lire de près avec un verre négatif de ce numéro, ou encore à 4 pouces de son œil et sans lunette. De loin et en s'y exerçant *un peu* il lira aisément de grands caractères avec le n° 5, 7D et avec *beaucoup* d'exercice, il pourra, moins aisément sans doute, mais enfin il pourra y arriver avec le n° 3, 13D (Giraud-Teulon) *a fortiori* si déjà il est myope d'un degré faible ou moyen.

Cette épreuve, qu'on pourrait peut-être regretter, parce qu'elle était simple, facile, formelle, n'exigeant qu'un matériel restreint à quelques paires de lunettes, n'était malheureusement qu'une prime à la fraude.

Avec un entraînement de quelques semaines habilement conseillé et énergiquement suivi, certains jeunes gens pouvaient échapper aux nécessités légales du service militaire. Au mépris de la loi, on faisait même métier de vendre ces conseils : Warlomont nous apprend qu'il a vu affichée à la vitrine d'un marchand opticien en Belgique, cette annonce scandaleuse (1) :

MYOPIE TRÈS FORTE

Les myopes lisant avec ces verres sont dispensés du service militaire.
On peut obtenir ce degré de myopie par un exercice
bien calculé.

« Le débat, a dit à ce sujet Duwez, devrait se décider à pile ou face, qu'il ne serait pas plus aléatoire. »

Avec les procédés qu'il est aujourd'hui recommandé d'employer, l'erreur est plus facile à éviter. On pourrait sans doute y échapper absolument en atropinisant fortement l'œil qu'on doit examiner, et supprimant ainsi tout effort d'accommodation, mais le moyen est lent, il n'est pas inoffensif dans les hauts degrés de myopie, il a ses inconvénients pour la vision du sujet; celui-ci d'ailleurs n'y voyant plus qu'à son *punctum remotum* qui peut être assez éloigné dans les cas de myopie faible, aimera mieux, plutôt que d'avouer à l'encontre de sa réclamation, qu'il voit à pareille distance, courir les chances d'une simulation d'amblyopie, en prétendant qu'il n'y voit plus et créer ainsi à l'expert de nouvelles difficultés.

(1) *Annales d'oculistique*, 1879. — Warlomont. *Optomètre et milice*, à propos de la présentation de l'optomètre. — Loiseau. *Exposé succinct de l'épreuve à faire subir aux myopes.* — Duwez, *Compte rendu du Congrès international périodique de* 1876.

On peut le surprendre autrement. Le plus souvent, le réclamant, quand on le soumet à l'examen par les verres, se trahit lui-même et éveille les soupçons. Ce n'est pas sans une certaine hésitation et quelques tâtonnements révélateurs, qu'il accomplit les efforts nécessaires pour surmonter les effets de verres trop puissants. S'il doit lire de loin, il tend le cou, incline le corps en avant, en arrière, cligne fortement; dans la lecture de près, il approche le livre, l'éloigne, cherche une distance convenable, ferme par moments les paupières comme pour se reposer d'un effort, et, dans l'un comme dans l'autre cas. n'arrive ni de suite ni franchement à lire couramment.

Ainsi prévenus, si vous voulez l'examiner à l'optomètre, ayez soin de fermer l'œil que vous n'observez pas ; procédez très lentement par le mouvement du pignon, en partant d'au delà du degré presumé ou du zéro de la graduation, de telle sorte que l'accommodation se relâche ; faites encore, à quelques minutes ou à un jour d'intervalle, plusieurs déterminations successives, en procédant tantôt dans un sens tantôt dans l'autre : la contradiction ou l'identité des résulats sera la preuve ou des exagérations ou de la véracité du sujet.

Avec les verres, placez le réclamant à la distance de 5 ou 6 mètres de vos test-caractères, trouvez le numéro avec lequel il vous dira qu'il voit le mieux, et, conformément à une pratique qu'il vous faut adopter dans tous les cas d'examen sérieux de myopie, au point de vue du choix des lunettes, constatez si ces verres ne sont pas trop forts. Dans le cas particulier, usez pour cela d'un petit subterfuge ; dites à votre conscrit : « Allons, décidément votre myopie est en-« core plus forte que je ne le pensais ; je vais mettre « un verre de plus et vous y verrez encore mieux. » Ajoutez alors à celui qui est en place et qui doit naturellement, pour entraîner l'exemption, être égal à un numéro — 5 ou — 4 (7 ou 9D) un verre positif $+$ 10 (3,50D) ; s'il vous répond qu'effectivement il y voit mieux, sa cause est entendue : car en diminuant l'action négative du premier de $\frac{1}{10}$ par l'addition du second, vous l'aurez ramené aux conditions générales de la myopie de $\frac{1}{6}$ à $\frac{1}{7}$ (6 à 5 dioptries) acceptée pour le service.

Il est bien d'autres moyens de déjouer ces exagérations si fréquentes, peut-être aurais-je plus tard à vous les indiquer, pour le moment ceux qui précèdent doivent suffire.

Degré nécessaire pour le service. — Le degré étant constaté, quel est celui qui va entraîner l'exemption ?

Certainement, il serait à désirer que tout homme sous les drapeaux fût en pleine jouissance de l'intégrité de ses fonctions visuelles. Mais n'admettre dans les rangs du service actif ou armé que des emmétropes ou des hypermétropes, aurait ce double inconvénient de soustraire un chiffre encore considérable d'hommes aux obligations de ce service et d'enlever à son recrutement la partie la plus instruite du contingent, celle qui est destinée à fournir en partie du moins les éléments de ses cadres à venir (Giraud-Teulon).

Heureusement, pour satisfaire aux exigences matérielles du service, il n'est besoin ni d'une acuité visuelle complète, ni d'une réfraction irréprochable. Il importe seulement de ne pas descendre au-dessous d'une certaine limite (note 2).

En l'état de la législation de 1864, le degré de myopie accepté dans la marine, sans distinction de profession, était donné par l'épreuve que je vous ai fait connaître, il était équivalent à $M = \frac{1}{6}$ à $\frac{1}{7}$ (6 à 5 dioptries).

Dans l'armée, les règlements ont été modifiés plusieurs fois, et aujourd'hui les conseils de revision sont régis par l'article suivant de l'instruction ministérielle du 27 février 1877 (p. 381, § 150) qui tient compte, à la fois, et du degré et des complications de la myopie :

« La *myopie irrégulière*, connue aussi sous le nom de
« fausse myopie, et occasionnée par des rétractions
« musculaires, par le staphylôme transparent de la
« cornée (cornée conique), par des déplacements du
« cristallin, par une hydrophthalmie ou un état de
« spasme permanent de l'accommodation, est une
« cause d'*exemption* ou de *réforme*.

« La myopie vraie ou régulière ne rend impropre au
« service, qu'autant qu'elle est supérieure à *un
« sixième*, ou compliquée, soit d'insuffisance musculaire ou accommodative, soit de lésions du fond de
« l'œil. »

Ainsi tout homme dont $V = \frac{1}{4}$ de près ou après

correction, et dont M ne sera pas supérieure à $\frac{1}{6}$, doit être admis : dans les mêmes conditions celui dont V sera au-dessous de $\frac{1}{4}$ et M au-dessus de $\frac{1}{6}$ (9 dioptries), sera exempté.

A ce degré le soldat ne remplirait que bien imparfaitement les conditions qu'on exige de lui, s'il n'était autorisé à porter lunettes (dépêche ministérielle du 12 mai 1877), car, dans la vision au loin, qui lui est infiniment plus nécessaire que la vision de près, un myope de ce degré, et même de $\frac{1}{8}$ (4,50 dioptries), sans ses verres correcteurs, est presque frappé d'impuissance. Son amblyopie réfractionnelle, comme on l'a appelée, est bien au-dessus de celle qui a été acceptée. Ce n'est plus $V = \frac{1}{4}$, qui la représente, car à 50, 100, 150 mètres l'acuité a diminué hors de toutes proportions, et peut même devenir égale à zéro, c'est-à-dire insuffisante à donner même la notion des objets.

Sous peine d'exclusion des myopes, le port des lunettes était donc une nécessité, et aujourd'hui on commence à ne plus s'étonner de voir, de loin en loin, briller dans les rangs, l'éclat d'une paire de verres concaves, ou de passer devant un factionnaire qui les porte.

Dans la marine, au contraire, sauf pour l'officier, il y a, en quelque sorte, incompatibilité entre leur usage et la profession, comme le disait avec raison Le Roy de Méricourt, dans la discussion de 1875, à l'Académie de médecine. S'imagine-t-on, en effet, un gabier serrant les voiles en lunettes, un canotier manœuvrant sa mobile embarcation sur le plus mobile des éléments, ou le dernier même des matelots de pont, usant de cet appareil si fragile, si facile à déplacer, rendu inutile par une goutte d'eau qui le mouille et en trouble la transparence ! Comme je l'ai dit, à propos de l'acuité, trop de dangers menacent déjà le marin pour y ajouter encore ceux qui résultent d'une vue trop courte.

Aussi, si le chiffre de $\frac{1}{6}$, fixé pour l'armée, est acceptable pour nos soldats et nos artilleurs de marine, il faudrait peut-être repousser la myopie, quel qu'en soit le degré, pour le marin, qu'il provienne des classes ou du recrutement. Cette proposition a paru sans doute trop absolue, et l'instruction pour la marine de 1879 s'est contentée de modifier ainsi l'article 150 :

« La myopie, vraie ou régulière, ne rend impropre
« au service qu'autant qu'elle est supérieure à 1/6,
« lorsqu'il s'agit d'hommes provenant du recrutement,
« à 1/24 lorsqu'il s'agit de marins provenant de l'ins-
« cription maritime ; » du moins en rétablissant dans le texte le chiffre réel, car, par suite d'une erreur typographique, c'est seulement 1/2 qui a été inscrit (1).

Cette mention d'un chiffre déterminé eût d'ailleurs été inutile si l'examen de l'acuité devait être *réglementairement* fait de loin ; car, si le marin ne peut porter lunettes, si on exige de lui V $= 2/5$, cette seule épreuve de l'acuité à distance suffit, comme je vous le dirai plus tard en vous parlant des conditions vi-

_____

(1) A moins que l'erreur ne tienne à l'oubli de quelques mots qu'il faudrait rétablir ainsi : « ou qu'elle abaisse l'acuité à 1/2 lorsque... »

suelles exigées des candidats à l'École navale, à élimi-
ner tout myope d'un degré même moyen. Ces myopes
peuvent vous étonner par la perfection de leur vue
de près, mais ils vous étonneront bien davantage encore par le degré de leur amblyopie réfractionnelle de
loin, qui les fait descendre bien vite au-dessous de
l'acuité qu'on leur demande (1).

COMPLICATIONS DE LA MYOPIE. — Ce n'est pas seulement du degré de la myopie qu'il importe de se préoccuper, les complications qui peuvent l'accompagner
ont aussi leur place dans les cas d'exemption à prévoir, car il en est qui peuvent s'aggraver au service
(note 3), ou, par leur gravité actuelle, être une cause
d'impropriété.

La plupart de ces complications sont faciles à diagnostiquer à l'ophthalmoscope : décollement rétinien,
apoplexies rétiniennes, atrophie de la choroïde, exca-
vation de la papille, extension du staphylôme, altérations de la macula, etc..., se découvrent aisément et
ne peuvent prêter à aucun doute sur l'inaptitude au
service de celui qui les porte dans un ou dans les deux
yeux, surtout quand il existe comme symptômes, ou
une amblyopie réelle, ou une altération étendue du
champ visuel.

Mais lorsque, le degré de la myopie ne conférant
pas l'exemption par lui-même, et alors que vous ne
constatez aucune des graves complications qui précèdent, il existe pourtant des troubles fonctionnels im-

(1) Il est bien entendu aujourd'hui que l'examen d'acuité, aussi bien pour
l'inscrit maritime que pour le candidat à l'École navale, doit être fait sans correction et au moins à 2 mètres. Rien n'est précisé pour le marin du recrutement.

portants (mouches volantes, obscurcissement passager de la vision, diplopie momentanée pendant la fixation, fatigue des deux yeux par le travail, tiraillement des images, chevauchement des mots d'une page, lettres coupées, lignes brisées, scotomes, etc...), quoique tous ces signes puissent vous faire craindre une aggravation réelle et rapide de la myopie, il faudra pourtant être réservé dans votre jugement, car la vie militaire, avec ses exercices visuels à longue distance, surtout si elle succède à la vie sédentaire dans des bureaux, sera plutôt favorable que nuisible au plaignant.

Si, par contre, il existait avec la myopie une très notable *diminution de la puissance d'accommodation* ou de l'*asthénopie musculaire,* et quelques-uns des symptômes précédents, mieux vaudrait prononcer l'exemption, parce que leur réunion serait l'indice d'une gêne réelle à l'exercice de la vision binoculaire ou l'acheminement à un état plus grave (exclusion de l'œil, strabisme divergent, myopie progressive).

Il est facile, d'ailleurs, de constater l'une ou l'autre de ces complications.

Pour l'accomodation, si vous ne voulez employer le moyen exact dont je vous ai déjà parlé, à propos des optomètres, c'est-à-dire calculer son amplitude en recherchant le *punctum remotum* et le *punctum proximum* de la vision distincte, et appliquant pour l'emmétrope et le myope la formule générale $\frac{1}{A} = \frac{1}{P} - \frac{1}{R}$, R pour le premier étant égal à zéro ou ∞ et pour l'hypermétrope celle de $\frac{1}{A} = \frac{1}{P} + \frac{1}{R}$, il suffira de vous rappeler qu'à 20 ans, un œil normal jouit d'une puissance d'accommodation équivalente à l'action d'une lentille positive égale à 1/3 ou 1/4 (12 à 9 dioptries) et qu'il doit lire facilement l'un des premiers numéros de l'échelle depuis 3 jusqu'à 8 ou 10 pouces.

L'insuffisance musculaire se dévoile par la déviation d'un œil, au moment de la fixation d'un objet rapproché. Soit, par exemple, le doigt ou un crayon placé à la distance de 8 ou 10 pouces des yeux du sujet et selon l'axe de la vision binoculaire ; rapprochez-le lentement ; si l'un des muscles droits est impuissant à soutenir la convergence, l'œil auquel il appartient se dévie aussitôt.

Si le degré d'asthénopie est plus faible, placez-vous dans les mêmes conditions et masquez successivement l'un et l'autre des deux yeux, soit avec la main, soit avec un verre dépoli, et de façon que, si vous l'empêchez de continuer à voir l'objet fixé, vous puissiez du moins surveiller ses mouvements. L'œil, ainsi soustrait à la nécessité de la fixation binoculaire, se déviera s'il y a insuffisance.

Une troisième manière, moins pratique, mais peut-être plus sensible, consiste à faire fixer à 30 ou 35 centimètres un gros point noir placé sur une ligne verticale et en son milieu. Devant l'un des yeux est maintenu un prisme de 15 degrés, base en haut. Par cet artifice le sujet voit deux points superposés ; s'ils sont sur la même ligne ou s'ils y sont ramenés par un léger mouvement du prisme, les fonctions musculaires sont régulières ; sont-ils écartés, il y a insuffisance proportionnelle à l'écartement.

En résumé, la myopie, dont la fréquence tend toujours à augmenter sous l'influence des conditions de l'éducation moderne, ne pouvait constituer un motif suffisant d'exemption du service militaire.

L'armée y aurait perdu grand nombre de sujets valides, et la partie en général la plus instruite du contingent, celle qui contribue le plus à élever son niveau intellectuel.

Tant qu'elle est axile, sans complications ni menace de complications, susceptible de correction, elle doit être acceptée jusqu'à 1/6, ceux qui en sont atteints étant autorisés à porter lunettes.

Malgré les inconvénients qui s'attachent à l'usage de verres fragiles, susceptibles d'être ternis, de se déplacer, de faire défaut dans les moments les plus critiques et, malgré qu'ils entraînent une diminution très notable du champ visuel, les rayons périphériques ne pouvant plus être réfractés par eux ; malgré encore que leur brusque suppression, qui peut être la suite d'un accident, entraîne une amblyopie réfractionnelle d'autant plus grande que le sujet y était plus habitué, le myope qui les porte peut encore, dans l'armée, satisfaire à toutes les exigences de la vie militaire.

Dans la marine, il en est tout différemment et il suffit que l'amblyopie myopique amène l'acuité de loin (sans correction) à 2/5 pour que l'homme soit jugé impropre au service de la flotte : son intérêt l'exige et le service ne peut qu'y gagner.

HYPERMÉTROPIE. — Quoique oubliée dans les anciens règlements, ou confondue avec la presbytie (note 4), l'hypermétropie n'en est pas moins très fréquente, et doit tenir, à côté de la myopie, une place, beaucoup moins importante sans doute, mais encore assez large, dans les cas d'exemption. Parmi les jeunes gens d'une classe, il n'y en a pas moins de 1/3 qui sont hypermétropes. Beaucoup, il est vrai, ne s'en doutent pas, ou n'en éprouvent qu'une gêne minime. Leur vision n'est-elle pas d'ailleurs parfaitement adaptée aux exercices et aux occupations de la vie militaire ? Ce n'est donc qu'exceptionnellement, et dans les degrés élevés, que le conscrit est amené à se plaindre, et si, chez lui, vous constatez une amblyopie que la myopie n'explique pas, songez à l'hypermétropie.

Signes de l'hypermétropie. — Comme le myope, l'hypermétrope a sa physionomie, ses aptitudes. Chez lui, l'œil paraît plus petit, il est plus court ; comme le globe terrestre, il est applati à ses pôles, et renflé fortement à l'équateur. L'iris est plus superficiel, la chambre antérieure plus étroite ; la pupille rétrécie, les yeux écartés. Toute la face est comme plate, sans relief ; le nez dont le dos est à peine proéminent, se prête mal au port des lunettes ; et si vous rencontrez un de ces cas, encore assez fréquents, d'anisométrie où l'un des yeux est hypermétrope et l'autre emmétrope ou myope, tout un côté de la face et du front vous paraîtra comme arrêté dans son développement (note 5).

Dans les degrés élevés, la physionomie est comme morne, le regard en est terne et semble loucher ; au moment de la fixation vous croiriez à l'existence d'un strabisme divergent ; tandis qu'en réalité le strabisme convergent en est l'apanage presque exclusif, et doit lui être attribué 70 fois sur 100 (note 6).

L'hypermétrope peut y voir bien, ou très bien, de loin, mais toujours beaucoup plus mal de près. A un âge plus ou moins avancé, suivant les degrés, et de très bonne heure, dans les cas les plus élevés, la vision à petite distance devient pour lui pénible, douloureuse, impossible à soutenir. Pour remener sur la rétine l'image qui, dans son œil trop court, se fait en arrière, il faut qu'il fasse appel à son accommodation. Déjà, dès l'infini, il en use et sa puissance se trouve en déficit, quand l'objet se rapproche.

De là son impuissance dans le travail de près, lecture ou écriture, ou dans les arts manuels délicats du graveur, du compositeur, du tailleur, etc... Si la myopie est la maladie des villes et des populations les plus avancées en civilisation, l'hypermétropie est l'état presque normal, dans les campagnes et chez les peuples arriérés. C'est parmi les hypermétropes que se trouvent le plus d'individus à la vue perçante, à longue portée, défiant la distance.

Tout individu qui y voit mal de près, mieux de loin, dont l'acuité, mauvaise de près, peut devenir meilleure de loin, et dont la vision est améliorée par un verre convexe est un hypermétrope.

Lui seul et l'amblyope peuvent trouver bénéfice à user de ce dernier verre ; mais pour l'un le bénéfice existe, aussi bien de près que de loin, l'autre ne cherche que l'action grossissante de la loupe.

A l'ophthalmoscope, avec le miroir seul, l'ombre keratoscopique se déplace en sens inverse du cercle

d'éclairage et on constate aisément l'image droite,
agrandie du fond de l'œil, dont les vaisseaux se
déplacent dans le même sens que l'œil de l'observa_
teur. Elle sera caractéristique, si elle est très nette, à
point, relativement petite, vue au moins à une distance
de 10 à 15 centimètres comme l'indique l'instruction
du conseil de santé des armées de 1879, et si un verre
convexe faible lui laisse toute sa netteté (Chauvel).

Dans l'examen ophthalmoscopique, la papille paraît
plus grosse, quelquefois injectée, rarement entourée
d'une zone d'atropie choroïdienne, n'imitant que très
imparfaitement le staphylome du myope.

Degré de l'hypermétropie. — Le degré pourrait en
être déterminé par l'un des trois modes d'examen que
vous connaissez, ophthalmoscope à réfraction, optomètre, méthode de Donders. Je vous ai dit les incertitudes du premier. Quant à l'examen par les verres
ou par l'optomètre, il se pratique d'après les règles
que je vous exposais tantôt au sujet de la myopie :
quelques observations sont pourtant nécessaires.

Dans l'essai par les verres, vous pouvez bien placer
votre sujet devant les test-caractères, à la même distance de 5 à 6 mètres, que pour l'examen de l'acuité
ou de la myopie. Mais dans la pratique et lorsqu'il
s'agit non seulement de déterminer le degré de l'hypermétropie, mais aussi de rechercher le verre convenable qui la corrige, comme l'hypermétrope réclame
surtout le moyen qui lui facilitera le travail de près,
mieux vaut faire ces recherches de près et avec les
premiers numéros des échelles.

Pour obtenir le *degré réel* de l'amétropie, il faudrait

encore avoir préalablement recours à l'atropine et paralyser l'accommodation. Dans l'examen de la myopie son emploi était éventuel et destiné à prévenir une appréciation exagérée de son degré ; dans l'hypermétropie, on doit, au contraire, se mettre à l'abri d'une appréciation trop inférieure ; l'accommodation dans l'œil hypermétrope est pour ainsi dire à l'état de tension continue, elle ne peut se relâcher immédiatement et comme elle donne ainsi au cristallin un excès de réfringence, elle déguise une partie du degré que l'on recherche. De là la nécessité de l'atropinisation ou à défaut avoir tout au moins le soin de s'arrêter au numéro du verre le plus élevé qui permette encore la lecture.

De même avec l'optomètre, ce degré sera donné par le chiffre le plus éloigné du zéro, où se fera encore la lecture ; on peut d'ailleurs, à son aide, en éloignant très lentement la plaque de l'œil, amener un relâchement progressif plus complet et plus rapide que par l'essai de verres successifs.

Toutes ces précautions, même la recherche du degré, sont en somme inutiles dans les expertises relatives au service militaire, et il n'est pas nécessaire ici comme pour le myope de pousser l'analyse jusqu'à l'exactitude. Constater l'état de l'acuité et l'existence de l'hypermétropie est suffisant.

« Tout sujet hypermétrope, supposé de bonne foi qui ne peut ni lire ni voir distinctement à une distance de 15 pieds, est atteint d'une hypermotropie supérieure à 1/6 (6D). Dans ces cas il faut considérer l'amétropie comme une cause d'amblyopie permanente peu susceptible d'amélioration ni de correction par les lunettes, et s'assurer dès lors si la diminution de l'acuité de la vision atteint ou non la limite de l'aptitude au service (Perrin). »

D'autre part le règlement militaire de 1877 et celui de la marine de 1879, sauf les modifications spéciales à ce dernier, service s'expriment de même.

§ 151. « L'hypermétropie doit être considérée comme une cause d'amblyopie permanente irrémédiable. Elle motive le refus d'acceptation et la réforme toutes les fois que l'acuité est inférieure à 1/4 pour les hommes du recrutement, et 2/5 pour les hommes de l'inscription maritime. La constatation de l'hypermétropie suffit, sansqu'il soit besoin d'en préciser le degré. »

Si ces formules ne vous paraissaient point suffisamment claires, vous pourriez accepter celle-ci : Lorsque dans l'examen de l'acuité vous l'aurez trouvée inférieure au chiffre réglementaire, 1/4 pour le soldat, 2/5 pour l'inscrit maritime, et que vous constaterez ensuite de l'hypermétropie, soyez certain que celle-ci est au-dessus de 1/6 et entraîne l'inaptitude au service (note 7).

En effet, chez le jeune homme de 20 à 25 ans, le muscle accommodateur peut facilement imprimer au cristallin un excès de courbure, qui ajoute à sa puissance réfringente une puissance égale à celle d'une lentille biconvexe de 1/6 *au minimum* (6D). Or si votre sujet est hypermétrope et si dans l'examen au loin, devant les test-caractères, il ne peut lire le numéro correspondant à la distance où vous l'avez placé, c'est que la réfringence de son œil est restée au-dessous de sa tâche. Or, il disposait d'une puissance égale à 1/6, donc un verre convexe du n° 6 n'y aurait pas mieux réussi, en supposant naturellement l'accommodation relâchée, ce qui est indispensable dans la mesure du degré exact de l'hypermétropie. Chez lui par conséquent l'hypermétropie est au moins égale à 1/6 ; elle est difficile à corriger, et si l'acuité est descendue au-dessous du chiffre réglementaire, cette amblyopie réfractionnelle équivaut, comme résultat pour le service, à une amblyopie réelle.

Il serait d'ailleurs facile de contrôler cette appréciation en recherchant le degré de l'amétropie au moyen de l'essai par les verres ou par l'optomètre.

COMPLICATIONS DE L'HYPERMÉTROPIE. — Trois complications sont spéciales à l'hypermétropie : l'une, la plus fréquente, l'*asthénopie accommodative,* étant la conséquence du travail à trop courte distance, ne saurait aggraver la règle établie, puisqu'elle est passagère et que la cause qui la produit peut être supprimée au service.

La seconde, plus grave, peut devenir permanente, c'est le *strabisme convergent.* « S'il s'accompagne d'un degré marqué d'amblyopie de l'œil droit, ou d'une diminution de moitié de l'angle temporal du champ visuel, ou encore de la persistance de la diplopie, ou si par son degré il constitue une véritable difformité, le strabisme doit conférer l'exemption. »

La troisième, *amblyopie hypermétropique* est soumise à la règle commune.

HYPERMÉTROPIE ACQUISE. — Lorsque l'hypermétropie est acquise, elle est toujours pathologique, et n'est plus que le symptôme d'une affection qui, par sa gravité, entraîne l'impropriété. Ainsi l'aplatissement de la cornée due à une ulcération centrale, le décollement de la rétine, une tumeur rétrobulbaire aplatissant le globe, toutes causes qui diminuent l'axe antéro-postérieur de l'œil; la suppression, la résorption ou le déplacement du cristallin, qui diminuent la réfringence de l'œil, créent le symptôme hypermétropie, mais le fait de son existence s'efface devant la gravité de la cause même qui lui a donné naissance.

Astigmatisme. — Son existence, au degré qui confère l'exemption, est un fait heureusement rare; il vient dans ce cas compliquer l'un des deux autres vices de réfraction, principalement l'hypermétropie, et peut s'accompagner d'amblyopie réelle.

C'est à lui qu'il faut rapporter un bon nombre de ces cas embarrassants dans lesquels l'amblyopie constatée par l'épreuve de l'acuité, paraissant seulement réfractionnelle, les résultats ultérieurs de l'examen, les réponses du malade, ne laissent dans l'esprit de l'expert que doutes et contradictions et font parfois songer à la simulation.

Si vous avez constaté la diminution de l'acuité, si par l'expérience de la carte percée, l'existence de l'amétropie vous est démontrée et que vous ne puissiez cependant affirmer d'une manière certaine, ou l'hypermétropie ou la myopie, vous devez rechercher l'astigmatisme (note 8).

Signes de l'astigmatisme. — Nous sommes tous plus ou moins astigmates, et, dans les degrés les plus faibles, nous ne nous en doutons guère. Dans un degré moyen, déjà les inconvénients se prononcent; les objets n'apparaissent plus avec leurs dimensions normales, une circonférence paraît elliptique, un carré est losangique, les lettres sont élargies ou allongées, etc. etc... Mais lorsque la différence des méridiens s'accentue fortement, la vision en éprouve un trouble désastreux et la physionomie, les allures du sujet en reçoivent un cachet particulier.

Chez les astigmates d'un degré élevé, les seuls qui nous intéressent ici, la vision fut toujours très mauvaise, elle n'a de netteté ni de près ni de loin. Les lettres romaines, surtout celles dont les traits sont réciproquement perpendiculaires, ne peuvent être distinguées dans leur ensemble, et ce n'est qu'en inclinant la tête que parfois ils peuvent y réussir; sur un cadran de montre ou de pendule, ils ne voient que certaines heures, ils ne peuvent à la fois saisir les deux dimensions de la surface des objets, ils les voient déformés, quelquefois irrisés sur les bords; tout est confus pour eux et matière à erreur. Le travail est difficile et fatigue la vue.

Malgré leurs essais répétés, jamais verres ou concaves ou convexes n'ont pu amener une amélioration suffisante. Si au contraire on place devant l'œil une fente étroite pratiquée dans une plaque, ils ont bientôt trouvé une position telle que leur vision s'en trouve bien plus nette.

Instinctivement l'astigmate a reconnu cet effet favorable de la fente qui ne permet qu'aux rayons qui se présentent suivant le méridien le plus favorable d'arriver jusqu'à la rétine. Aussi, pour en imiter les effets, cligne-t-il de près, comme le myope cligne de loin, et si la direction de la fente palpébrale ne convient pas à celle du méridien qu'il voudrait employer, il a recours aux attitudes les plus singulières, aux artifices les plus bizarres pour y mieux réussir. Il incline la tête, ferme ou dévie l'œil opposé qui le gêne, regarde parfois par-dessus l'arête nasale pour s'en faire un écran, ou encore tire sur l'angle des paupières, modifie leur position avec le doigt ou pèse sur l'œil pour changer la direction de son axe.

L'acuité est souvent diminuée chez les astigmates, et cette amblyopie aidant, il n'est pas rare de les voir regarder de très près, et trouver une amélioration analogue à celle qu'obtient ainsi l'hypermétrope d'un très haut degré ou l'amblyope en général (note 9).

Les signes qui suivent sont encore plus certains.

La fente sténopéique de Donders seule ou placée sur l'œilleton de l'optomètre permet de constater l'astigmatisme, par ce fait seul que le sujet y voit mieux dans un sens que dans les autres : par la position qu'elle occupe, elle donne la direction du méridien qui en est atteint, et si on ajoute alors l'essai par les verres, on pourra déterminer la nature et le degré de la réfraction de ce méridien.

L'examen de la vision au moyen du système des lignes rayonnantes est encore plus rapide. Il suffit de les placer à 5 ou 6 mètres pour l'emmétrope et l'hypermétrope, à une distance appropriée pour œil myope sans correction, et de les faire regarder. Une de ces lignes, et plus souvent trois, dont celle du milieu plus nettement, vont se détacher, les autres restant confuses ; leur position indique la direction du méridien astigmate. Des lignes non rayonnantes, et seulement inclinées dans des directions différentes peuvent leur être substituées comme moyen d'essai.

La papille examinée à l'ophtalmoscope n'est plus ronde, sa forme paraît ovale. A l'image droite elle s'allonge dans un sens, à l'image renversée dans l'autre. Dans le premier cas, le grand diamètre correspond au méridien le plus convexe, et le moins courbe au plus petit ; dans le deuxième, c'est le contraire. Cette expérience est sujette à quelques causes d'erreur, elle devient plus certaine si dans l'examen à l'image renversée vous faites varier la distance de la lentille à l'œil, autant que cela peut se faire, sans que le champ devienne plus petit que la papille ; s'il y a astigmatisme, l'image se déforme et affecte un allongement en sens inverse aux extrémités de sa course. On peut encore, surtout à l'image droite, constater que les détails du fond de l'œil, les vaisseaux en particulier qui divergent de la papille, n'apparaissent plus à la fois et sur le même plan, et que pour voir les uns ou les autres, il faut rapprocher ou éloigner la tête, ou faire varier son propre effort d'accommodation (note 10).

Ce sont précisément ces variations, ces changements de forme et d'aspect du fond de l'œil auxquels s'ajoutent encore des apparences fugitives de déplacement des vaisseaux dans le sens d'une image tantôt droite et tantôt renversée, signes que n'éclairent pas les réponses incertaines, hésitantes du sujet qui créent parfois au diagnostic de véritables difficultés.

Toutefois, vous pouvez accepter comme fait général, que *tout amétrope dont la vision mauvaise de près et de loin, n'est améliorée ni par un verre concave, ni par un verre convexe au moins d'une manière satisfaisante, est un astigmate. Le fait sera démontré, si la fente sténopéique lui permet de mieux voir, ou s'il distingue nettement une ou plusieurs lignes rayonnantes de Donders au détriment des autres.*

Des verres cylindriques pourraient corriger l'anomalie, mais cette correction est souvent incomplète, et serait peu pratique pour le soldat en raison de ses difficultés et de la nature spéciale des verres correcteurs qu'elle exige. Aussi est-il admis que dès que l'acuité est au-dessous d'un certain degré, la simple constatation de l'astimagtisme suffit à l'exemption.

L'article du règlement de 1879, § 152, est ainsi conçu : « L'astigmatisme qui complique ordinairement « la myopie et l'hypermétropie, confère la réforme et « nécessite le refus d'acceptation lorsque, comme « cette dernière affection, elle ramène l'acuité visuelle « au-dessous de 1/4 à droite, 1/12 à gauche pour les « hommes du recrutement et à 2/5 pour les hommes « de l'inscription maritime. »

La décision ministérielle de 1879 qui a autorisé le port des lunettes dans l'armée et a mis des séries de verres concaves de 1 à 6D, à la disposition des médecins des corps, pour les délivrer aux nécessiteux, n'a point prévu l'utilité des verres correcteurs de l'hypermétropie et de l'astigmatisme. Elle confirme par suite le texte des art. 151 et 152 aux moins pour les *appelés*. Chauvel s'est demandé (1) s'il devait en être de même

_____

(1) *Loc. cit.* p. 397.

pour les *engagés volontaires*, les *candidats* aux écoles militaires, qui se présentent à l'examen pourvus de verres sphériques, cylindriques ou sphéro-cylindriques, corrigeant une amétropie légère, simple et sans lésions graves de l'organe visuel. La question, dans ces cas, lui paraît devoir être résolue en faveur de l'intéressé, car le port et la conservation de ces verres n'offrent pas plus de difficultés, n'occasionnent pas plus de gêne dans le service que l'usage des lunettes du myope. Cette opinion prévaudra probablement un jour pour le service militaire, mais ne saurait être discutée pour la marine qui déjà n'accepte point l'usage des verres pour les myopes qui veulent servir à bord des bâtiments de l'État.

Astigmatisme irrégulier. — L'existence de l'amblyopie qui accompagne si souvent l'astigmatisme ou les maladies qui donnent lieu à l'astigmatisme irrégulier, staphylôme pellucide, cornée conique, taies, ulcérations, cicatrices de la cornée, déplacement du cristallin, commandent plus impérieusement encore la déclaration d'incapacité.

Il appartient, Messieurs, à l'expert qui veut être digne de la mission qui lui est confiée, non seulement de savoir reconnaître les cas que la loi a prévus, mais encore de comprendre la raison des dispositions qu'il applique, aussi ne puis-je regretter d'avoir retenu si longtemps votre attention sur les anomalies de la réfraction et leur diagnostic, ce n'est qu'après cette longue étude qu'il peut vous être permis d'arriver aux formules générales qui guident dans la pratique.

Elles se réduisent à quelques propositions fondamentales que je répète en terminant.

« L'impropriété au service ne peut être attribuée à
« un état amblyopique qu'aux conditions suivantes :
« il faut qu'il arrive à un certain degré, qu'il soit posi-
« tif, et non susceptible de correction ou de guérison.

« Ce degré a été expérimentalement fixé à 1/4 pour
« l'œil droit et 1/12 pour l'œil gauche dans l'armée.
« Pour ses inscrits, la marine a dû élever ce chiffre
« à 2/5.

« La constatation d'une anomalie de la réfraction
« suffit a expliquer son existence : on dit alors l'am-
« bliopie fausse ou réfractionnelle.

« Il n'est pas besoin d'une autre constatation pour
« l'hypermétropie et l'astigmatisme qui, avec pareille
« acuité, ne peuvent être suffisamment corrigées.
« Pour la myopie, il faut en outre déterminer le degré :
« il ne peut être au-dessus de 1/6, à moins de compli-
« cations, pour les soldats et pour les hommes du
« recrutement de la marine.

« Quant aux marins qui ne peuvent porter lunettes,
« et pour lesquels, par suite, toute correction est im-
« possible même pour la myopie, on peut s'arrêter à
« une formule plus générale encore : *Est impropre*
« *au service de la marine, tout inscrit, chez lequel une*
« *amétropie manifeste quelle qu'elle soit abaisse l'acuité*
« *au-dessous de 2/5.* »

NOTES EXPLICATIVES

Note 1. — Comme il sera question à chaque page de ce chapitre des notations diverses qui désignent le degré des amétropies soit en pouces, et sous forme de fractions $\left(\dfrac{1}{N}\right)$ soit en dioptries et sous forme de chiffres entiers et décimaux (N dioptrie), il sera utile d'en donner tout d'abord l'explication.

La force ou la puissance réfringente d'une lentille est inversement proportionnelle à son rayon de courbure, plus ce rayon est court, plus le foyer est rapproché, plus aussi elle est puissante et réciproquement.

Or, dans l'ancien système, les verres de nos boîtes étaient numérotés par pouces, celui dont le foyer était à 1 pouce était pris pour unité, et sa force réfringente était égale à 1. Ceux qui suivaient, n°s 2, 3, 10, 15 ayant leur foyer à 2, 3, 10, 15 pouces, étaient donc plus faibles de $\dfrac{1}{2}\dfrac{2}{3}$, etc., et l'amétropie qu'elles corrigeaient et à laquelle elles servaient de mesure, comparée à célle qui eût été corrigée par le verre n° 1 étant plus faible que celle-ci, devait être représentée par une fraction, d'où les formules :

$$ M \text{ ou } H = \frac{1}{2}\frac{1}{3}\frac{1}{15}. $$

Dans le nouveau système métrique, c'est la lentille dont le foyer est à 1 mètre, ou 100 centimètres, qui est l'unité ; sa force réfringente est égale à 1 dioptrie. Si le rayon de courbure augmente, et par suite le foyer se rapproche de manière à ne plus être qu'à $0^{m},50$, $0^{m},25$, $0^{m},12$, etc... sa force augmentera progressivement de manière à devenir 2, 4, 8 fois plus grande, c'est-à-dire égale à 2, 4, 8 dioptries, etc., et le degré de l'amétropie sera représenté par les mêmes chiffres

VERRES CORRECTEURS	COMPARAISON des NUMÉROTAGES PAR		DÉTERMINATION MÉTRIQUE			
Longueur focale métrique	dioptries	pouces	d'après l'âge des sujets	de l'acuité	de l'accommodation correspondante au PP	des verres pour la presbytie
4^m	0^{m}25	»	»	»	»	»
2	0,50	72	»	»	»	»
1,33	0,75	50	10 ans	11/10	14	»
1	1	36	12	»	13	»
0,80	1,25	30	14	»	12,25	»
0,66	1.50	26	16	»	11,50	»
0,57	1.75	22	18	»	10,50	»
0,50	2	18	20	10/10	10	»
0,44	2,25	16	23	»	9	»
0,40	2,50	14	26	»	8	»
0,36	2.75	13	29	»	7	»
0,33	3	12	32	»	6	»
0,28	3,50	10	35	»	5	»
0,25	4	9	38	»	4	»
0,22	4,50	8	41	9/10	3,50	»
0,20	5	7	44	»	3	0,25
0,18	5,50	6 1/2	47	»	2,50	0,75
0,16	6	6	50	8/10	2	1,25
0,143	7	5 1/2	53	»	1,75	1,50
0.125	8	4 1/2	56	»	1,50	1,75
0,111	9	4	59	»	1,25	2
0,100	10	3 3/4	62	7/10	1	2,25
0,090	11	3 1/2	65	»	0,75	2,50
0,083	12	3 1/4	68	»	0,50	2,75
0,077	13	3	71	6/10	0,25	3,50
0,071	14	2 3/4	74	»	»	4
0.066	15	2 1/2	77	»	»	4,50
0,0625	16	2 1/4	80	»	»	5
0,055	18	2	»	»	»	»
0,050	20	»	»	»	»	»

entiers et les intermédiaires décimaux, formant une série incomplète, choisie pour les besoins de la pratique.

Ainsi dans le numérotage ancien, c'est le chiffre le plus faible qui représente la plus grande puissance ; dans le nouveau c'est l'inverse, numéro et puissance se correspondent.

Ces détails peuvent être embrassés d'un coup d'œil dans le tableau ci-dessus. En raison de leur importance, les indications qu'il fournit se trouvent aujourd'hui reproduites partout, et doivent pouvoir être consultées à chaque instant.

Il est d'ailleurs toujours facile de passer d'un système à l'autre et de déterminer la valeur cherchée de la lentille de l'un, comparativement à la lentille connue de l'autre. En effet la valeur de la dioptrie unité, étant de 1 mètre de foyer, ou 36 pouces, il suffit de diviser 36 par le numéro ancien ou nouveau connu, pour avoir le chiffre cherché. Ainsi, soit à trouver le n° D équivalent à 1/18 représenté par une lentille de 18 pouces, nous aurons 36 : 18 = 2 D et réciproquement 36 : 2 = 18 pouces.

Note 2. — Cette limite ne peut-être fixée que d'une manière générale et comme un minimum acceptable. C'est ensuite au commandement, éclairé par l'avis du médecin, de déterminer comment sera utilisé le soldat.

La loi reste donc unique, elle ne vise qu'une aptitude générale, une condition physique fâcheuse mais permettant d'utiliser l'homme qui la présente. En France, le règlement du 27 février 1877 a fixé à 1/6 ce degré de myopie maximum, compatible avec le service, et accepté par la marine, mais seulement pour les hommes du recrutement. Ce chiffre est loin d'être le même en tout pays, ou également accepté par tous les ophthalmologistes. En Prusse, en Bavière, en Italie, il n'y a aucune indication précise sur les anomalies de réfraction, et dans l'armée allemande, la myopie par elle-même n'est pas prévue comme cas d'exemption. En Autriche, comme dans le règlement de 1874 en

France, ce degré était fixé à 1/4, en Danemark à 1/8 en Hollande à 1/12 (*Ann. d'Ocul.* 1877, p. 170). Dans la discussion académique de 1875, Giraud-Teulon repoussait la myopie, qu'elle qu'en fût le degré, des rangs du service armé ; il admettait jusqu'à 1/12, et même 1/8 pour la partie la plus instruite du contingent, mais aussi celle qui compte le plus de myopes, le volontariat d'un an, les candidats aux écoles militaires. Toutes les fois, disait Maurice Perrin. qu'il est possible de restituer la vision éloignée à l'aide des verres, sans danger pour l'œil, on doit se prononcer pour l'admission. Or ces myopies à correction totale sont l'apanage d'hommes jeunes, dont l'accommodation est normale, elles doivent être exemptes de toutes complications et elles ne s'élèvent pas au-dessus de 1/8 et au minimum 1/6. Le congrès de Bruxelles avait admis que, si l'usage des lunettes était toléré dans les armées, ce degré pourrait être 1/7 à 1/8, sinon il ne faudrait, accepter que des myopies de 1/12 et encore mieux de 1/24.

La question était là, en effet, tout entière : sous les armes pourra-t-on porter lunettes ?

Une triste expérience ne nous a que trop bien démontré qu'une armée dans laquelle ce principe est admis ne perd rien de sa valeur ; il fallait pourtant se faire à cette idée, rompre avec les préjugés. Un soldat à lunettes en sentinelle ; un tirailleur à binocle faisant le coup de feu !!! Déjà il existait de fait une grande tolérance pour les officiers ; aucun règlement particulier n'intervenait pour les écoles de Saint-Cyr et Polytechnique ; quant à l'École Navale, l'épreuve générale d'acuité visuelle à laquelle les candidats sont soumis dans des conditions spéciales de distance et d'éclairage, ne pouvait suffire à déterminer un degré de myopie bien élevé. Expérimentalement, il n'est *à peu près* que de 1/24 (voir article *Myopie* de Giraud-

Teulon, dans *Dict. Encycl.*, où il est estimé encore plus bas).

Rien d'étonnant, d'ailleurs, à cette tolérance ; le rôle de l'officier étant bien plus celui de vigie intellectuelle (Giraud-Teulon), prévenu au besoin par les yeux d'un subordonné, et éclairé par les instruments d'optique dont il peut disposer, que celui de vigie oculaire, rôle qui revient au soldat. Il a fallu pourtant, les faits et la nécessité aidant, étendre à ce dernier le bénéfice des lunettes. Une note ministérielle en date du 12 mai 1877 en a autorisé le port sous les armes, et une dépêche de 1879 annonce l'envoi de 60 paires de lunettes par régiment d'infanterie. Après avis du médecin elles doivent être délivrées à titre gratuit et de première mise.

L'expérience démontre en effet, et chacun peut s'en donner la démonstration en plaçant devant ses yeux des verres convexes dont le numéro, en cas d'emmétropie, donnerait le degré de la myopie ainsi produite, l'expérience, dis-je, démontre qu'un myope, dans la vision au loin, n'est en somme qu'un amblyope souvent d'un degré bien plus élevé que celui qui peut être accepté pour le service. C'est là un fait plus particulièrement intéressant pour la marine, qui ne pouvant accepter le port des lunettes, doit par suite tenir un plus grand compte de cette amblyopie réfractionnelle.

Un myope faible de 1/16 à 1/26, dit Maurice Perrin, n'y voit que très confusément à quelques centaines de mètres ; il aperçoit bien les gros objets, mais il est incapable de distinguer un bataillon d'infanterie d'une troupe de cavalerie.

En 1879, Warlomont disait encore devant l'Académie de médecine de Belgique que la limite véritable de la myopie devait être 1/12. Pour lui c'est l'extrême limite admissible pour des hommes appelés à remplir les fonctions afférentes au métier des armes, tel que l'a fait la science moderne ; on ne peut rien attendre de bon, au point de vue des reconnaissances, des factions même, à plus forte raison du tir de précision avec des armes à longue portée, du pointage des pièces d'artillerie, de myopes de plus de 1/12. Car à la distance ordinaire du tir à la cible, des myopes de cette force peuvent distinguer à grand'peine un bataillon de grenadiers d'un escadron de chasseurs (Warlomont, *Ann. ocul.*, 1879).

Les considérations qui précèdent, rapprochées de celles que j'ai présentées au sujet du nombre progressivement croissant de myopes expliquent suffisamment la nécessité d'accepter le port des lunettes dans l'armée, quoiqu'il faille bien le reconnaître, elles ne puissent pas toujours corriger exactement le défaut, et qu'elles *limitent beaucoup le champ visuel.*

On a bien dit : Ne prenez que les vues normales pour le service armé, reléguez les myopes dans les services auxiliaires, faites-en des ouvriers, des tailleurs, des écrivains, des fourriers, des comptables, etc... Il y aurait à cela un double inconvénient : le premier pour l'état, qui serait privé par cette exclusion d'éléments utiles, intelligents, instruits et nécessaires au recrutement des cadres d'officiers et de sous-officiers (Hairion, Javal, Giraud-Teulon) ; le second pour l'individu qui, dans ce travail assidu et de près auquel il serait condamné, verrait peut-être progresser rapidement une myopie que les exercices généraux du soldat, sa vie au grand air, la nécessité de regarder au loin auraient rendue stationnaire.

Note 3. — L'œil myope n'est pas *un bon œil*, comme aime à le répéter celui qui en est le porteur ; car le privilège d'y voir de très près et d'ignorer peut-être toujours, dans l'avenir, les ennuis de la presbytie, n'est pas une compensation aux dangers qui le menacent ; en réalité, c'est un œil malade. Il n'y a qu'à se représenter les conditions dans lesquelles la vision s'exerce chez lui, pour comprendre en même temps comment les causes mêmes qui ont engendré la myopie peuvent la rendre progressive et dangereuse, si, par le choix d'une profession convenable, l'hygiène de la vue, l'emploi judicieux de verres correcteurs, on ne réussit à en détruire les effets.

Dans la vision binoculaire, le myope est obligé de converger ; car ne voyant pas les objets de loin, il les rapproche, ou s'en rapproche d'autant plus que sa myopie est plus grande, et fait par suite un effort d'autant plus considérable de convergence et d'accommodation. Cette position des yeux qu'il affectionne pourtant, parce qu'il obtient ainsi une perception qu'il ne pourrait avoir de loin, est la cause de tous ses maux. Au début et sur un œil prédisposé, ou par le fait seul d'un travail assidu et prolongé, à courte distance, elle a amené l'allongement de l'œil, plus tard elle entraine :

1° Une fatigue physiologique, celle des muscles droits internes qui doivent maintenir les yeux dans cette position ;

2° Une tension mécanique du globe, due à la pression des muscles contractés et à celle du globe sur la paroi interne de l'orbite, contribuant à augmenter son allongement ;

3° Une congestion pathologique, conséquence du tiraillement des membranes internes et des efforts de convergence et d'accommodation.

De la première cause résulte l'asthénopie ou insuffisance musculaire. Il arrive un moment où l'un des muscles droits internes reste inférieur à son rôle, sa force est insuffisante, l'œil se dévie alors au moment de la fixation. Cette déviation, passagère d'abord, entraine peu à peu l'exclusion d'un œil de la vision binoculaire, et contient en germe le strabisme divergent de la myopie.

A la seconde appartiennent l'allongement progressif de l'axe antéro-postérieur de l'œil, l'augmentation proportionnelle du staphylôme, le tiraillement des membranes, et subitement, un jour, le décollement de la rétine.

La troisième, entretenant dans l'œil un état de sourde inflammation, va peu à peu produire les atrophies choroïdiennes, les altérations de la macula, les apoplexies rétino-choroïdiennes, le ramollissement du corps vitré, les corps flottants, l'excès de tension oculaire, etc. etc.

Toutes ces altérations ne sont, en somme, que les tristes péripéties du développement de la myopie progressive et les conséquences de la permanence des mêmes causes, le travail rapproché dans de mauvaises conditions d'éclairage, de position, de continuité, etc...

J'ai plus d'une fois reçu les plaintes d'officiers de vaisseau qui attribuaient à des observations répétées, à des levers de plan ou des travaux hydrographiques exécutés dans des pays tropicaux l'aggravation de leur myopie, ou les troubles de la vision dont ils étaient les victimes. C'est une erreur, je crois. La lecture, les calculs prolongés, un travail intellectuel répété dans les chambres obscures, mal éclairées du bord, peuvent bien amener ce résultat, mais l'action de la lumière, les observations astronomiques ou autres avec des instruments d'optique produisent plutôt des neuro-rétinites ou des chorio-rétinites, surtout si, comme pour les chauffeurs, mécaniciens, boulangers, à l'action éclatante de la lumière vient s'ajouter l'action du calorique rayonnant.

Note 4. Art. 139. — *Règlement*, 1864. *Marine.*

« La presbyopie qui consiste en une vision confuse

« pour les objets rapprochés, tandis que la vue
« s'exerce régulièrement de loin, se présente très ra-
« rement devant les conseils de revision, car c'est
« une infirmité presque exclusive à l'âge mûr, et sur-
« tout à la vieillesse. Elle peut être constatée, par
« l'usage de verres convexes, mais pour entraîner
« l'exemption, il faudrait qu'elle fût arrivée à un de-
« gré élevé. Elle se présente souvent chez les vieux
« soldats, et ne s'oppose pas à leur maintien dans les
« rangs de l'armée. »

Or la presbytie est un fait prévu, en rapport avec
l'âge, une imperfection acquise, due à un déficit de
l'accommodation, et dont les inconvénients commençant à se produire à quarante-cinq ou cinquante ans,
s'accentuent avec les années. L'hypermétropie, le plus
souvent congéniale, est une imperfection native, une
conformation vicieuse d'un organe resté trop court..

La première ne peut qu'être très rare au service, la
seconde y est fréquente, et ses accidents se montrent,
en général, avant l'âge de la conscription.

L'hypermétropie, comme l'astigmatisme, étaient autrefois méconnues ; on considérait les individus qui
en étaient atteints comme coupables de fraude, on
les déclarait propres au service, alors qu'ils avaient
tous les droits possibles pour en être exemptés.

Note 5. — Différence notable de réfraction des yeux,
pouvant offrir toutes les combinaisons.

Voir pour les caractères objectifs de l'hypermétropie, etc. etc., Donders et Javal, t. II Wecker
Maladies des yeux.

Note 6. — Il sera très utile, je pense, de donner
l'explication de cette apparente contradiction, mais ce
sera rendre cette note plus complète et en même
temps plus utile que d'exposer la raison de quelques-
uns des faits qui précèdent ou qui vont suivre.

L'hypermétrope a un œil trop court. Les rayons parallèles venus de l'infini, et *a fortiori* les rayons divergents ont leur foyer en arrière de la rétine, et leur image ne peut être que confuse. Pour qu'elle soit distincte et au foyer, il faut que la force réfringente de l'appareil soit augmentée. Elle peut l'être ou physiologiquement par l'action du muscle accommodateur qui exagère la courbure du cristallin et le rend plus réfringent, ou physiquement par l'addition d'une lentille convexe.

1° Si l'hypermétropie est *faible*, le sujet jeune et vigoureux, l'accommodation suffit sans fatigue à sa tâche ; elle peut proportionner son effort à toutes les distances des objets, et permettre une vision parfaite. On dit alors que l'hypermétropie est *latente*, ou encore *facultative*. (H. L.)

Et aucun trouble ne viendra incommoder, pendant la durée de son service, celui qui en est atteint.

2° Si, au contraire, l'hypermétropie est déjà un peu plus forte et d'un degré moyen, ou si le muscle accommodateur fléchit, question d'âge ou de fatigue par excès de travail rapproché, alors elle devient *manifeste*. (H. M.) C'est-à-dire que le trouble de la vision devient évident. Le sujet commence à se plaindre de ne pouvoir faire un travail de près ou le soutenir quelque temps. A un mauvais éclairage surtout, les objets deviennent troubles et indistincts, les lignes se mêlent, les lettres chevauchent ; un sentiment de fatigue, de tension, et plus tard de douleur se manifeste et au front et aux yeux ; ceux-ci deviennent larmoyants, s'injectent ; malgré tous les efforts d'une accommodation surmenée, tout se brouille, et il faut abandonner le travail commencé, etc. etc... Dans ces cas, une partie de H est bien encore corrigée par l'accommodation, et reste ainsi latente, à moins qu'on ne l'ait paralysée par l'atropine, mais une deuxième qui, dans la jeunesse, est égale à un tiers ou un quart, à vingt-cinq ans à une demie et à quarante aux trois quarts, etc…, est devenue manifeste. De sorte que l'hypermétropie totale HT est composée de deux facteurs HL et HM.

Les sujets qui présentent ce degré moyen, malgré que leur HM doive augmenter avec l'âge et pendant la durée du service, n'en seront cependant que bien peu gênés, en raison de la nature des exercices auxquels seront soumis leurs yeux. Leur hypermétropie n'est que *relative*.

3° Mais dans les degrés élevés et en moyenne à partir de $H = 1\,6$, l'accommodation va devenir impuissante, et se trouver en déficit, tant de loin que de près ; le malade n'y voit plus à aucune distance, l'hypermétropie est *absolue* et ne peut être corrigée qu'imparfaitement.

En effet, et ceci explique la règle établie pour le degré entrainant l'impropriété au service, et l'épreuve qui suffit à la démontrer, à vingt ans, l'accommodation $\frac{1}{A}$ égale au *minimum* $\frac{1}{6}$ ou encore peut imprimer au cristallin une courbure équivalente en pouvoir réfringent à une lentille convergente $+\ 1/6$.

Or, si, plaçant votre plaignant à 15 ou 20 pieds, il ne peut déchiffrer les caractères de l'échelle n° 15 ou n° 20 correspondants à cette distance, et s'il témoigne ainsi de l'impuissance de son accommodation, à faire converger les rayons parallèles sur sa rétine, $\frac{1}{A}$ étant égal à 1/6, H sera aussi au moins $= $ à $\frac{1}{6}$ et plutôt au-dessus. Car cette épreuve a donné le même résultat que vous auriez obtenu, si devant cet œil privé de son accommodation par l'atropine vous aviez placé une lentille $+\ \frac{1}{6}$ qui fût restée insuffisante.

Celui qui se trouve dans ces conditions ne peut donc voir ni de près, ni de loin : inapte comme l'autre à un travail minutieux et rapproché, il est encore inapte à toute occupation à distance exigeant une vue passable ; ce qui aggrave encore sa position, c'est que, dans ces degrés élevés, il existe souvent une véritable amblyopie rendant toute correction insuffisante. Ce sont ces malades, trop réels, qui parfois, dans leur manière de regarder, imitent les myopes d'un degré élevé. Comme eux, ils clignent, rapprochent les objets, y voient mieux de près que de loin ; comme chez eux, le sphincter de l'iris, le muscle de l'accommodation devenus impuissants, cessent de se fatiguer inutilement et la pupille reste large et paresseuse. N'y voyant ni de près, ni de loin, ces amblyopes hypermétropiques ne pouvant obtenir des images nettes, prennent par compensation le parti d'en avoir d'aussi grandes et lumineuses que possible, par le rapprochement, et les rendent un peu moins diffuses par le clignement.

En résumé, l'*hypermétropie* H est mesurée par le *verre positif* $\frac{1}{N}$ qui la corrige, l'*amplitude de l'accommodation* $\frac{1}{A}$ par un *verre positif* qui donne le même résultat ; donc, ces deux choses $\frac{1}{A}$ et H, comparables à une troisième $\frac{1}{N}$ sont comparables entre elles.

Si $\frac{1}{A}$ est plus grande que H et de près et de loin, elle suffit très bien à la correction du défaut ;

Si $\frac{1}{A}$ plus grande de loin est plus faible de près, la correction est incomplète et H est *manifeste* ;

Si $\frac{1}{A}$ plus faible de près et de loin que H, H est *absolue*, et la vision, même monoculaire ne peut être nette à aucune distance.

Cette intervention nécessaire et constante de l'accommodation est la cause de tous les maux de l'hypermétrope, car si l'œil myope est déjà un œil malade, celui de l'hypermétrope le devient et court aussi des dangers.

Au premier rang, l'*asthénopie accommodative*, triste apanage de ceux qui ont pris une carrière ou un métier à travail rapproché, et qui serait la cause de leur ruine, si nous ne savions aujourd'hui qu'un verre convexe apportant à l'accommodation épuisée une réfraction toute faite, les soulage et les guérit aussitôt.

Ensuite le *strabisme convergent*, lié à l'hypermétropie comme le divergent à la myopie, entraînant l'exclusion de cet œil strabique de la vision binoculaire,

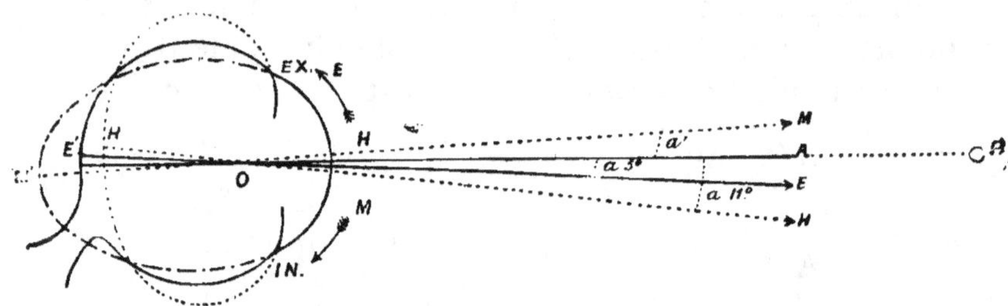

Fig. 10. — Strabisme faux divergent dans l'hypermétropie.

et par suite la diminution, puis la perte de son acuité jusqu'à l'amblyopie la plus complète. Donders a donné l'explication de ce *strabisme vrai*, qu'il faut distinguer du *strabisme faux divergent* que semblent présenter ces yeux.

Celui-ci n'est qu'une apparence qui tient à la position de l'axe visuel en dedans de l'axe de la cornée, position commandée par l'aplatissement de l'organe et l'éloignement de la macula en dehors de la papille, de telle sorte que, dans la vision, la cornée se trouve portée plus en dehors que chez tout autre. Soit en effet (fig. 10) un œil O, dont le côté interne soit en IN et le côté externe EX, la ligne AO étant l'axe de la cornée ou axe géométrique, qu'il ne faut pas confondre avec l'axe optique ; celui-ci, au moment du regard, devient l'axe visuel, chez un emmétrope, il passe par l'objet visé, le centre optique et la macula, EOE', et fait, avec l'axe de la cornée, un angle à peine ouvert de 5 degrés. Dans un œil myope, ces deux axes peuvent se confondre et l'angle a peut même devenir inverse a' ou négatif, l'axe visuel étant MOM'. Chez l'hypermétrope, l'axe optique HOH' s'écarte assez pour que l'angle qu'il intercepte avec l'axe de la cornée égale même 11 degrés. Ces différences tiennent à la position de la macula, relativement au pôle postérieur de l'œil par lequel géométriquement doit passer l'axe de figure de l'organe. Cette macula est toujours en dehors du pôle, mais d'une quantité variable suivant l'allongement ou l'aplatissement de l'œil, et comme c'est par elle que nous regardons, sa position détermine la direction de l'axe visuel.

Or, soit un objet P qu'il nous faut regarder au loin ; aussitôt pour ramener la macula dans l'axe de visée, l'emmétrope va porter sa cornée légèrement en dehors et redresser son axe optique, l'hypermétrope, bien plus encore, dans la direction de la flèche EH : et tous deux, le premier d'une manière imperceptible, le second d'une manière très appréciable, sembleront diverger. Pour le myope, ce sera l'inverse : de là ces fausses apparences de strabisme convergent pour ce dernier, de strabisme divergent pour le premier, alors qu'en réalité le véritable strabisme est convergent pour l'hypermétrope et divergent pour le myope.

Ce strabisme vrai et convergent est la conséquence lente et prévue des difficultés apportées à la vision binoculaire à petite distance. L'*effort d'accommodation* pour y arriver amène synergiquement le *rétrécissement de la pupille* et la *convergence des yeux*. De ces trois actes simultanés et physiologiquement unis, le premier est indispensable, le seçond est utile, mais le troisième est dangereux, car si par sa position l'objet visé n'exige que 10 de convergence, je suppose, et que, par suite du défaut de réfraction, il faille faire intervenir 20 d'accommodation entraînant synergiquement 20 de convergence, les deux axes visuels ne pourront plus se rencontrer sur lui, et pour le voir, il faudra qu'un des yeux se redresse et le fixe, tandis que l'autre, et toujours le plus faible, devient plus convergent, se condamne à l'abstraction psychique de ses sensations, et devenu strabique, perd peu à peu sa sensibilité.

Ce sont encore ces efforts répétés qui congestionnent les membranes profondes, les altèrent dans leur texture et leurs fonctions et entraînent une des formes de l'amblyopie hypermétropique acquise, par opposition à l'amblyopie congéniale assez fréquente de ces yeux, due à un arrêt de développement des éléments rétiniens.

Note 7. — C'était d'ailleurs le chiffre fixé par le règlement de 1873, art. 50, et il a donné lieu à bien peu de contestations, car en Autriche, ce même chiffre 1/6 est accepté, en Hollande 1/6, en Danemark 1/8.

Art. 50. « L'hypermétropie de 1/6 et au-dessus, celle « compliquée de strabisme couvergent permanent, « celle compliquée d'amblyopie de l'œil droit sont « incompatibles avec le service actif. »

Note 8. — Comment ces contradictions dans l'examen du sujet ne se produiraient-elles pas ? Elles s'expliquent d'elles-mêmes par ce fait que l'œil peut être à la fois E, H ou M, que toutes les combinaisons sont possibles et peuvent encore se compliquer d'une véritable amblyopie.

Le fait physique de l'œil astigmate est l'inégalité de courbure et par suite de réfringence des différents méridiens de la cornée. Celle-ci, et bien plus exceptionnellement le cristallin, sont asymétriques. Ce sont les méridiens réciproquement perpendiculaires qui présentent en général les réfractions les plus extrêmes, les intermédiaires passant de l'un à l'autre par des transitions insensibles. Cette inégalité est surtout prononcée entre le méridien vertical et l'horizontal. Il résulte de cette disposition que les rayons lumineux ne peuvent tous avoir leur foyer au même point et que jamais l'image d'un objet n'est à la fois également nette dans ses deux dimensions.

Lorsque l'astigmatisme est congénial, *il est régulier*, et chaque méridien conserve même courbure dans toute son étendue. On dit qu'il est *irrégulier*, quand les secteurs d'un même méridien sont inégaux ; celui-ci est toujours pathologique, le staphylôme pellucide, les ulcérations ou les taies de la cornée, les opérations qui l'intéressent, les luxations partielles du cristallin en fournissent des exemples.

Dans l'astigmatisme régulier, toutes les hypothèses peuvent se réaliser : 1° On le dit : *simple* quand un des méridiens est emmétrope et l'autre myope ou hypermétrope. C'est une forme commune, mais qui n'amène jamais de troubles visuels suffisants pour poser à son sujet la question d'exemption. 2° Il est *composé*, quand l'œil dans son ensemble est myope ou hypermétrope ; mais avec prédominance de M ou de H dans un de ses méridiens. L'astigmatisme composé hypermétropique est le plus fréquent et celui pour lequel l'exemption devra être le plus souvent prononcée. 3° *Il est mixte* si l'œil étant myope ou hypermétrope en général, l'un de ses méridiens est le contraire : c'est une variété plus rare, susceptible dans les degrés élevés, d'entraîner l'exemption.

Il serait inutile d'entrer ici dans de longs détails sur la détermination et la mensuration du méridien astigmate, au moyen de la fente sténopéique ou des optomètres spéciaux ; je me borne à rappeler que ce méridien est celui qui s'éloigne le plus de l'état normal. Dans le premier cas, l'œil étant emmétrope, ce sera le méridien myope ou hypermétrope, dans le deuxième, l'œil étant myope ou hypermétrope ce sera le méridien le plus myope ou le plus hypermétrope ; dans le troisième l'œil étant surtout ou myope ou hypermétrope, ce sera le méridien de nom contraire. C'est ce méridien qu'il faut mesurer avec la fente sténopéique et le verre correcteur, et le degré de l'astigmatisme est donné par la différence de réfraction des deux méridiens principaux.

Note 9. — Dans les cas qui simulent une myopie exagérée, comme j'ai déjà eu occasion de le dire, le malade regarde à travers son cristallin comme à travers une loupe ; l'image rétinienne est agrandie et d'après de Grœfe, comme elle augmente plus vite que les

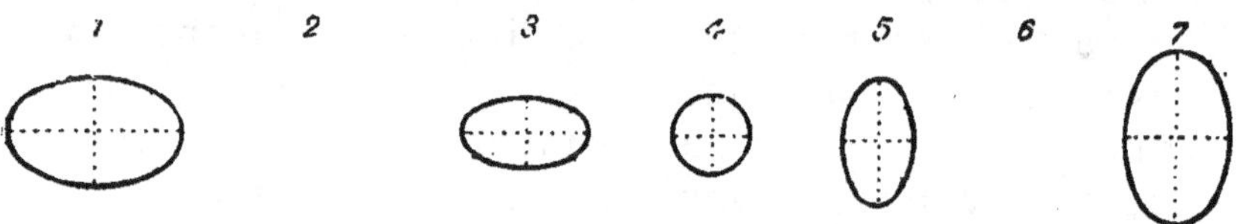

Fig. 11. — Déformation d'un trou rond, vu par un œil astigmate.

cercles de diffusion, le sujet trouve encore un bénéfice notable à rapprocher les objets. Bien des signes pourraient être ajoutés à ceux que j'ai cités, les trois suivants, tous d'ordre physique, sont utiles à connaitre.

A. Quand on fait regarder à contre-jour un trou arrondi (fig. 10), percé dans un carton, par un œil astigmate, et qu'on l'éloigne ou le rapproche, il se produit dans sa forme et ses dimensions des changements analogues à ceux que produit sur un écran un cône lumineux tombant sur une lentille ellipsoïdale et réfracté par elle.

B. L'image d'un objet éclairé, une fenêtre par exemple, reflétée par la cornée d'un astigmate, si son asymétrie est assez prononcée, est déformée. C'est un phénomène identique à ce fait connu du vulgaire, des images produites par la courbe irrégulière de nos cuillers, ou de certains miroirs.

C. Une troisième expérience est non moins significative. En regardant à travers la croix composée de petits trous dont j'ai parlé (note 7, 1er leçon), si l'œil est amétrope, on voit autant de bougies que de trous disposées sur deux lignes, une horizontale et l'autre verticale. Si l'œil est astigmate, ces deux lignes de flammes ne seront plus sur le même plan, l'une d'elles correspondante au méridien le moins réfringent paraîtra toute oblique ou apparaîtra seule, l'autre ne formant plus qu'un point si le méridien qui la fournit est emmétrope.

Ces dernières expériences donnent pour ainsi dire, en sens inverse, les mêmes résultats que l'examen ophthalmoscopique. Seulement d'objectifs qu'ils étaient pour l'observateur, ces résultats sont devenus subjectifs pour l'observé. Ainsi le changement d'aspect de la papille est l'analogue du changement de forme du trou dans la première expérience et, de même que l'ophthalmoscope ne permet de voir que certains détails à la fois et sur le même plan, l'examen des deux lignes de flammes de la dernière ne permet d'en voir distinctement qu'une seule. La même explication physique leur est applicable, car dans l'un comme dans l'autre cas, c'est la même asymétrie de l'appareil réfringent qui déforme l'image, aussi bien *celle qui entre* dans l'œil que celle *qui en sort*.

Note 10. — Dans l'examen ophthalmoscopique, il faut se défier de quelques causes d'erreur relatives à la forme de la papille. Elle peut être normalement ovale, l'obliquité de la lentille que l'on emploie peut encore lui donner cette forme ou changer son aspect, et d'autre part dans une certaine position la papille de l'astigmate peut paraître ronde (n° 4 de la figure 10). Aussi la seconde manière de procéder a-t-elle plus de certitude : elle répète pour l'observateur la série de figures de la note qui précède.

Il arrive assez souvent que la papille est congestionnée, lie de vin, entourée d'un cercle d'atrophie choroïdienne qu'il ne faudrait pas confondre avec un staphylôme.

CHAPITRE III

Des altérations de l'appareil de sensation. — Le réclamant que vous examinez, placé devant les test-caractères à la distance voulue et dans les meilleures conditions de repos, de lumière, avait accusé une acuité inférieure au chiffre nécessaire de 1/4 à droite et 1/12 à gauche.

Vous n'avez trouvé l'explication de son amblyopie ni dans la transparence des milieux, ni dans un défaut de réfraction ; l'appareil optique est parfait. L'expérience du trou d'épingle que vous avez peut-être cru utile d'essayer montre en réalité une diminution de la vision, car l'objet que vous lui présentiez lui a paru plus obscur et plus confus encore qu'à l'œil nu, il vous faut dès lors supposer une altération de l'appareil de sensation et la rechercher.

Il est loin d'être toujours facile de la déterminer, tant les causes en sont nombreuses et variées : mais que l'altération première porte sur les centres de perception, sur le nerf conducteur ; qu'elle siège sur l'organe de réception ou son annexe la choroïde ; que ces parties, si diverses et si délicates, soient atteintes dans leur texture comme dans les inflammations, les ramollissements, les dégénérescences, les atrophies, etc..., ou dans leur mode de circulation, dans les congestions par exemple, les compressions, apoplexie, embolie, athérome, etc..., ou encore dans les conditions intimes de leur fonctionnement, comme cela paraît être pour les amblyopies et amauroses toxiques (tabac, alcool, morphine, paludisme, saturnisme, etc...) ou réflexes (hystérie, affections gastro-intestinales, lésions des branches du trijumeau, etc...); en un mot, quelle que soit la cause qui agisse, le premier symptôme est presque toujours subjectif : la vision se trouble, il y a une *diminution manifeste de son acuité*, en même temps ou plus tard pourront apparaître le *rétrécissement du champ visuel* et *l'altération de la perception des couleurs*.

Le groupement de ces trois symptômes, auxquels d'ailleurs bien d'autres peuvent se joindre suivant les cas, a certainement une grande valeur ; mais pour l'esprit rien ne peut égaler la certitude du signe objectif. C'est l'ophthalmoscope qui peut seul en démontrer l'existence.

Emploi de l'ophthalmoscope. — Je ne peux ici en quelques instants vous mettre au courant des signes spéciaux de tant de maladies diverses qui atteignent la choroïde, la rétine, le nerf optique, ni signaler toutes les difficultés qui accompagnent la constatation et l'interprétation des variations de l'image ophthalmoscopique, des nuances infinies tant normales que pathologiques qu'elle peut présenter : ce serait embrasser le champ presque entier de l'ophthalmoscopie.

Vous ne pourrez, le parcourir qu'en y employant beaucoup de temps et de patience, et surtout en ne négligeant aucune occasion de vous perfectionner dans cet art si utile. Qu'il me suffise aujourd'hui de vous tracer quelques règles générales.

Après un *examen complet de l'état fonctionnel de la vision*, soumettez votre sujet à un interrogatoire sommaire sur les symptômes qu'il éprouve, leur enchaînement, leur durée, leurs causes, etc..., en un mot essayez d'arriver d'abord au diagnostic par les commémoratifs, vous serez ainsi mieux préparés à reconnaitre la lésion qui doit exister dans les parties profondes de l'œil. Certainement dans beaucoup de cas un examen ophthalmoscopique rapide pourrait, sans paroles, sans délai, sans ces explications obscures ou prolixes, souvent fausses ou exagérées du malade fixer votre jugement ; mais aussi, à combien de grossières erreurs (1) ne seriez-vous pas exposé ? L'ophtalmoscope ne doit être que le contrôle des déclarations du sujet et de votre appréciation médicale.

Faites d'abord un examen sans atropinisation préalable ; s'il vous paraît insuffisant ou douteux, vous renverrez votre nouvel examen, après l'action de l'atropine, mais n'en faites jamais l'instillation sans avoir pris la précaution de noter avec soin l'état de la pupille. L'oubli de cette recommandation pourrait

---

(1) Wecker, t. I, p. 104. 1ʳ édition. — Maurice Perrin, *Optométrie*, p. 478.

vous obliger, en cas de doute, à attendre plus d'une semaine que la disparition de l'effet mydriatique vous permette de revenir à l'examen, si important pour déjouer la simulation, de l'iris et de l'accommodation.

Dans l'image du fond de l'œil, que votre attention se porte d'abord sur la papille. Elle est, pour l'appareil de sensation, *l'aboutissant condensé* des parties centrales et des vaisseaux qui leur sont destinés, *le point de départ rétréci* de la partie périphérique, la rétine et les vaisseaux qui s'y distribuent. La papille est comme le miroir central où se reflètent, par les changements de forme, de coloration, de profondeur ou de saillie, l'aspect des vaisseaux, d'une part les modifications intra-bulbaires de la choroïde et de la rétine, de l'autre les changements survenus dans les parties rétrobulbaires, nerfs et centres percepteurs.

Après la papille, et tout à côté, examinez la macula, dont la lésion même le plus minime compromet la vision plus encore qu'une lésion généralement répandue qui la respecterait, puis explorez tout le champ du fond de l'œil jusqu'à l'équateur, plus loin encore jusqu'à l'ora serrata. Ainsi rien d'anormal ne pourra vous échapper.

Dès que vous aurez constaté une lésion réelle, incontestable, vous aurez à proposer la réforme ou à déclarer l'inaptitude au service, si elle suffit à expliquer l'amblyopie accusée par le sujet et si elle ne vous paraît pas susceptible de guérison (note 1).

Si ce dernier examen ne vous a encore rien révélé touchant la cause matérielle de l'amblyopie invoquée

par le réclamant, s'il est resté aussi fruste que vos recherches d'un trouble des milieux ou d'un vice de
réfraction, ce n'est point une raison suffisante de
mettre en doute les affirmations de l'intéressé ; car
vous pouvez être en présence d'une atrophie qui commence, d'une amblyopie toxique réflexe parabstraction
(*ex non usu*) ou de lésions non encore appréciables ;
seulement le doute est entré dans votre esprit, de sé-
rieuses difficultés commencent pour vous. Cette question est posée : Vous trouvez-vous en présence d'une
de ces obscurités qui enveloppent souvent le diagnostic médical et que l'expérience et le savoir peuvent
seuls éclairer ou avez-vous été jusqu'ici la dupe d'une
fraude habilement préparée ?

De la simulation. — Dans tout le cours de l'examen
que nous avons entrepris, les mots de fraude, d'exagération, de simulation n'ont pas été encore pronon-
cés ; nous en avons jusqu'ici éloigné la pensée et nous
préférions croire à la véracité du réclamant.

C'est que notre rôle ne ressemble pas à celui du
médecin qui assiste de ses avis le conseil de revision.
Celui-ci est toujours sur ses gardes, il sait qu'on va
lui tendre tous les pièges imaginables ; il n'est pas de
ruses qu'on n'inventera pour le tromper et s'exonérer
d'un service qu'on redoute, et cependant il doit se
prononcer à l'instant, pour ainsi dire au pied levé.
Aussi, si à la lésion fonctionnelle que l'appelé accuse,
ne répond pas une lésion anatomique facilement
appréciable qui l'explique, il penche vers la sévérité et même dans le doute il prononce l'admission. Il
sauvegarde ainsi l'intérêt de l'État et ne peut nuire à

celui de l'homme qu'il condamne : car, arrivé au régiment ou dans nos divisions, il sera de la part du médecin-major ou de la nôtre à l'hôpital, l'objet d'un examen minutieux qu'il saura bien d'ailleurs provoquer de lui-même, pour peu qu'il soit réellement malade ou confiant en son habileté.

Mais ici l'avis que nous allons émettre prévaudra dans le conseil de réforme, sa décision sera sans appel. Toute erreur de notre part serait gravement préjudiciable à l'intérêt du demandeur; gardons-nous donc de commencer par le soupçon, que cette idée ne surgisse que lentement et ne s'impose que lorsque rien n'a pu jusqu'alors justifier les déclarations de notre sujet.

Dans un conseil de revision on ne juge pas en dernier ressort : se laisser prendre à une fraude, commettre une erreur, ne peut avoir des suites bien graves. Ici, nous sommes Cour d'appel ; nous tromper par ignorance ou précipitation entraînerait l'incorporation d'un homme qu'il faudra ultérieurement réformer, et peut-être aux dépens de l'État, ou, ce qui serait encore pire, qui pourrait être, dans les exercices auxquels il sera soumis et par suite de l'imperfection de sa vue, la victime de l'erreur de ses juges.

Éloignons donc le soupçon jusqu'à ce que les faits nous l'imposent. Si ce soupçon est faux, nous devrons rétablir la vérité méconnue, s'il est fondé, entre la science et le mensonge le résultat ne peut être douteux, nous saurons bien le vérifier. Il serait cruel pour le plaignant de nous tromper à ses dépens ; il serait honteux pour l'expert d'être joué par un imposteur.

SIMULATION DE L'AMAUROSE OU DE L'AMBLYOPIE. — La

simulation la plus fréquemment essayée est celle de l'amaurose ou de l'amblyopie. Il semble si facile au conscrit d'affirmer qu'il y voit mal ou pas du tout d'un œil ou des deux à la fois! Surtout quand déjà la vision manque de portée ou de finesse. Quelles questions importunes pourrait-on bien lui faire? A quelles expériences imprévues serait-il possible de le soumettre? Avec de la ténacité, de l'aplomb, toujours la même réponse, la même affirmation, ne doit-il pas réussir?

, Tous les simulateurs semblent connaitre la définition si souvent répétée du malicieux oculiste qui prétendait autrefois que l'amaurose est une maladie dans laquelle le malade ne voit rien et le médecin pas grand'-chose. Les temps sont bien changés et sans avoir recours à la brutalité des anciens moyens ou aux manœuvres torsionnaires d'autrefois, il est en général facile de déjouer ces calculs Il vous faudra cependant pour y arriver, de l'habileté et du temps. car *soupçonner* ne suffit pas, *démontrer* est nécessaire.

Simulation de l'amaurose double. — Il est rare qu'on pousse l'audace jusqu'à la simulation de la perte complète de la vision (amaurose); que des femmes hystériques dans des moments d'aberration psychique jouent cette comédie, qu'un malheureux amblyope exagère son état pour exciter la pitié, obtenir un refuge dans un asile, ou encore qu'un plaideur en instance de dommages et intérêts simule ou plutôt cherche à exploiter un état réel d'amblyopie en l'exagérant, tout cela est possible et se voit assez souvent; mais pour le conscrit, ce degré extrême de perte de la vision n'est pas nécessaire. En le simulant son rôle serait par trop difficile à jouer, il exigerait une rare énergie et une grande habileté.

Cependant, comme en fait de simulation tout est possible, il faut prévoir ce cas et il vous serait sans doute facile dans une observation de quelques jours de prendre le simulateur en défaut. Alors même qu'il aurait eu l'art de se donner ce cachet particulier de l'amaurotique, marchant raide, incertain, les bras en avant, la tête haute, les yeux au ciel, y cherchant la lumière qui lui manque, la physionomie calme et sans expression, le regard terne et ne sachant se fixer, on pourrait certainement le surprendre : en passant brusquement la main devant ses yeux, on peut provoquer un clignement révélateur ; en lui présentant d'une manière intermittente une lumière, amener une contraction égale et simultanée des deux pupilles ; le doigt ou un objet brillant promené par un mouvement de va-et-vient continu et pendant un instant devant eux, il serait difficile qu'involontairement les yeux et même la tête n'exécutent pas un mouvement pour le suivre.

Ces signes objectifs sont toujours préférables aux signes subjectifs tirés des affirmations du malade, ou de la recherche des phosphènes ; rapprochés de l'absence ou du peu d'importance des lésions ophthalmoscopiques, de l'embarras des réponses sur l'origine, la marche, les symptômes de la maladie, ils permettent d'affirmer ou la simulation complète ou l'exagération d'un état amblyopique.

Simulation de l'amblyopie double. — Celle-ci est autrement difficile à dévoiler, elle serait le véritable champ de la simulation et de ses rares triomphes si le mensonge ne finissait toujours par se trahir.

Lorsqu'un homme se disant atteint d'affaiblissement de la vue prétend ne rien distinguer nettement, avoir cependant la notion de la lumière (amblyopie amaurotique), reconnaître les gros objets ; lorsqu'il avoue pouvoir se conduire et suffire aux grosses nécessités de la vie, vous serez presque hors d'état, s'il sait jouer son rôle, d'émettre une opinion certaine (Liebreich). Sans doute les résultats contradictoires ou insuffisants de votre examen ont éveillé vos soupçons, mais votre certitude ne pourra se baser ni sur les mouvements de l'iris, ni sur ceux des paupières ou des yeux, ni sur l'émotion reconnaissable aux pulsations du cœur et de l'artère que la menace brusque d'un instrument ou d'un doigt subitement approchés de l'œil peuvent produire (1), puisque, à l'encontre de l'amaurotique, votre sujet y voit encore.

Il faut pourtant arriver à faire capituler votre homme. Je ne veux pas dire que tous les moyens soient également bons, et qu'il soit bien légitime de le soumettre à des essais douloureux, même à ces épreuves cruelles qu'on n'hésitait pas à employer autrefois. Je ne vous conseillerai pas d'aller comme Mahon (2) jusqu'à oser diriger vers une rivière ou un canal le prétendu amaurotique, quitte à lui laisser prendre un bain, ni le condamner à une diète forcée, jusqu'au

---

(1) Boisseau, *Maladies simulées*, 1870, p. 296 ; *Dictionnaire* en 30 vol. t. XXI, p. 318. Moyens employés déjà par Pline, Morgagni ; le dernier est cité par Walter Scott dans *Péveril du Pic*, il était de l'invention d'un maquignon aveugle lui-même.

(2) *Médecine légale*, t. I, p. 360 ; in Boisseau, *Maladies simulées*, Paris, 1870. — Voy. aussi *idem*, plusieurs récits de simulations habilement déjouées.

jour où l'imposteur irait lui-même chercher ses aliments dans un lieu désigné, ni encore de le soumettre, comme je l'ai vu pratiquer, à des cautérisations douloureuses de l'œil avec le nitrate d'argent, ou à un traitement par les moxas, etc. etc... Car tous ces moyens peuvent atteindre un innocent déjà trop malheureux de son infirmité, et employés même avec rigueur ils n'ont pas toujours triomphé d'une résolution fermement arrêtée.

Des moyens plus doux, moins dangereux sont tout aussi efficaces; la ruse ici vaut mieux que la violence. Le simulateur le plus habile se trahira parfois sans y songer si on sait le surprendre.

Deux cas peuvent se présenter: Le réclamant placé devant le tableau des caractères déclare n'en voir aucun numéro, ou il prétend ne voir que les plus gros.

1er cas. Il ne distingue aucun numéro, même à petite distance (amblyopie amaurotique). Commencez par essayer de lui faire déchiffrer quelques caractères d'imprimerie avec un verre convexe d'un numéro élevé 3, 4 ou 5 (Arlt.).

S'il n'accuse aucune amélioration, soupçonnez-le de vouloir vous tromper, car, agissant comme une loupe, ce verre eût dû grandir l'image et améliorer d'autant la vision. Serrez-le alors de plus près, multipliez les questions, suggérez-lui des symptômes de fantaisie qu'il avouera peut-être éprouver, ou qu'il vous exposera demain comme une découverte qu'il a faite. Faites-le surveiller dans tous les actes de la vie, dans ses jeux, ses promenades, ses repas, la réception d'une lettre. Revenez plusieurs fois encore à votre examen objectif et fonctionnel et si vous arrivez à cette conviction : 1° qu'il n'existe aucune lésion ophthalmoscopique ; 2° aucune preuve d'amblyopie réfractionnelle ; 3° enfin aucune diminution ou altération dans le champ visuel, dans le champ des couleurs ou seulement dans leur appréciation, tenez pour *presque* certain que vous êtes dupé : renvoyez le plaignant à son service où votre surveillance pourra encore le suivre, et demandez l'enquête qu'un conseil de réforme peut toujours ordonner dans le pays de l'intéressé.

C'est que la réunion de ces trois faits négatifs équivaut à une certitude, tant sont rares les amblyopies doubles, *sine materia* ; à peine en compte-t-on 1 sur 100 à 150, et encore ce sont presque toujours des cas d'amblyopies toxiques, hystériques ou réflexes, dans lesquelles la diminution du champ visuel, l'existence de scotomes, la perte de la notion des couleurs et en particulier du rouge et du vert dont le champ se rétrécit rapidement, constituent des symptômes souvent précieux, malheureusement parfois inconstants ou difficiles à dévoiler.

2me Cas. — Le sujet voit les gros numéros, il accuse par suite, non l'abolition presque complète de la vision, mais seulement un affaiblissement plus ou moins considérable (amblyopie). L'examen devient plus simple et les surprises plus faciles.

Le rapport entre l'acuité visuelle, avouée pour un numéro quelconque doit toujours rester à peu près le même, tout étant égal d'ailleurs, si on fait varier ou la distance ou la grandeur des numéros. Soit, par exemple, le numéro 10 ou 20 de l'échelle typographique, visible

pour un œil normal à 10 ou 20 mètres, et vu seulement à 2 mètres par l'observé, les numéros 5 ou 10
devront également être vus par lui à 1 mètre et les numéros 2, 50 ou 5 à 0^m,50. Ou encore si le réclamant
voit un des gros numéros à distance et accuse V = 1/5
par exemple, il devra, avec les numéros inférieurs et
à la lecture de près, n'accuser encore que V = 1/5.

En d'autres termes, en variant dans des proportions
régulières, ou la grandeur des numéros ou la distance,
les réponses de l'amblyope doivent toujours concorder,
et celui-là trompe qui n'observe pas ces proportions.

Une disposition spéciale que j'avais adoptée dans
mon cabinet d'examen, m'aidait encore mieux à soumettre les observés à cette épreuve de surprise. A l'op-
posite du mur sur lequel étaient appliquées les échelles
typographiques, lettres et signes pour les illétrés, ou
encore deux échelles de lettres, une droite, l'autre avec
les lettres imprimées à l'envers (1), se trouvait une glace.

L'observé était placé à égale distance des deux,
face du côté du mur, son acuité déterminée; on le
faisait alors tourner du côté de la glace et on l'enga-
geait à désigner les lettres ou les signes qu'il pouvait
voir. Or la distance, d'après les lois de la construction
des images sur les miroirs plans, avait triplé, l'intensité lumineuse diminué dans des proportions qua-
druples, et son acuité ne pouvait plus être, au maxi-

(1) Au nombre des échelles qu'a publiées tout récemment Parinaud (1888),
il en existe une qui présente cette disposition, mais il sera toujours préférable de se servir de l'échelle des signes de Wecker qni ne provoquent pas la
méfiance de l'observé comme les lettres renversées et qui n'ont pas besoin
d'être modifiées.

mum, que le tiers de celle qu'il avait accusée. Si dans ces conditions il voyait encore le même numéro que dans la première épreuve, ou un numéro à peine supérieur, son mensonge était dévoilé.

L'expérience par le verre convexe décrite tantôt pour l'amblyope amaurotique, est encore mieux applicable au faux amblyope, si on sait en faire la contre-épreuve : car, si avec un verre faible de 6 dioptries par exemple, et en se rapprochant d'un livre, il affirme ne pas voir mieux, on doit le soupçonner de mentir, et s'il avoue une amélioration marquée, on peut lui dire qu'on va encore augmenter la force du verre en le doublant et éloigner le livre. On place alors un numéro négatif correspondant, et comme les deux se neutralisent, s'il lit, on a en même temps le degré approximatif de son acuité et la preuve de sa simulation.

Il en serait de même, si en plaçant devant un de ses yeux le trou stenopéique, le sujet disait y voir mieux, parce que si l'emmétrope et l'amétrope y gagnent toujours comme acuité, l'amblyope au contraire doit y perdre.

Amaurose et amblyopie monoculaire. — Combien votre tâche va devenir plus facile si votre recrue n'invoque qu'une amaurose monoculaire ! C'est de préférence l'affaiblissement ou la perte de la vue de l'œil droit que le simulateur aime à prétexter ; il a réponse à toutes vos questions, car tantôt il essaye d'exagérer une faiblesse relative de la vision d'un de ses yeux et plus souvent ce n'est qu'après avoir pris ses renseignements, avoir même payé à prix d'argent le prétendu secret d'une eau qui doit le rendre aveugle momentanément de cet œil, qu'il tente l'aventure.

Ne vous attardez donc pas dans un long interrogatoire, vos moyens d'investigation objective sont ici tout-puissants. Deux points devront tout d'abord fixer votre attention : 1° *l'état de la pupille ; 2° la direction des axes visuels*, car l'un et l'autre peuvent être l'indice ou la preuve de la torpeur de la rétine ou de son intégrité.

Après ce double examen aussi rapide à faire qu'il sera long à exposer, 3° *l'ophthalmoscope* aura son tour et enfin 4° *les moyens de surprise.*

1° *Examen de l'iris et de la pupille.* — Autrefois en présence d'une amaurose le médecin allait droit à la pupille. N'était-elle ni dilatée, ni paresseuse ou rebelle à l'action de la lumière, les allégations du plaignant aussitôt étaient mises en doute et souvent rejetées comme mensongères. L'expérience a démontré toute l'exagération de cette doctrine classique sur la dilatation et l'immobilité de la pupille. Elle a prouvé que ce n'était là ni un fait nécessaire, ni même un fait fréquent ; elle a montré que dans un œil atteint dans sa fonction visuelle, la pupille pouvait encore agir normalement, que dans les cas même d'amaurose complète des deux yeux, elle pouvait rester sensible à la lumière et subir l'influence du grand jour et de l'obscurité ; tandis que d'autres fois, une pupille dilatée, immobile ou paresseuse, accompagnait une vision normale ou seulement troublée dans ses fonctions d'accommodation. On ne peut, en un mot, établir aucun rapport constant entre l'état de la pupille et celui de la sensibilité rétinienne.

Cet examen des mouvements de l'iris eût donc été

déchu de l'importance qu'il avait autrefois, si une analyse plus délicate des conditions qui les gouvernen n'eût révélé des faits dont l'ingénieuse application au diagnostic a rajeuni la méthode en lui donnant la certitude qui lui manquait.

Dans l'appareil optique qui constitue notre œil, l'iris est un diaphragme pour ainsi dire actif et d'une exquise sensibilité : il mesure et proportionne la grandeur de son ouverture pupillaire à la quantité de lumière nécessaire à la vision ; la sensibilité de la rétine en est le régulateur ; ses mouvements sont de ces réflexes merveilleux, automatiques, sachant avec une délicatesse extrême proportionner toujours la réaction à l'action, le mouvement à la sensation qui le provoque.

L'iris obéit donc, tout d'abord, aux impressions reçues par la rétine de l'œil auquel il appartient ; mais son action est aussi intimement liée aux sensations du côté opposé et aux mouvements de son congénère. Entre les deux pupilles il y a synergie ou sympathie d'action.

Bien plus, ces deux rétines qui peuvent, en tant du moins qu'agents provocateurs des mouvements réflexes des pupilles, se suppléer l'une l'autre, semblent, lorsque toutes deux y sont sollicitées par une impression commune, additionner leur influence pour produire un effet plus marqué. Étudiez sur les yeux d'un sujet jeune s'il se peut, et myope encore mieux, à cause de la sensibilité et de la grandeur de la pupille plus marquées chez lui, la série des faits qui suivent et vous en aurez la démonstration.

Placez votre sujet en face d'une fenêtre bien éclairée: les deux pupilles simultanément, à un degré égal, subiront un rétrécissement proportionnel à l'intensité de l'impression reçue ; masquez avec votre main un des yeux pour le soustraire à l'action directe de la lumière mais non à votre regard, les deux pupilles se dilateront légèrement ; fermez l'œil exposé à la lumière, la pupille de l'autre côté aussitôt se dilate, oscille et revient à son état ; ouvrez-le, elle se rétrécit, démasquez les deux yeux et les pupilles arrivent à leur maximum de contraction. Ainsi l'intensité de l'impression lumineuse se traduit fidèlement à vos yeux par les réactions des pupilles : chacune de celles-ci est un véritable esthésiomètre non seulement de la rétine de son œil, mais de celle du côté opposé.

Les liens d'une association fonctionnelle unissent en outre, dans une action synergique, le mouvement des pupilles à la convergence et à l'accommodation ; de sorte que ces trois actes musculaires, contraction du sphincter, contraction du droit interne, contraction du muscle ciliaire, se produisent en même temps pour l'accomplissement du même but, la vision de près, et peuvent se commander.

La pupille, en résumé, se contracte donc sous l'influence :

1° De l'excitation de la lumière sur le même œil ; — c'est la cause directe ;

2° De l'excitation de la lumière sur l'autre œil ;

3° De la tension de l'accommodation ;

4° De la contraction du droit interne ; — ce sont les causes indirectes.

Dans l'amaurose, la première influence n'existe plus, mais les autres persistent, et si la conservation des mouvements de l'iris ne permet pas de conclure à la sensibilité de la rétine, le contraste entre son immobilité sous l'influence de la première (cause directe) et sa contraction provoquée par les autres est, au contraire, tout à fait caractéristique de l'amaurose unilatérale. Voici l'ordre et le but des expériences qui le démontreront.

Première expérience. — *Rechercher l'existence ou le degré de la sensibilité rétinienne d'un œil par les réactions de sa pupille.* — Le plaignant doit être assis en face d'une lampe ou d'une fenêtre bien éclairée ; l'œil sain fermé, l'œil en observation dirigé en avant, conditions indispensables pour éviter l'intervention inopportune des causes indirectes ; la paupière supérieure est alors alternativement abaissée et relevée à plusieurs reprises par un doigt de votre main. On peut encore, dans une chambre obscure, projeter sur l'œil observé, au moyen d'une lentille, un cône de lumière, comme on le fait dans l'examen à l'éclairage latéral. Il est même ainsi plus facile de tenir l'autre œil à l'abri des rayons lumineux et de varier à votre gré l'intensité et la direction de ceux qu'on dirige sur le premier. Si la rétine est sensible, la pupille se contracte avec une force et une rapidité proportionnelles à l'intensité de l'impression ; si elle est insensible ou presque insensible, les mouvements sont nuls ou très limités et alors même qu'une impression vive et subite produit son rétrécissement, ce n'est qu'une contraction fugitive qui disparaît presque aussitôt remplacée par la dilatation.

Deuxième expérience. — *Démontrer par les effets des*

causes indirectes que cette immobilité absolue ou relative n'est pas due à la paralysie de l'iris. — Il suffit, tout en continuant à l'observer, de masquer l'œil malade et de le soustraire à l'action directe de la lumière pendant qu'on soumet l'œil sain à des alternatives d'éclairage et d'obscurité ; ou qu'on lui fait fixer un objet à petite distance, soit directement (accommodation) soit en le plaçant un peu en dedans (convergence). Si dans ces trois cas la pupille se contracte, ce fait rapproché du résultat de la première expérience est tout à fait caractéristique (Liebreich) et on peut lui donner une nouvelle confirmation absolument certaine de la manière suivante :

TROISIÈME EXPÉRIENCE. — *Démontrer que l'immobilité de la pupille est bien due à la suppression de la sensibilité rétinienne.* — Fermez l'œil sain, et fixez attentivement l'œil malade, aussitôt la pupille se dilate, d'une manière progressive, largement, sans oscillation et en face même de la lumière cette dilatation persiste, tant que l'occlusion de l'œil sain est maintenue. Comme contre-partie on peut après avoir un instant laissé les deux yeux ouverts, fermer l'œil malade et constater que la pupille de l'œil sain n'en est en rien influencée (Cras).

La constatation de ce fait curieux d'une pupille qui attend pour se contracter l'impulsion partie de l'œil auquel elle n'appartient pas et qui, abandonnée à elle-même, se dilate largement et reste dilatée en face de la pleine lumière est la preuve irréfutable de la cécité unilatérale. Elle doit être le contrôle indispensable des allégations du réclamant (note 2). Seulement, elle perd sa valeur ou devient impossible : 1° s'il existe une mydriase vraie ou provoquée ; 2° si l'œil n'est atteint que d'une amblyopie simple ou même amaurotique avec absence de la sensation qualitative, mais non quantitative de la lumière. Examinons ces deux cas.

1er *cas* : MYDRIASE. — Dans l'amaurosé les deux muscles de l'iris sont à l'état normal, les excitations rétiniennes directes seules font défaut, les autres ont conservé sur eux toute leur action. La mydriase par contre est un état paralytique du sphincter de la pupille amenant une dilatation permanente sur laquelle ne peuvent plus agir ni lumière, ni accommodation, ni convergence. Encore moins que la dilatation, elle est un signe d'amaurose, mais elle peut la compliquer et rendre infructueuses les expériences qui précèdent.

VARIÉTÉS. — La mydriase peut en effet : 1° se présenter comme l'un des symptômes d'une affection oculaire grave : glaucome, atrophie de la papille, névrite optique, ou d'une affection cérébro-spinale pouvant ou non amener l'amaurose ; 2° accompagner la paralysie du moteur oculaire commun ; 3° être idiopathique! on la dit traumatique quand elle est produite par une contusion oculaire, orbitaire ou périorbitaire ; rhumatismale si elle est provoquée par le froid, l'humidité ; plus rarement elle est attribuable à une cause dyscrasique ; 4° enfin elle peut être provoquée et résulter de l'emploi des mydriatiques.

SIMULATION D'AMAUROSE DANS LA MYDRIASE. — Elle amène toujours un trouble sérieux dans la vision, alors même que les fonctions de la rétine sont parfaitement intactes, en raison de la perte de l'accommodation qui est souvent concomitante et de la diffusion de la lumière, de l'éblouissement résultant de la dilatation de la pupille; aussi qu'elle soit spontanée ou provoquée, celui qui en est atteint l'allègue toujours comme un motif d'exemption et, exagérant son état, prétexte qu'il n'y voit pas de l'œil mydriasé. Une expérience facile vous permettra toujours de dégager l'expertise de cette exagération.

Fermez l'œil malade et assurez-vous aussi attentivement que possible du degré de rétrécissement de la pupille du côté sain en présence de la source lumineuse que vous avez choisie; masquez alors l'œil sain en le soustrayant à l'action de la lumière directe, tout en continuant à le fixer, et laissez arriver en plein la lumière dans l'œil *malade* : s'il est amaurotique, la pupille opposée ne change pas; s'il est amblyopique, elle subit une contraction plus ou moins lente et complète; si la sensibilité est intacte, la contraction est aussi complète que lorsque la lumière agissait directement sur l'œil auquel elle appartient.

CAS D'EXEMPTION. — Le premier fait reconnu, il faudra rechercher le genre auquel se rapporte l'état mydriatique observé. Le premier et le deuxième, tous deux symptomatiques, exemptent de droit du service, l'incapacité étant déterminée par la maladie principale; le troisième n'est pas une cause d'exemption et doit être traité; le quatrième mérite punition et le renvoi immédiat dans les rangs.

DIAGNOSTIC. — Si l'œil est amaurotique, l'ophthalmoscope vous en donnera la raison, car la mydriase monoculaire coexiste toujours dans ce cas avec les signes manifestes d'une altération matérielle. La mydriase binoculaire est plus souvent, au contraire, le symptôme passager ou permanent d'une maladie cérébrale ou spinale (1) facile à reconnaitre par ses symptômes généraux, plus difficile à diagnostiquer dans les altérations intra-oculaires de la papille qu'elle peut provoquer.

Si l'œil a conservé l'intégrité de sa perception lumineuse, la mydriase ne peut être que la conséquence d'une paralysie de la troisième paire, et s'accompagne alors de diplopie et de déviation de l'œil en dehors, ou être idiopathique.

Provocation de la mydriase. — C'est dans ce dernier cas surtout que la confusion avec la mydriase provoquée par les agents mydriatiques peut être commise, car ce sont mêmes symptômes, mêmes troubles de la vue, perte souvent de l'accommodation, micropie, même absence d'altérations ophthalmoscopiques, mais non *même apparence* à ce point qu'on peut avancer que ce moyen presque classique de simulation dont quelques étudiants, en médecine, au dire de Percy, furent les premiers initiateurs, facilite, plutôt qu'il ne compromet, nos investigations.

Dans la mydriase paralytique, ce sont les fibres du moteur oculaire commun qui se rendent au sphincter de la pupille, et aussi, mais non toujours celles qui se rendent au muscle ciliaire qui sont paralysées. La pu-

(1) Voy. Wecker, *Valeur séméiologique de la mydriase et du myosis* (*Gazette des hôpitaux*, 1879).

pille est susceptible encore de quelques légers mouvements sous l'influence de la lumière, elle n'est que médiocrement dilatée, parfois irrégulièrement, si quelques filets ciliaires n'ont pas été atteints : elle peut recevoir de l'action de l'atropine un surcroît de dilatation.

Dans la mydriase provoquée, par un agent quelque peu actif, que ce soit la belladone, l'atropine ou la duboisine, non seulement il y a paralysie des fibres du moteur oculaire, mais encore excitation des fibres sympathiques qui se rendent au dilatateur ; il en résulte que la dilatation se fait *ad maximum*, que l'effacement *peut* être complet, et l'iris réduit à un liséré à peine visible et absolument immobile.

Ces caractères pourtant ne sont manifestes que si la dose a été assez forte, et son instillation rapprochée du moment de l'examen ; dans le cas contraire, on reste souvent dans le doute, et l'on est contraint d'attendre la fin de l'action mydriatique en essayant d'empêcher une nouvelle application. Vous y réussiriez en faisant conduire votre sujet au bain, lui enlevant ses vêtements, les remplaçant par de nouveaux, et l'enfermant aussitôt après dans une chambre séparée. Dès le deuxième jour, la diminution de l'orifice pupillaire commence et marche ensuite rapidement jusqu'au quatrième jour. Vous seriez dès lors fixé sans attendre que les fonctions de l'iris soient complètement rétablies, ce qui n'a lieu que vers le dixième jour.

On a bien essayé dans l'emploi d'un collyre avec la fève de Calabar un moyen plus rapide de diagnostic. Lacronique a prétendu qu'on pouvait ainsi faire contracter après 20′ à 25′ la pupille dilatée par l'atropine et non celle qui l'était par le fait d'une paralysie réelle; c'eût été un fait utile à connaitre si l'expérience n'en eût démontré toute l'incertitude.

L'action de la fève de Calabar ou de l'esérine est en outre bien moins puissante et de plus courte durée que celle de l'atropine, et j'ai vu à une certaine époque où plusieurs hommes du même régiment essayèrent de cette simulation, l'un d'eux assez habile pour échapper quelques jours à notre surveillance et contre-balancer par l'emploi journalier d'une macération aqueuse de feuille de belladone, l'action du collyre à l'ésérine que je lui faisais instiller chaque jour. Les effets capricieux de celui-ci et l'exagération inattendue de la dilatation sous son influence ne firent pourtant que confirmer des soupçons que l'intéressé fut amené à justifier par l'aveu de sa supercherie.

Quant au moyen indiqué par Wells et qui consisterait à retirer par une ponction quelques gouttes de l'humeur aqueuse de l'œil atropinisé et contenant elle-même de l'atropine qui a pénétré a travers la cornée et à les instiller chez un autre sujet, je ne pense pas que, malgré sa réussite certaine, d'après les expériences sur les animaux, on soit jamais tenté de l'employer chez l'homme.

J'ai tenté quelques expériences pour lui substituer un procédé plus pratique. En plaçant sur la conjonctive de la paupière inférieure de l'œil soupçonné d'avoir reçu la substance mydriatique, un morceau de papier buvard, destiné à en absorber les traces qui pourraient encore y exister, et, en le transportant quelques minutes après, sur l'œil d'un animal, ou plus simplement sur l'œil sain du sujet, j'avais espéré pouvoir produire comme preuve irrécusable de la simulation, la dilatation de celui-ci ; je l'espérais d'autant mieux que le simulateur prend, en général, bien soin de faire ses instillations frauduleuses aussi près que possible du moment où il sait qu'il sera examiné, et qu'il me paraissait probable qu'une partie de la substance devait encore persister quelque temps sur la conjonctive avant d'être absorbée. Jusqu'ici je n'ai pu réussir dès que quelques minutes s'étaient écoulées.

Heureusement que tous ces moyens sont inutiles : l'examen de l'œil, l'existence d'une mydriase monoculaire, son exagération, une légère conjonctivite quelquefois manifeste et produite par l'action du collyre employé, suffisent à faire naître les soupçons, et la séquestration du réclamant après le bain, et après avoir fouillé ses vêtements, viendra bientôt en confirmer l'exactitude, soit en faisant découvrir le petit flacon d'où il tirait l'agent mydriatique, soit en empêchant de nouvelles instillations. Ces trois moyens doivent être simultanés, pour ainsi dire, tant il faut, en fait de fraudes, se méfier des ruses les plus inattendues.

Le bain seul pouvait réussir chez les simulateurs dont parle Von Carion, qui cachaient l'extrait de la belladone dont tour à tour ils se servaient, sous l'ongle de leur gros orteil ; de même qu'il fallut pour le convaincre, une perquisition complète dans les vêtements et les malles de ce jeune homme de bonne famille, dont le docteur Brière du Havre a raconté longuement l'histoire : il avait réussi pendant quatorze mois, pour éviter les ennuis du lycée, à tromper maîtres, famille et médecins, en prétextant des troubles de la vue qu'il provoquait par l'atropine.

2ᵉ *Cas.* Difficultés apportées a l'interprétation du mouvement de l'iris par l'amblyopie. — La recherche des mouvements de l'iris impossible avec la mydriase, deviendrait une cause d'erreur au détriment de celui qui réclame, si l'œil, quoique réellement amblyopique, conservait encore une sensibilité suffisante pour réagir sur la pupille, quand on l'expose à la lumière. Certainement la diminution de la sensibilité rétinienne entraine dans les mouvements de l'iris une lenteur notable, une paresse souvent manifeste et une limitation que l'on peut apprécier en les comparant à l'étendue et à la rapidité des mouvements de la pupille de l'œil sain, mais ce ne sont là que des nuances délicates, difficiles même à constater ou à interpréter. C'est dans ce cas que les moyens qui nous restent à exposer acquièrent toute leur importance.

Examen de la direction des axes visuels. — Les mouvements de l'iris ne sont pas les seuls actes musculaires qui puissent, dans l'appareil de la vision, témoigner de l'état de la rétine. Il en est d'autres indispensables dans la vision binoculaire et dont la suppression indique ou une affection pathologique des muscles droits ou l'inaptitude de la rétine à recevoir une image utile : ce sont les mouvements de convergence des deux axes visuels sur le même objet, leur symétrie dans l'acte de la fixation.

Les mouvements de l'iris sont d'ordre réflexe; ceux-ci sont des mouvements synergiques; ils sont physiologiquement associés dans le but d'amener les images sur des points identiques des deux rétines, condition nécessaire de la vision simple et unique, malgré la dualité des impressions.

Si vous constatez que cette convergence n'existe pas, qu'il y a insymétrie dans le regard, déviation d'un œil, c'est que suivant les cas où l'un des muscles droits est empêché dans sa fonction par suite de paralysie, de parésie, de contracture ou de rétraction, ou que l'un des yeux, plus ou moins amblyope, est exclu de la vision binoculaire.

Strabisme. — Dans les deux cas il y a un strabisme ; le type de l'un est celui qui est dû à une paralysie, il est dit strabisme paralytique ; l'autre constitue le strabisme optique ou fonctionnel : dans le premier, c'est le muscle qui primitivement est atteint ; dans le second, c'est l'amblyopie vraie ou réfractionnelle qui est la première cause de la déviation. Ils diffèrent donc essentiellement tant au point de vue de leur valeur séméiologique que de leurs conséquences pour le service militaire ; il est utile de les distinguer.

Strabisme paralytique. — Dans le strabisme paralytique, la rétine conserve toute sa sensibilité, le malade y voit, mais il y voit double : les deux images en raison de la déviation de l'œil ne pouvant arriver à se fusionner. Cette déviation est permanente, elle se dévoile facilement à la simple inspection ou pendant les mouvements qu'on fait exécuter aux yeux. Si, faisant fixer le doigt, on le porte à droite et à gauche, la tête restant bien immobile, l'œil malade ne pourra également dans un sens ou dans l'autre, suivre les mouvements de son congénère ; suivant le muscle impuissant il s'arrètera en route et ne pourra gagner l'angle interne ou externe. C'est dans ce mouvement que l'asymétrie se manifeste et que les doubles images apparaissent ; on peut les rendre plus facile à reconnaître en faisant fixer une bougie au lieu du doigt, et plaçant devant l'un des yeux un verre coloré ; les images prennent ainsi un aspect différent, qui les rend plus appréciables pour le sujet.

Les symptòmes concomitants, le sens de la diplopie, homonyme ou croisée, l'attitude de la tête, le sens dans lequel le malade regarde indiquent le muscle paralysé et le nerf qui est atteint.

Ce strabisme est souvent curable et doit être traité ou n'entraîner qu'une inaptitude temporaire au service quand il est récent, attribuable au rhumatisme, à la syphilis, à la diphtérie ou à une cause de compression passagère intra-orbitaire, comme un abcès, un kyste, mais il peut être le symptòme d'une affection des centres nerveux, ou encore persister avec sa diplopie gênante ou une diminution réelle de la vision de l'œil dévié et dans ces cas l'incapacité de servir ou la réforme en sont la conséquence.

STRABISME OPTIQUE. — Celui-ci tend à s'établir toutes les fois qu'un œil, pour une cause quelconque, opacités des milieux, altérations des membranes profondes, amblyopie et amaurose, ou vices de réfraction, ne peut utilement concourir à la vision binoculaire et s'en trouve exclu. Les conséquences de cette exclusion sont de deux ordres : les mouvements tout d'abord perdent leur harmonie, un seul œil regarde et fixe, l'autre n'y étant plus contraint par les exigences fatigantes de la vision binoculaire, se dévie ; ensuite la sensibilité de l'œil dévié diminue et peut disparaître, car les images qu'il reçoit étant troubles, diffuses, ou ne pouvant être ramenées sur les points identiques de la rétine, il y a nécessité d'un acte de neutralisation rétinienne ou plutôt d'abstraction psychique, qui aboutit à la perte de l'acuité, à la torpeur amblyopique *ex non usu*.

Ici donc les puissances motrices sont intactes, du moins dans les premiers temps ; isolément, elles sont à l'état normal, chaque œil examiné à part, jouit de l'intégrité de ses mouvements, mais dans leur action simultanée les yeux ont perdu leur harmonie.

Ce strabisme est dû surtout à deux causes, l'amblyopie ou l'amaurose et les défauts de réfraction.

Dans le premier cas, l'œil qui ne voit pas ou dont la vue est sensiblement affaiblie prend une position divergente parce que l'axe optique d'un œil qui ne peut pas fixer se dirige directement en face et tranche ainsi sur la position de l'autre qui, regardant de près, entre en convergence.

Quant à la seconde cause, j'ai déjà eu occasion d'indiquer combien elle était fréquente. Sur 100 cas de strabisme de toutes espèces, 75 sont amétropiques et, comme je l'ai rappelé dans les premières leçons, l'hypermétropie engendre le strabisme convergent, la myopie le divergent. Sur 100 strabiques convergents 77 sont hypermétropes, sur 100 qui divergent 65 sont myopes. Au début, suivant l'expression de Buffon, ce n'est encore qu'un faux trait de la vue, puis la déviation devient plus appréciable, elle augmente mais ne se manifeste encore que dans certains moments, sur un ou sur l'autre œil, dans certaines positions du regard, d'où les noms de concomitant, de périodique ou alternant, relatif, etc..., qu'on lui donne. Plus tard il pourra devenir fixe et permanent.

Suivant son degré, on peut donc le méconnaitre si on ne sait le provoquer par le mode d'examen. Pour cela, il faut faire fixer l'index ou un petit objet, un crayon, par exemple, une plume, en le plaçant à 25 ou 30 centimètres en avant des yeux et sur la ligne médiane, ensuite le rapprocher lentement, l'œil strabique ne tarde pas à se dévoiler par sa déviation, tandis que l'autre continue à fixer.

Strabisme latent. — Si le strabisme est encore peu marqué, si même il n'existe qu'à l'état dynamique ou latent et constitue alors chez le myope ce que l'on désigne sous le nom d'asthénopie musculaire ou insuffisance des droits internes, un nouvel artifice est nécessaire ; les procédés diffèrent, mais le but est toujours le même. Il s'agit de soustraire les yeux à la nécessité et aux fatigues de la convergence et de permettre ainsi à l'œil insuffisant d'occuper la position qui lui est plus facile. Chez le sujet dont les deux yeux ont égalité de puissance, la convergence continue et se maintient ; chez celui dont l'œil est plus faible la déviation se produit avec ses conséquences : *asymétrie, déplacement des images.*

Ainsi, faites fixer à proximité comme tantôt, un objet, le doigt d'une main, par exemple, et avec l'autre restée libre, ouverte, placée de champ près du nez, masquez alternativement l'un et l'autre œil, vous verrez celui qui est affaibli se dévier ; en le découvrant ensuite tout d'un coup il reprendra sa position.

Même effet, si au lieu de le masquer avec la main vous placez devant lui un verre dépoli qui obscurcit la vision mais permet à l'observateur de suivre ses mouvements ; vous forcez ainsi l'asymétrie des axes à se produire.

Dans les expériences qui suivent c'est le déplacement des images qui se manifeste.

Le procédé classique est celui de Græfe. Au milieu d'une ligne noire tracée sur papier blanc est un gros point noir. Le sujet, en le fixant de près à 15 ou 20 centimètres, le voit simple ; placez devant un de ses yeux un prisme de 10° à 15°, base en haut, la ligne s'allongera et deux points superposés se montreront sur son trajet si les yeux ont la même puissance ; sinon il verra deux lignes et deux points séparés, il y aura diplopie ; l'apparition des deux points, alors qu'ils ne sont plus sur la même ligne, est la preuve de l'insuffisance et leur écartement indique son degré.

A défaut de prisme, l'expérience suivante de Kugel est certainement une des plus simples et des plus originales. Une feuille de papier, et un petit carton ou papier cartonné de 0^m,15 à 0^m,20 suffisent. Sur la première tracez une ligne droite à l'encre, placez le carton perpendiculairement à la feuille, obliquement à la ligne noire, et faites fixer celle-ci par l'observé, de telle sorte que son front touche presque le carton, que son œil droit voie seulement la partie supérieure de la ligne, et son œil gauche la moitié inférieure. En cas d'insuffisance, l'illusion sera complète, et les deux moitiés paraîtront séparées et appartenir à des plans différents.

L'existence d'un strabisme même latent est donc l'indice certain d'un trouble de la vision: sa constatation vient à l'appui du dire d'un conscrit qui prétend y voir mal d un œil, mais ce strabisme est-il réel ? l'amblyopie suffisante, pour l'exempter du service ?

SIMULATION DU STRABISME. — L'imitation du strabisme convergent, est souvent un jeu pour les enfants, et non toujours sans danger, car la répétition de cette loucherie simulée a plus d'une fois entraîné son établissement trop réel. Un simulateur pourrait donc l'imiter, et s'il vient à accuser en même temps de la diplopie ou de l'amblyopie, il pourrait peut-être jeter un moment d'embarras dans vos appréciations.

Mais simuler le strabisme, et ce n'est guère que le convergent qu'on puisse volontairement imiter, n'est pas déjà chose facile ; le maintenir pendant toute la durée d'un examen prolongé à dessein, devient encore plus difficile et faire concorder son existence, sa nature avec la cause qui est invoquée, avec les symptômes qui doivent l'accompagner est au-dessus des ressources du vulgaire.

Le strabisme d'ailleurs n'est qu'une présomption et l'exemption ou la réforme qu'on lui accorde ne sont point la conséquence nécessaire de son existence ; la décision est bien plutôt fondée pour le strabisme paralytique sur la persistance de la diplopie, son incurabilité constatée, ou les dangers de la maladie dont il peut être le symptôme, et pour le strabisme optique sur le degré de l'amblyopie ou la diminution du champ visuel établis d'après les principes généraux que nous avons exposés. L'article dont on aurait, dans ces cas, à faire l'application est ainsi conçu :

Article 157 « Le strabisme motive l'exemption ou « la réforme, lorsqu'il détermine à droite une acuité « visuelle inférieure à un quart, et à gauche à un « douzième; ou une diplopie permanente ou une « diminution de la moitié, environ, de l'angle temporal du champ visuel. »

3° OPHTHALMOSCOPE. — Si le réclamant qui prétexte une amaurose monoculaire, soumis à ces deux examens, en somme bien plus expéditifs que ne semblerait l'indiquer la longueur de l'exposition qui précède, n'a présenté ni troubles dans les mouvements de l'iris, ni déviation dans l'axe des yeux, ce n'est pas une raison suffisante de le débouter aussitôt. L'ophthalmoscope doit encore vous donner un dernier renseignement, mais s'il est négatif, tenez pour à peu près avéré qu'on cherche à vous tromper et en usant des moyens de surprise, démontrez à l'intéressé lui-même que vous ne sauriez être sa dupe.

L'ophthalmoscope dans l'amaurose monoculaire vraie, doit au moins neuf fois sur dix vous en dévoiler l'origine. Il n'est guère que quelques cas très rares d'amauroses par commotion, ou réflexes, et les amblyopies dites par exclusion qui ne présentent

aucune lésion appréciable, et encore dans ces dernières, la constatation de l'amétropie ou d'un strabisme
peut mettre sur la voie. Dans tous les autres cas les
lésions ou des milieux ou des parties profondes sont
évidentes et doivent vous éclairer (note 3).

4° MOYENS DE SURPRISE. — Cette dernière épreuve a
pour but de constater par surprise et malgré le sujet,
la sensibilité de l'œil prétendu amaurotique, et en
même temps s'il se peut son acuité visuelle. Les
moyens sont nombreux; *l'œil est l'organe des illusions*
et on peut le tromper de bien des manières, mais je
ne vous décrirai ici que les plus simples, ceux que
vous pourrez toujours avoir à peu de frais à votre
disposition.

PROCÉDÉ DE JAVAL. — Le premier à mon sens par sa
simplicité est celui de Javal. Donnez à lire à votre
sujet une page d'impression ; entre elle et ses yeux
interposez de champ une règle : quelques lettres, un
mot ou un demi-mot de chaque ligne vont aussitôt
être masqués et le simulateur y sera pris du premier
coup, s'il lit couramment les lettres que la règle ne
laisse visible que pour l'œil prétendu amaurotique !

Le résultat serait le même si tout près de l'œil sain
et sur le trajet de l'axe visuel on interposait un crayon.
En plaçant la règle au contact du nez, vous masqueriez
tout un quart ou un tiers des lignes.

PROCÉDÉ DE CUIGNET. - Inspiré par celui qui précède, le
procédé de Cuignet est non moins ingénieux: comme
pour le premier, l'expert doit commencer par se familiariser avec l'expérience et se rendre bien compte de
ses effets. Voici comment vous devrez y procéder.

Sur une feuille de fort papier à lettre, tracez sept points sur une ligne horizontale, équidistants de 1 centimètre ; au-dessus mais sans que la chose soit nécessaire, inscrivez des chiffres par numéro d'ordre : tenez la feuille immobile à $0^m,30$ ou $0^m,35$ de vos yeux, et interposez sur la ligne médiane, à égale distance du nez et du papier, votre doigt ou un objet quelconque, analogue de forme, crayon, plume, etc. En fixant des deux yeux les sept points paraîtront en entier, fermez un œil le n° 5 ou 6 disparaît, fermez l'autre ce sera le n° 2 ou 3. Changez légèrement de place le papier, variez le volume ou la position de l'écran interposé et ce seront d'autres numéros qui se cacheront à l'œil qui est fermé. Vous pouvez donc, en soumettant votre sujet à cette même expérience, et à la condition que vous veillerez attentivement à ce que ses deux yeux soient ouverts, juger de l'état de sa vue.

La sûreté, la rapidité de ses réponses, la détermination immédiate du point qui disparaît, de ceux qui restent, ne laissent aucun doute sur sa véracité. Si vous craigniez qu'exercé à l'avance, instruit par quelque indiscrétion, il ait pu préparer ses réponses et vous tromper, vous auriez recours aux petits changements que je vous signalais tantôt ; incapable d'éviter le piège qui lui serait tendu, il se trahirait par ses hésitations, son silence ou en prétendant qu'il voit toute la ligne, ou n'en voit qu'une moitié.

Si vous connaissez le diamètre de vos points ou si vous employez concurremment, au lieu de la ligne de chiffres, des tests-caractères, du même coup vous démasquez la simulation d'amaurose, et au cas, ce

qui est fréquent, où il existerait une amblyopie que
le sujet exagère, vous en mesurez le degré d'après le
numéro des caractères qui ont été reconnus (note 4).

Cette expérience est d'ailleurs toute en faveur du
réclamant, car il est digne de remarque qu'elle exagère
en quelque sorte l'amblyopie quand elle existe. L'œil
affaibli soumis au contrôle des points les voit mieux
quand il les regarde seul que lorsqu'il les regarde
en même temps que l'autre. Dans le premier cas il y
emploie toute sa puissance, dans le second il a une
forte tendance à la neutralisation de cette image
insuffisante.

Expérience de la bougie. — Par sa simplicité, elle
mérite d'être connue. Placez votre observé dans la partie la moins éclairée de votre cabinet, allumez une
bougie et faites-la passer lentement devant ses yeux
en commençant du côté sain, à 0,30 ou 0,35, et la dirigeant ensuite du côté prétendu malade. La ligne
médiane franchie, l'amaurotique ne tarde pas à accuser sa disparition, l'arête du nez la masquant pour cet
œil; si par contre cet œil jouit encore de sa vision,
elle ne disparaît pas.

Il est des expériences aussi certaines que celles qui
précèdent mais il n'en est pas d'aussi simples. Je vous
en ai déjà montré plusieurs, mais il pourra vous être
utile de connaître encore les suivantes : elles n'exigent
qu'un ou deux verres prismatiques, elles appartiennent
à de Græfe et voici comment je les combine et vous
conseille de les pratiquer,

EXPÉRIENCES PAR LES PRISMES. — L'œil prétendu malade
a été examiné avec toute l'attention voulue. Vous

laissez croire à votre observé que nul doute n'existe dans votre esprit sur la réalité de la maladie qu'il accuse, seulement, et comme en vous ravisant, vous lui demandez si l'autre œil ne commence pas à se prendre et vous le prévenez que vous allez l'examiner. Vous placez alors devant cet œil un prisme de 10 à 12 degrés, base en bas, et vous faites regarder à quelques mètres une bougie allumée, ou de plus près une tache noire sur une feuille de papier.

Ou le réclamant accusera tout de suite de la diploplie, indice certain de l'aptitude des deux yeux à y voir, car chaque image appartient à un œil différent et, en le faisant s'expliquer sur la netteté de l'une et de l'autre, vous pourrez approximativement être fixé sur l'acuité de son œil.

Ou il prétendra ne voir qu'une seule image, soit que l'amaurose existe réellement, soit que par méfiance ou prévenu de la signification de cette double image, il se tienne sur ses gardes. Dans ce cas, sans embarras, fermez doucement l'œil dit amaurotique, et abaissez lentement votre prisme de manière à ce que son arête vienne couper la pupille en deux. Dès lors les rayons lumineux qui arrivent à l'œil seront de deux sortes, les uns directs passent par la moitié supérieure de la pupille, les autres se dévient en traversant le prisme, avant de pénétrer par la moitié inférieure, de là deux images dans le même œil, la diploplie est monoculaire. Sous peine de fraude évidente l'observé doit accuser cette double perception, et il le fait avec d'autant plus de confiance que vous aviez tenu fermé l'œil qui d'après son dire ne devait pas y voir. A cet aveu vous lui déclarez que malheurensement l'œil commence à se prendre et que vous allez rechercher par un nouvel essai à quel degré il est malade ; vous faites mine de prendre dans votre boite un nouveau verre, et sans avoir changé celui que vous teniez, *oubliant à dessein de fermer l'œil malade*, vous le placez devant le second en *prenant bien garde d'arriver jusqu'à la pupille* ; s'il déclare y voir double comme tantôt, il se trahit complètement, car il se trouve dans les conditions de la première expérience, la diplopie est redevenue binoculaire.

Ces expériences se pratiquent avec moins de lenteur et de difficultés, en se servant non de l'arête mais bien de la base du prisme pour produire la diplopie monoculaire (Baudry) (1). Il suffit d'amener cette base, dans un sens quelconque, en regard de la circonférence de la cornée, même à 0,10 ou 0,20 en avant de l'œil, pour qu'en engageant le sujet à fixer la lumière il perçoive les deux images. Un fragment de glace sans tain peut suffire et agir comme le prisme.

Expériences avec des objets colorés. — Elles sont basées sur ce fait général qu'un verre coloré ne laisse passer que les rayons similaires et arrête leurs complémentaires ; par suite, si on regarde à travers un verre rouge, des objets rouges et verts, *sur un fond noir*, les rouges apparaîtront avec netteté, les autres devenus noirs disparaîtront.

Si le *fond est blanc*, ce sera absolument le contraire. Ce fond, par suite de l'interposition du verre rouge,

____

(1) *Ann. d'Ocu.*, 1882 et broch. in-8°. Paris, 1883.

est devenue uniformément rouge lui-même, les objets de la même couleur disparaissent et les autres s'y dessinent en noir.

Snellen en 1877 en fit le premier l'application. Il présentait au simulateur des lettres de l'une et de l'autre couleur sur fond noir et plaçait devant l'œil sain un verre rouge ou vert ; l'amaurotique vrai ne voyant que de l'œil sain, ne percevait que les couleurs similaires, les autres devenant noires : l'amaurotique faux voyant de l'un et de l'autre œil, les distinguait toutes et si ces lettres appartenaient à un numéro déterminé de l'échelle typographique comme dans les tableaux chromatiques de Stilling, de Wecker, on pouvait non seulement déjouer la simulation, mais encore déterminer l'acuité visuelle (1).

Fontorbe a tiré un parti original du second fait. Son expérience est d'autant plus utile qu'elle est simple, démonstrative et ne nécessite qu'un crayon dermographique et un verre rouge. Sur un papier ordinaire il trace des lettres alternativement rouges et bleues, sans appuyer, et les fait déchiffrer en plaçant un verre rouge devant l'œil sain ; toutes les rouges disparaissent pour l'amblyope et les autres d'un beau noir sont seules vues ; toutes, au contraire, sans distinction, sont perceptibles pour le simulateur (2).

On comprend facilement que l'épreuve puisse varier, au gré du médecin, suivant qu'il tracera des lettres, des points, ou des mots avec des lettres ainsi

(1) Wecker. *Therap. Ocul.* p. 650. Wecker et Landolt. *Ophtal,.* t. I. p. 506.
(2) Bastier. *Thèse* Montp.. janvier 1888. Description du procédé de Fontorbe, de Rochefort.

agencées que la suppression des unes laisse encore aux autres une signification ; ainsi avec les mots *poudre, source, moudre, aiguière,* si on rend invisible en rouge, une lettre sur deux, on aurait ceux de *pur, sur, mur, agir.*

C'est surtout en ce fait très ingénieusement appliqué, que consiste le procédé du Dr Michaud (1). Les lettres qu'il emploie sont du n° 5 de Snellen, tracées au pinceau, sur le papier dit d'architecte, quadrillé en brun rouge, par mm ; elles sont polychromes dans leur ensemble aussi bien que dans leurs traits, de là les surprises les plus inattendues quand on lit les mots ainsi formés, à travers un verre rouge ou vert.

SIMULATION DE L'AMBLYOPIE MONOCULAIRE.— L'amaurose unilatérale accusée par les conscrits est rarement complète, le plus souvent ils ne font qu'exagérer un mal réel, c'est-à-dire un état amblyopique borné à un œil dont il est nécessaire d'établir le degré pour reconnaître si l'incapacité de servir doit ou non être prononcée.

Lorsque le réclamant, d'emblée, avant d'y être contraint par l'évidence des expériences qui précèdent, déclare avec une apparence de franchise ne rien distinguer nettement de cet œil, quoique de son aveu il y voie encore vaguement, la fraude peut être parfois un peu difficile à dévoiler.

On y arrive cependant : d'abord nous aurons le droit

<hr>

(1) Michaud, médecin major de 1re classe. *Arch. de méd. et ph. mil.,* 1888, n° 4, p. 264. Voir aussi, Stœber. *Verres et lunettes coloriées. Ann. d'Ocu* 1884, p. 64. Bravais, *Modifications du procédé de Snellen, lectures de lettres rouges et bleues avec un verre rouge devant un œil et un verre bleu devant l'autre, Ann. d'Ocu.,* 1884, 177.

de la soupçonner si nous ne trouvons la preuve ou l'explication de l'amblyopie, ni dans la lenteur des mouvements de l'iris, ni dans l'existence d'un strabisme, ni dans une lésion appréciable. Il nous suffira de forcer le sujet à se trahir lui-même, en lui faisant lire par surprise ou par illusion, de l'œil prétendu amaurotique, des test-caractères accusant une vision suffisante pour l'acceptation. Les expériences de Cuignet, de Javal, peuvent y suffire si on connaît la grandeur des points ou des lettres dont on se sert. On peut encore avec le prisme y arriver facilement, en faisant déchiffrer une ligne de caractères, après avoir placé le prisme de 10° à 12°, devant l'œil sain. Comme son effet a été de produire deux images, une déviée du côté de sa base pour l'œil sain, l'autre restant en place pour l'œil malade, on l'engage à lire tantôt l'une tantôt l'autre, et on juge facilement du degré d'acuité de ce dernier (note 5). Il est encore beaucoup plus simple de placer dans les lunettes d'épreuve de la boîte, du côté sain un verre positif convexe de 12 dioptries (3 pouces) et de l'autre un verre plan, et de faire lire quelques lignes d'un livre. Si le sujet y réussit, c'est qu'il a lu de l'œil prétendu amblyopique, la vision de l'autre étant empêchée par l'interprétation du verre convexe.

HÉMÉRALOPIE. — Il est encore un genre d'amblyopie vraie, seulement intermittente, ne se produisant que la nuit, après le coucher du soleil, que l'on a bien souvent tenté de simuler, moins pourtant devant les conseils de revision que pendant la durée du service, c'est l'héméralopie. Ce n'est là en réalité qu'un symptôme qui peut se manifester toutes les fois que la

rétine devenue torpide a perdu partie de son excitabi-
lité et ne trouve pas dans la lumière diffuse de la nuit
un excitant suffisant à ses fonctions : l'action vive et
prolongée de la lumière, chez des individus dont la
nutrition générale est défectueuse ou insuffisante, en
est la principale cause, lorsqu'elle est idiopathique.

Le conscrit peut présenter sans doute une des affections profondes qui la produisent et il ne se passe pas
d'année où nous n'ayons à nous prononcer sur quelques
réclamations de cet ordre parfaitement justifiées; mais
après l'incorporation, dans nos casernes ou à bord des
navires, alors que la maladie frappe comme épidémique-
ment un certain nombre de sujets, les paresseux que l'on
baptise à bord d'un mot plus énergique, trouvent l'occasion bonne pour éviter les charges du service; ils pré-
textent être atteints comme leurs camarades, être aveugles la nuit, et s'ils voient leur mensonge réussir, ils iront
peut-être plus loin et prétendront à la réforme (note 6).

Or, il n'est pas toujours facile de déjouer ces calculs.
Comme le disait maître Jan en 1707 : « Il n'y a pas de
« signes qui fassent connaitre cette maladie, hors le
« rapport du malade. » Ce propos, certainement, est
bien loin d'être exact aujourd'hui, mais il faut avouer
que, dans un certain nombre de cas, l'affection semble
purement fonctionnelle et qu'il n'existe pas un signe
objectif pathognomonique qui puisse matériellement
la dévoiler. En tout cas on ne pourrait le chercher que
dans l'examen ophthalmoscopique, et c'est à le faire
aussi complet que possible et à découvrir les moindres
traces d'altérations de la rétine que le médecin qui
suspecte la véracité du sujet doit s'attacher.

Trois cas se présentent : 1° Le sujet se dit atteint depuis longtemps, même depuis plusieurs années de cécité nocturne, l'ophthalmoscope montre les altérations manifestes d'une lésion profonde ; le plus souvent, ce sont les signes d'une rétinite tigrée ou pigmentaire qu'il dévoile, cette affection implacable qui commence à l'école, dans l'enfance, et n'arrive à son dernier terme, la cécité, que dans l'âge mûr et même à 50 ans passés, comme je l'ai vu encore l'an dernier chez un premier maître. Viennent ensuite la rétinite pigmentaire syphilitique, les rétino-choroïdites, enfin les atrophies progressives.

Dans tous ces cas, pas de doutes, tout concorde : récit du malade, altérations, existence concomitante de la diminution de l'acuité, du rétrécissement du champ visuel, ou de phénomènes d'achromatopsie, etc... L'exemption ou la réforme sera prononcée (1).

2° La cécité nocturne est de date plus récente, ce peut être un cas sporadique, plus souvent les cas se sont déjà multipliés dans le même lieu, camp, caserne, navire.

Un examen beaucoup plus difficile et nécessitant toute votre attention vous démontre un état de suffusion séreuse, péripapillaire ou généralisée de la rétine avec flexuosités, état moniliforme des veines, troubles dans leur circulation, etc..., signes évidents de cette rétinite séreuse idiopathique, bien décrite par Martialis en France et par Quaglino en Italie; ou encore vous rencontrez un de ces cas signalés par Poncet, et par

____

(1) Art. 149 de l'instruction sur les cas de réforme, etc...

Galezowski en 1869 (1), et que j'avais moi-même parfaitement constatés à l'hôpital du bagne dès l'année 1868, sans en saisir tout d'abord la portée, et dans lesquels se. produit une contraction spasmodique des artères de la rétine amenant son anémie et son impuissance fonctionnelle (2).

Dans ces deux cas, le symptôme héméralopie se justifie, le malade doit être traité, et si, plus tard, après plusieurs récidives, les altérations plus profondes de la rétinite exsudative se manifestaient, accompagnant et expliquant une véritable amblyopie, la réforme serait prononcée.

3° Le plaignant a été atteint dans les mêmes conditions que le précédent, mais aucun signe ophthalmoscopique ne justifie son récit : ce sont les seuls cas embarrassants et je ne connais pas de moyen bien certain d'en sortir, ils constituent, à proprement parler, les héméralopies essentielles.

On a bien indiqué comme caractéristique l'existence sur la conjonctive des héméralopes de taches spéciales, argentées, dues à une sorte d'érythème conjonctival avec production squammeuse, analogue à un pytiriasis avec desquammation, ressemblant à de la mousse de savon concrète et extrèmement fine, siégeant surtout en dehors et en dedans de la cornée,

(1) Gabzowski. *Union médicale,* 1869, et *Traité des maladies des yeux,* 3ᵉ édition. Paris. 1888.

(2) De Hubenet. *Ann. d'ocul.,* 1860 ; Bitot. *Gaz. hebd..* 1863 ; Villemin, *Gaz. hebd.,* 1863 : Blessig. Cahen, en Allemagne: Boisseau. *maladies simul..* p. 267 ; Netter. *Gaz. med..* 1862 ; Sœlberg Wells. p. 443 ; Wecker. p. 428. ne pensent pas que ce sign· ait grande valeur. Beaucoup de livres modernes sur la matière ne le signalent même pas, entre autres, Abadie.

Le nombre et la valeur des observateurs qui font mention de ce fait que je ne peux nullement confirmer pour mon compte, doivent vous engager à le rechercher avec soin (note 7).

Mais puisqu'il n'est pas constant et qu'il pourrait bien se faire, comme le pense Sœlberg Wells, qu'il ne soit que le résultat de l'action de la chaleur amenant sur la partie la plus découverte et la plus exposée de la conjonctive, l'épaississement et la dessication de son épithélium, il n'y a pas lieu de se préoccuper beaucoup de sa valeur.

Chez l'héméralope, la pupille est large, indolente, plus dilatée qu'à l'état normal, elle devient très grande à la demi-obscurité. Il existe chez lui une réduction dans l'amplitude d'accommodation, et d'après Græfe (Alfred) un certain degré d'insuffisance des droits internes. Le soir ou à un éclairage insuffisant, les objets s'embrument et les couleurs, surtout le bleu, le violet, le rouge, ne sont plus perçues ; mais il n'y a là rien d'absolument précis, c'est une question de degré bien difficile à apprécier.

Toutefois, comme en même temps que le sens lumineux et le sens chromatique, l'acuité visuelle centrale, excellente à une vive lumière, baisse tout à coup dans la proportion de 1 à 40 et 60, comparativement à l'œil normal, dès qu'on abaisse l'éclairage, on peut tirer parti de ce fait. Si on place l'hemeralope, pendant le jour dans les conditions de lumière où il se trouve le soir, et le soir dans celles où il se trouve le jour, ce qu'il est facile de réaliser dans un cabinet, l'examen de son acuité et de son sens chromatique, pratiqué à des heures et des jours différents, doit donner des résultats concordants. Le faux héméralope peut s'y tromper ; malheureusement et bien souvent, en garde contre les surprises, il saura y échapper.

Il faut donc, si on soupçonne la fraude, lutter de ruse avec le simulateur ou user de sévérité envers lui. La médecine répugne aujourd'hui à tout moyen cruel comme la cautérisation, la prison, la diète : elle préfère des moyens plus doux et tout aussi efficaces.

Au premier rang, condamner le malade à l'obscurité, soit dans une chambre noire, soit sous un bandeau bien appliqué. D'abord c'est un utile moyen de traitement comme nous l'a appris Netter, ensuite l'ennui gagne bientôt le faux malade et le force à capituler, surtout si on l'y aide par les privations d'une demi-diète.

Autre moyen : Provoquer chez l'observé la nécessité de se lever la nuit, par l'administration d'un purgatif comme Goult le propose, et le faire surveiller dans ses allées et venues nocturnes.

Netter avait encore proposé un moyen qui me paraît assez subtil. Le malade est enfermé dans un cabinet noir, on entr'ouvre lentement la porte, on note le point où il témoigne qu'il a vu la lumière ; dans la journée on recommence et s'il n'aperçoit pas la lumière lorsque la porte est entr'ouverte sous le même angle on conclut à la simulation ! J'aimerai bien mieux le moyen proposé par Abadie, et qui semble inspiré par la même idée. On fait regarder un objet dans le stéréoscope, et tout en laissant le malade dans une chambre bien éclairée, on augmente ou on diminue la quantité de lumière projetée sur l'image ; on obtiendra le plus souvent ainsi des réponses contradictoires qui feront découvrir la vérité(1).

Enfin chacun peut inventer suivant les cas une ruse nouvelle. Un jour, après avoir examiné avec attention un soldat qui m'était des plus suspects, je dis aux médecins qui assistaient à ma clinique :

« On peut guérir ces affections par la cautérisation
« de l'œil, mais je n'emploierai ce moyen qu'après
« que j'aurai été bien fixé sur la maladie, parce que
« d'abord il est très douloureux, et ensuite parce que, si
« on se trompe, il est dangereux et peut faire perdre
« la vue ; nous verrons demain. » Le lendemain mon malade avait réfléchi et reprenait son service.

D'ailleurs l'héméralopie n'exigeant jamais d'emblée la réforme, on doit toujours attendre. On peut très bien remettre le malade à son service, en l'exemptant du service de nuit, et se dispenser même de cette précaution si toutefois il n'y a pour lui aucun danger ou si on peut le faire surveiller. Cheyne rapporte, d'après Abercrombie, qu'en Égypte, pour mettre fin à une épidémie d'héméralopie où la simulation jouait un grand rôle, on adjoignit à chaque homme sain un homme malade pour les travaux d'un siège, il n'en fut bientôt plus question ; c'est un fait bon à connaître (Boisseau).

SIMULATION DE LA PSEUDO-AMBLYOPIE. — L'amblyopie n'est pas la seule affection qui ait servi de prétexte à la simulation. Il n'est pas de maladie pouvant porter obstacle à la vision que certains hommes, peu jaloux

____

(1) Abadie *NouveauDictionnaire de médecine et de chirurgie pratiques*, t. XVII. p. 363.

du service, n'aient plus ou moins habilement imitée, exagérée ou provoquée.

Après nous être occupé de l'amblyopie ou amaurose vraie, passons rapidement en revue les faits qui appartiennent à la pseudo-amblyopie. Nous aurons parcouru en sens inverse l'ordre que nous avions adopté dans la recherche et l'appréciation des troubles de la vision.

AMBLYOPIE RÉFRACTIONNELLE. — EXAGÉRATION DE LA MYOPIE. — Je vous ai déjà appris en vous parlant de la myopie combien était fréquente et facile l'exagération de son degré. Le conscrit est jeune, il jouit de toute l'amplitude de son accommodation, il connait l'épreuve à laquelle il sera soumis, la notoriété publique lui a appris en quoi elle consiste, et lui a enseigné qu'avec quelques exercices au moyen de lunettes fortes de myope il pourra en surmonter les difficultés. Gràces en effet à son muscle ciliaire il augmente la courbure de son cristallin, par suite la réfringence de son œil et si le verre concave que vous placez au-devant de lui est plus faible comme effet négatif que l'effet positif de sa propre lentille, il réussira à le neutraliser et pourra facilement vous tromper sur son véritable degré d'amétropie.

Il est un moyen facile d'éviter l'erreur, c'est de supprimer l'accommodation en atropinisant l'œil. Donders, J. van Roosbrœck le conseillent, et le moyen est infaillible, aussi Warlomont en fait-il l'une des conditions de l'examen devant les conseils de milice. Mais il est un peu lent, il a ses inconvénients ; l'atropine n'est pas un médicament inoffensif dans les hauts degrés de myopie : en outre son emploi perturbe les conditions normales de la vision, empêche pour quelques jours de poursuivre un examen qui deviendra peut-être nécessaire, celui de l'accommodation et des mouvements de l'iris ; enfin il éloigne jusqu'au *punctum remotum* la vision distincte. Or, chez le myope qui exagère, ce point peut encore être à 0^m,40 ou 0^m,50, distance telle qu'il préférera affirmer qu'il n'y voit pas et se poser comme amblyope, plutôt qu'avouer la possibilité de la vision à pareille distance.

En général, il vaut donc mieux avoir recours à l'un des moyens qui suivent.

OPTOMÈTRE. — 1° L'optomètre, comme le fait remarquer M. Perrin, à l'opposé du verre concave qui sollicite et provoque pour ainsi dire l'accommodation dans la vision de près, en amène le relâchement progressif par l'éloignement lent et gradué de l'image. Il expose donc moins à l'erreur, mais il ne permet pas de l'éviter complètement, si l'homme bien préparé à la fraude a pu prendre connaissance de l'instrument ou répéter des exercices préparatoires avec les verres concaves forts. Dans le premier cas il sait où doit s'arrêter la partie mobile portant l'index qui détermine le degré, dans le second il juge du moment où il doit avouer y voir le mieux par l'effort d'accommodation qu'il est obligé de faire, et dont l'exercice lui a donné la conscience.

On peut cependant le dérouter, d'abord en fermant l'œil qui n'est pas en observation et l'empêchant ainsi de voir le mouvement de la vis et de l'index, ensuite en prenant plusieurs déterminations rapides de sa myopie, et procédant tantôt dans un sens tantôt dans l'autre. La concordance des réponses serait la preuve de leur véracité.

MOYENS DE SURPRISE. — 2° Boisseau devant les conseils de revision se loue de l'épreuve suivante : « Un « jeune homme se présente, il se prétend atteint de « myopie, on lui met devant les yeux des verres n° 5, il « ne lit pas; des verres n° 4, il lit encore moins; alors d'un « ton assuré on lui dit : je vois ce qu'il vous faut ; on « lui met des verres plans et il lit sans hésitation. »

3° Galezowski procède autrement, il essaye les n° 3, 4 et 5 et observe la distance à laquelle le sujet lit avec ces verres, puis il le fait lire sans lunettes et cherche à éloigner le livre ; s'il lit plus loin sans leur secours qu'avec leur aide, la fraude est découverte.

4° Tous ces moyens sont évidemment très bons, mais le premier est sujet à erreur, les deux autres exigent peut-être des simulateurs assez naïfs, aussi, à défaut d'atropine, je préfère celui que je vous ai déjà décrit dans la 2° leçon et qui consiste à faire l'essai ordinaire de la myopie avec les verres concaves. Si le numéro du verre indiqué par l'observé comme correcteur de la myopie parait exagéré, on joue un certain étonnement et on lui dit que son degré paraissant encore plus élevé qu'on ne l'avait cru, on va ajouter un second verre au premier et augmenter son action. On met alors devant le numéro négatif ou concave qui est en place un numéro positif ou convexe d'environ

$\frac{1}{10}$, (3,50 diop) qui *neutralise en partie* l'effet du premier et, s'il prétend y voir mieux, son exagération devient évidente.

PSEUDO-MYOPIE. — S'il faut éviter de se laisser surprendre par les exagérations du myope, il faut aussi éviter l'erreur toute contraire qui ferait confondre la myopie avec certains états qui en ont les allures et en diffèrent cependant absolument. Parmi ces pseudo-myopes qui clignent fortement, n'y voient pas de loin, egardent de très près, sans que vous trouviez pourtant chez eux les signes objectifs de la myopie, vous rencontrerez deux catégories de malades : 1° des amblyopes, 2° des malades chez lesquels existe un spasme de l'accommodation avec myosis.

MYOSIS MYOTIQUES. — Chez ces derniers, la myopie est soudaine, temporaire, s'accompagnant de douleurs périorbitaires, de céphalalgie, de fausse appréciation sur la grandeur des objets, de macropsie. Son degré est en raison de celui de la contracture ; il en est de même de l'accommodation dont l'amplitude peut être réduite à zéro dans les plus forts degrés.

On pourrait simuler cet état avec les myosiques puissants, la pilocarpine, la fève de Calabar et son alcaloïde, l'ésérine. Mais l'action de ces substances est encore bien peu connue du vulgaire, et le simulateur ne réussirait certainement pas à en tirer un aussi utile parti que de la belladone. En effet, leur action est passagère ; elle n'imite que bien imparfaitement la myopie, elle donne à la pupille des dimensions précisément contraires à celle du vrai myope, et en cas de doute, la nécessité de l'examen à l'ophthalmoscope amènerait à instiller de l'atropine qui aurait bientôt détruit tous ses effets.

Le myosis enfin n'est pas un cas d'exemption à

moins qu'il ne soit le symptôme de synéchies totales qui immobilisent l'iris, ou de maladies de la moelle, du cerveau, ou de la rétine et qui par elles-mêmes entrainent l'inadmissibilité.

EXAGÉRATION DE L'HYPERMÉTROPIE OU ASTIGMATISME. — Dans la première catégorie de pseudo-myopes se trouvent à la fois de véritables amblyopes et des astigmates ou des hypermétropes qui ne sont guère plus heureux. Tous instinctivement rapprochent les objets de leurs yeux et font l'application de cette loi établie par de Graefe que « la grandeur des images rétiniennes croit plus vite que les cercles de diffusion » ; de sorte que, s'ils sacrifient la netteté de l'image en ne plaçant plus au point l'objet qui la produit, du moins ils la voient beaucoup plus grande et peuvent mieux l'apprécier.

Je ne sache pas que systématiquement on ait jamais essayé d'imiter l'astimagtisme ou l'hypermétropie. Que les individus qui en sont atteints et qui n'ont que trop apprécié la gène réelle que ces états de la réfraction amènent dans la vision, aient pu exagérer leur état, la chose se comprend d'elle-même ; mais il faudrait étre bien versé dans ces études pour étre prèt à répondre aux questions et se tirer des épreuves qu'une pareille simulation entrainerait. D'ailleurs l'aboutissant de ces états lorsqu'ils rendent l'homme impropre au service est une véritable amblyopie dont la démonstration doit étre faite par la concordance de l'examen subjectif du sujet et surtout de son examen objectif par l'optomètre, les verres, l'ophthalmoscope.

PROVOCATION D'UN TROUBLE DANS LA TRANSPARENCE DES MILIEUX. — Si la simulation est facile pour l'amblyopie, déjà un peu plus difficile pour les vices de réfraction, elle est impossible pour les troubles de transparence des milieux. Ne pouvant ni les imiter, ni les exagérer, il est des conscrits qui ont eu le courage de les provoquer.

TAIES DE LA CORNÉE. — Plus d'une fois le nitrate d'argent a servi à provoquer des irritations factices de l'œil ; mal en a pris parfois à ces imposteurs imprudents (note 8). Il en est qui ont essayé, à son aide, de provoquer au moment de l'examen du conseil de revision une taie de la cornée, pouvant en imposer pour une taie indélébile, si souvent cause d'exemption, lorsque, placée au centre, dans l'axe de la pupille et l'œil exposé à la lumière, elle abaisse l'acuité au-dessous de un quart.

La ressemblance est cependant par trop grossière pour qu'on puisse s'y tromper. La tache du nitrate d'argent est grisâtre, superficielle, susceptible d'être enlevée par le frottement, légèrement saillante : elle ne présente pas l'aspect blanc, opalin, brillant, uni, de la tache pathologique ancienne, qui en outre est permanente, sans injection, et pénètre plus ou moins dans l'épaisseur de la cornée.

CATARACTE. — Je ne pense pas que le fait cité par Boisseau, d'après Gavin (London 1843), de neuf militaires d'un régiment de lanciers qui avaient provoqué une cataracte traumatique, au moyen d'une aiguille introduite jusqu'au travers de la cristalloïde antérieure, dans la substance du cristallin, se soit jamais présenté en France (1). Et ce qui est plus remarquable, c'est qu'aucun d'eux n'éprouva d'accident ! Tous furent opérés avec succès et continuèrent à servir !

Alors même qu'on pourrait avec des lotions d'acide nitrique, comme Tartra prétend l'avoir vu en 1802, ou avec des applications d'un liquide dense sucré ou salé, comme on peut le faire chez les animaux inférieurs, provoquer la cataracte, je doute qu'il y ait beaucoup de personnes qui puissent se décider, pour se soustraire à l'obligation du service, à courir les chances de rester aveugles.

AUTRES AFFECTIONS SIMULÉES OU PROVOQUÉES. — Cependant la terreur de l'inconnu, la crainte, l'exagération des servitudes du métier des armes, l'ardent désir de ne pas quitter le toit de la famille, ont pu pousser de pauvres garçons affolés, à provoquer par l'arrachement des cils, par l'emploi de poudres caustiques achetées à prix d'argent, par l'inoculation du pus blennhorragique, des blépharites, des conjonctivites, des ophthalmies purulentes, et plus d'un a payé de la perte d'un œil ou des deux sa trop coupable énergie. J'ai vu moi-même un soldat de l'armée d'Afrique, qui avait employé, jusqu'au moment de sa réforme, les poudres les plus variées pour entretenir une kérato-conjonctivite dans le but de se faire renvoyer ; devenu à moitié aveugle, il en fit l'aveu en nous exprimant tous ses regrets et son désespoir.

Mais je ne veux pas parcourir avec vous ce champ

(1) Ce fait s'est présenté de nouveau en Belgique dans un fort d'Anvers, chez cinq disciplinaires. (*Arch. de méd. et chi. militaires*, 1884, p. 339.)

encore assez étendu ; car il est peu d'affections de l'œil
ou de ses annexes qui n'ait été l'objet ou d'une imitation mensongère ou d'une provocation coupable ; à
côté de celles que j'ai citées, il faudrait placer encore
le blépharospasme, le nystagmus, le prolapsus de la
paupière supérieure ; or, je tiens à ne pas dépasser
aujourd'hui les limites que nous nous étions tracées,
l'étude des troubles de la vision vrais ou simulés.

NOTES EXPLICATIVES

Note 1. — En général, toutes les altérations profondes
de l'œil sont les symptômes d'affections graves qui
empêchent *l'admission au service*, parce qu'elles
nécessitent des traitements longs, incertains, et que
dans le cas même où ils seraient efficaces, elles n'en
laissent pas moins persister une diminution réelle de
la faculté visuelle. Leur aggravation pendant la durée
du service pourrait créer, en outre, des charges oné-
reuses à l'État.

Mais, après incorporation, toutes n'exigent pas, au
même degré et aussitôt, *la réforme*, parce que quelques-
unes sont susceptibles de guérison, ensuite parce que
l'État doit ses soins gratuits à ses serviteurs, et ultérieurement une compensation, si la maladie entraînant
la perte ou la diminution de la vision est du fait du
service. Nous pourrions à ce point de vue établir les
catégories suivantes sans pourtant qu'il y ait *rien d'absolu dans cette énumération*. L'appréciation doit en
être laissée à chacun (1).

(1) Voir l'instruction réglementaire du 7 août 1879. Marine, 27 février 1877.
Armée, art. 140 à 148.

1° Affections profondes entraînant toujours l'inaptitude au service ou la réforme :

Atrophies du nerf optique, quelle qu'en soit la cause ;

Névrites et névro-rétinites, d'origine cérébrale et spinale ;

Rétinites pigmentaires, congéniale ou syphilitique;

Décollements rétiniens ;

Choroïdites disséminées, atrophiques, exsudatives; très étendues ;

Irido-choroïdites anciennes;

Tumeurs et dégénérescence de la choroïde, de la rétine ;

Coloboma, absence de pigment dans la choroïde (albinisme).

2° Affections entraînant en général l'inaptitude au service ou le refus d'acceptation, mais qui, lorsqu'elles se développent pendant la durée du service, doivent être traitées avant de prononcer la *réforme*, soit dans l'intérêt du malade, soit dans celui de l'État ;

Hyperhémie, congestions, apoplexies du nerf optique et de la rétine ;

Névrite par compression intra-oculaire, suite de contusion, épanchement de sang, corps étranger, fracture, etc. ;

Amblyopies toxiques par alcool, tabac, plomb, morphine, quinine;

Rétinites syphilitique, glycosurique, diabétique et idiopathique ;

Choroïdites aiguës en général, et glaucome.

3° Affections entraînant toujours l'*inaptitude au service et la réforme*, mais, dans ce dernier cas, pouvant ouvrir des droits à *une pension* ;

Névrites par compression et atrophie consécutive, dues à une blessure, contusion, fracture reçue en service;

Atrophie réflexe due à une lésion traumatique du trijumeau, une plaie du sourcil ;

Névrîtes et atrophie consécutive à des fièvres intermittentes, typhoïde, à la dysenterie, ou à des affections diverses gastro-intestinales, endémiques, à des fièvres éruptives, au rhumatisme articulaire aigu, à l'intoxication saturnine, diphtéritique, à des vomissements, des efforts violents, au froid intense amenant une vive congestion de la tête, à l'action de la foudre, à une affection cérébrale, en tant que toutes ces causes proviennent du fait du service ou sont attribuables à ses fatigues ;

Atrophie grise, fréquente chez les officiers à la suite de campagnes prolongées, sans qu'on puisse invoquer un traumatisme, une chute sur les reins, une commotion violente, et pouvant être rapportée à un épuisement nerveux, suite d'excès, d'insomnies prolongées, de fatigues intellectuelles, d'excitations morales débilitantes, surtout quand elles se compliquent de troubles nutritifs ayant amené une perturbation marquée dans la santé (Weck Th. Oc. p. 632) ;

Rétinites idiopathiques, que l'impaludisme, le scorbut, l'anémie des pays chauds peuvent produire, ainsi encore que l'action combinée de la chaleur et de la lumière, par exemple chez les chauffeurs ;

Neuro-rétinites ou choroido-rétinites dues à cette dernière cause, ou à l'éclat de la lumière solaire, à la répétition des observations astronomiques.

Note 2. — La première expérience est connue depuis longtemps et partout reproduite (voir Percy, *Dict.*, 60 vol., art. *Simulation*, 1821); la se conde a été mieux exposée peut-être, par Liebreich que par ses devanciers (*Dict. de méd. et de chir. prat.*, 1864, t. I, p. 788), et la dernière, quoique peut-être entrevue par plusieurs, n'a été formulée que par mon savant ami et collègue, le médecin en chef Cras, dans le *Bulletin de la Société de chirurgie*, 1878, et exposée avec détails, antérieurement dans les *Archives de méd.*, t. XXIV, 1875, nov., p. 431, avec tous les détails et toutes les explications qu'elle comporte

Note 3. — Lorsque le sujet prétend que son amaurose ou son amblyopie amaurotique, unilatérale, existe depuis longtemps ou seulement depuis quelques mois ; si ses allégations sont vraies, toutes les probabilités sont en faveur d'une cause locale ayant laissé des traces. Les amblyopies de cause générale, dyscrasiques, toxiques, ou cérébro-spinales, sont ou doubles d'emblée, ou se propagent rapidement aux deux yeux. Ces causes locales limitées à un œil sont nombreuses et peuvent, par ordre de fréquence, appartenir aux catégories suivantes :

1° Amblyopies par exclusion, dites encore par anopsie, ou « ex non usu », liées le plus souvent aux anomalies de réfraction, aux opacités cornéennes, aux déviations strabiques ;

2° Amblyopies, suite d'une maladie profonde de l'œil, glaucome, décollement rétinien, inflammations profondes, embolies, apoplexies rétiniennes ;

3° Amblyopies traumatiques, par suite de contusion sur l'œil, de chocs, coups, chutes sur les régions périorbitaires avec épanchements de sang, fractures, etc., et névrite optique, ou déchirure des membranes profondes, etc. etc. ;

4° Amblyopies par compression de l'œil, et exorbitis produits par les tumeurs de l'orbite, kystes, abcès, anévrisme de l'orbite, ostéite, exostoses des parois ;

5° Amblyopies d'origine intra-crânienne, par production de névrite et de neuro-rétinites consécutives à des méningites, exsudats, tumeurs, apoplexies limitées et s'accompagnant souvent d'autres paralysies ou de phénomènes cérébraux.

L'amblyopie traumatique peut, comme dans les cas signalés § 3, note 1, ouvrir des droits à la réforme et même à une pension de retraite, si elle est la conséquence d'un traumatisme reçu en service commandé. Le médecin a donc le devoir non seulement de constater son existence réelle, mais encore son degré, son incompatibilité avec le service, son incurabilité et en *procédant toujours par exclusion*, la relation pouvant exister entre la cause invoquée et ses conséquences. Il ne sera donc pas inutile d'énumérer la variété des cas qui peuvent se présenter et qui sont souvent invoqués.

1° Un choc direct sur l'œil ou les paupières, peut produire l'amblyopie par suite :

D'un spasme ou paralysie du muscle du sphincter de l'iris et du muscle accommodateur, état en général passager ;

D'une commotion de la rétine, état mal défini, sans lésion appréciable, en général passager ou suivi d'atrophie, état permanent ;

D'une déchirure de la choroïde, lésion moins sérieuse ; de la rétine, toujours grave, ou des deux à la fois ;

D'un décollement de la rétine de nature hémorrhagique et non séreuse ;

D'épanchements sanguins dans les milieux de l'œil, dans la chambre antérieure, susceptibles de guérison, ou dans les membranes de l'œil ;

De chorio-rétinites consécutives, impossible à distinguer de celles qui sont de nature spécifique, si ce n'est par des commémoratifs précis et la non-existence d'une cause générale ;

De cataracte traumatique ou de luxation du cristallin.

2° Un choc indirect ou transmis à l'œil de la région crânienne ou d'une région éloignée, chute sur les pieds, le bassin peut à la rigueur amener les mêmes résultats et en outre :

Par commotion, une amblyopie passagère, disparaissant en même temps que les autres signes de la commotion cérébrale ;

Par fracture de l'orbite, du trou optique ou de la base du crâne, épanchements sanguins dans l'orbite ou le crâne, une atrophie incurable, rapide dans les premiers cas, plus lente dans le dernier ;

Des névro-rétinites, bénignes si on peut les soupçonner de nature réflexe ; très graves, si elles sont attribuables à des lésions traumatiques des centres.

3° Une plaie à l'œil, toujours grave, peut amener la perte de la vue avec désorganisation du globe oculaire ou par le fait de cicatrices cornéennes, d'iritis, irido-choroïdite, synéchies, cataractes.

4° Une plaie par instrumeut piquant ou contondant, péri-orbitaire peut amener une atrophie réflexe : circum-oculaire et en particulier à l'angle interne, une atrophie rapide par suite d'épanchement rétro-bulbaire, cas fréquents à la suite principalement d'exercices d'escrime. Au début, exorbitis léger, mydriase, amblyopie, cinq à six semaines ensuite atrophie. J'en ai vu plusieurs cas et Cras en a donné une excellente description (Soc. chir., août 1878). (Voir un travail de Baudry, sur les amblyopies monolatérales. *Arch. d'opt.*, 1882, 496, 508.)

Note 4. — Les deux procédés de Javal et de Cuignet ont de grands avantages ils sont simples, efficaces, n'exigent ni habileté manuelles, ni connaissances spéciales, ni appareils coûteux. Une courte expérience a bientôt appris à en tirer le meilleur parti. Ils ont subi plusieurs modifications qui, peut-être, ne les ont rendus ni plus pratiques, ni plus certains.

Le procédé de Javal a été modifié par M. Perrin (1).

Le procédé de Cuignet, tel qu'il l'a décrit (2), est différent de celui que j'ai exposé dans le texte du chapitre. Ce n'est que dans le t. XXIX, p. 257 du *Recueil de méd. milit.*, qu'il a donné la préférence à la ligne de points avec numéros d'ordre, telle qu'elle a été présentée par Galezowski (3), donne également la figure explicative de l'expérience.

Le Dr Martin, médecin-major de l'armée (4), a décrit une boite qui peut servir à faire avec plus de précision cette expérience. Elle mesure 1 pied de long, 20 centimètres de large; sur une des faces du petit côté dans une coulisse, on peut faire passer les différents caractères de l'échelle typographique; la face antérieure qui lui est opposée est percée de deux fentes par lesquelles le sujet doit regarder: à 0^m,15 environ sur le fond, peut se dresser une baguette ronde qui s'interpose à volonté entre les yeux et les caractères. Il est facile de comprendre comment on peut, avec cet appareil: 1° mesurer l'acuité; 2° constater l'existence ou non de l'amaurose unilatérale; 3° déterminer le degré de l'amblyopie d'un œil.

Bien avant de connaitre l'appareil de Martin, j'avais fait construire et je me servais d'un appareil qui me paraît plus simple et plus fertile en applications, car on peut répéter facilement à son aide la plupart des expériences décrites dans le texte ou dans cette note (fig. 12).

Il se compose d'une grosse règle carrée, longue de

(1) Maurice Perrin, *Recueil des mémoires de méd. et chirurg. militaires,* 1877, t. XXXIII, p. 15.

(2) Cuignet, *Recueil des mémoires de médecine et chirurgie militaires,* t. XXIV, p. 321.

(3) Galezowski, *Traité des maladies des yeux,* 3e édition. Paris. 1888, p. 953.

(4) Martin, *Recueil des mémoires de médecine et de chirurgie militaires de 1878,* p. 307.

0^m,50, graduée en centimètres et en pouces. Elle est
montée en son milieu sur une poignée ou sur un pied.
A une extrémité se trouve fixée et mobile à volonté,
une plaque de bois, ou mieux encore de tôle légère
M, noircie et vernie, percée de deux trous pour les

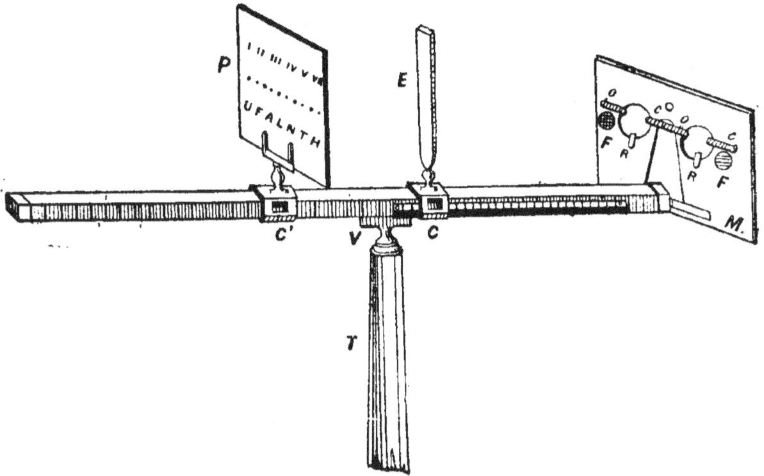

Fig. 12. — Expérience de Javal, Cuignet, etc. (1).

yeux, assez grands pour permettre à l'observateur de
toujours surveiller le regard de l'observé, et d'une
grande fente pour le nez. Sur le côté opposé, dans la
demi-circonférence inférieure, chaque trou présente
trois crochets c, r, o permettant de placer des verres
correcteurs ou prismatiques. En somme, c'est une
espèce de masque offrant les mêmes facilités que les
lunettes dites d'essai, et pouvant occuper trois positions relativement à la règle qui peut être amenée ou
entre les deux yeux, ou devant chacun d'eux. Sur la
règle, courent deux curseurs c, c' percés d'un trou à vis
pouvant recevoir plusieurs appareils différents, et

(1) Cet appareil et ses accessoires pour d'autres épreuves, se trouvent dans
la boîte pour l'examen de la vision de l'auteur. Giroux, opticien, Paris.

entre autres la plaque et la lentille de l'optomètre Badal, mais ayant tous même tige pour les supporter.

Pour l'expérience de Cuignet, le masque étant dans sa position médiane, l'un des curseurs, le plus éloigné, exactement placé à $0^m,33$ ou 1 pied, reçoit une petite fourche analogue à celle des instruments de musique et dans laquelle est tenu un papier P portant la ligne des points ou tels autres caractères, ou une page d'impression comme dans l'expérience de Javal ; l'autre reçoit une tige en bois E, qui va servir d'écran à la place du doigt, de la règle ou du crayon. Sa section est ovale ; par ses petits côtés elle a l'épaisseur d'un crayon, par son grand côté elle mesure $0^m,2$. On a ainsi cet avantage de pouvoir à volonté changer le papier objectif, sa position ainsi que celle de l'écran, sa forme et sa largeur, toutes conditions qui modifient à l'infini les conditions de l'expérience et ses résultats.

Pour aller plus vite et constater à la fois et la non-existence de l'amaurose et le degré de l'amblyopie, très souvent réelle, dont l'observé a voulu tirer parti en l'exagérant, j'ai fait construire le petit tableau suivant :

Œil droit : $V = 1/4$	I II III IV V VI VII	N° 4
	. . . .	N° 8
Œil gauche : $V = 1/12$	**U F A L N T H**	N° 12

dans lequel la ligne des points représente le n° 8 de l'échelle typographique ancienne ; la ligne (1) le n° 4 qui a 0,33 doit au moins être déchiffrée par l'œil droit, $V = 1/4$ étant pour cet œil le minimum du degré de l'acuité visuelle exigée ; la ligne (3) dont les caractères sont ceux du n° 12 doit être déchiffrée par l'œil gauche : $V = 1/12$ étant le maximum de diminution de l'acuité visuelle acceptable.

L'emploi des prismes a présenté aussi bien des variantes. J'ai décrit les deux procédés les plus simples, en voici d'autres qui sont non moins originaux.

Pour provoquer la diplopie monoculaire, Galezowski (*loc. cit.*, p. 853) a proposé de se servir d'un prisme biréfringent d'Arago, moyen qui exige moins de tàtonnements que le procédé que j'ai indiqué, mais ne peut se passer d'une lentille spéciale d'un prix élevé. On peut encore, avec les prismes, croiser les images, et montrer à droite ce qui est à gauche, et *vice versa*. Ainsi placez devant l'œil gauche, je suppose, un prisme de 10° base en haut et en dehors, et devant l'œil droit prétendu amaurotique un verre rouge, et faites regarder une bougie ; l'observé verra deux images ; l'une à gauche, rouge, appartient à l'œil droit ; l'autre à droite, blanche, appartient à l'œil gauche.

Quelque parti qu'il prenne, le simulateur se trompera, car s'il avoue les voir toutes deux, il se condamne, et s'il prétend ne pas voir celle qui est à droite, il se condamne encore mieux, puisqu'il signale comme visible celle-là même qu'il ne voit que de l'œil droit.

Les prismes, dans les stéréoscopes de Breswter, permettent de créer facilement ces confusions. L'un des procédés les plus simples pour y arriver est indiqué dans l'instruction ministérielle de la guerre de 1877, page 380. On remplace dans l'instrument la carte photographique par un carton de même dimension divisé au milieu par une ligne verticale, de chaque côté de laquelle on a tracé des signes variés de forme et de grandeur, les uns distants de 2 centimètres de cette ligne, les autres de 5 centimètres. A travers les prismes du stéréoscope, les premiers donnent des images croisées, les seconds des images directes, et, si on prend bien soin de surveiller s'il fixe des deux yeux, le simulateur le plus adroit sera mis en défaut pour désigner quels sont les signes qui sont à sa droite, ceux qui sont à sa gauche. On pourra encore lire dans Armaignac (*Traité ophthalm.*, 1878, p. 447), la description d'autres procédés basés sur le même fait physique.

Il serait facile de varier à l'infini ces expériences,
que le prix peu élevé des stéoroscopes qu'on fabrique
aujourd'hui met à la portée de tous.

On peut les reproduire avec l'appareil que j'ai décrit tantôt, puisqu'il est facile de le munir de verres
prismatiques et d'une petite cloison placée de champ

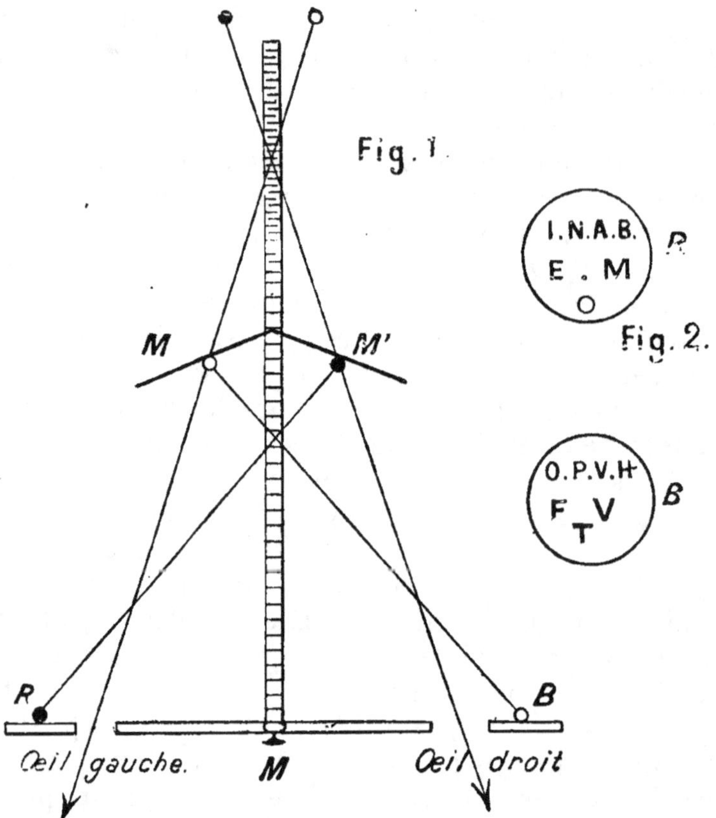

Fig. 13. — Expérience de Flees.

sur la règle, mais on peut encore plus facilement, à
son aide, imiter les effets de la boîte proposée d'abord
par Flees, médecin militaire belge (1), et dont l'utilité

(1) Flees, *Archives de méd. milit. belge,* 1860. t. XXVI.

a été signalée depuis dans plusieurs livres classiques ; voici comment on arrive plus simplement au même résultat (fig. 13).

Deux miroirs inclinés à 120° M et M′ sont placés sur un des curseurs en face du masque, ils ne forment qu'un seul système qu'on arrête à environ 0^m,33 sur la règle graduée. Sur le masque en dehors des trous destinés aux yeux se trouvent collés deux cachets (sur la figure 12 FF′) un rouge R, un blanc B, ou, ce qui vaut mieux, sont peints deux ronds sur chacun desquels sont inscrits des test-caractères, les unes du n° 4, les autres du n° 12 (fig. 2, R B). La disposition est telle, comme le montre la figure 13, que l'œil droit voit l'objet de gauche, mais à gauche de l'objet de droite que l'œil gauche doit voir à droite du premier. C'est-à-dire que, comme avec les prismes, il y a transposition des images et une confusion facile pour celui qui y voit des deux yeux. Invariablement le simulateur, en supposant que ce soit l'œil droit qu'il prétende amaurotique, affirme ne voir que la tache rouge qui précisément est vue par cet œil. S'il n'existe que de l'amblyopie, on pourra en apprécier le degré d'après la lecture des lettres inscrites sur le cachet.

La boîte de Flees a déjà été modifiée plusieurs fois. Armaignac (1) a rendu les miroirs mobiles autour de l'axe vertical par lequel ils se trouvent au contact ; ils peuvent ainsi recevoir une inclinaison variable qui peut à volonté agrandir ou diminuer l'angle qu'ils forment. Ces mouvements combinés des deux miroirs produisent des effets si variés qu'il est impossible de savoir quelles sont les images perçues par un œil ou par l'autre, si on ne ferme pas l'un des deux. Il devient ainsi très facile de contrôler la véracité des réponses de l'observé.

(1) Armaignac, *loc. cit.*, p. 451.

Avec mon appareil on obtient le même contrôle facilement, car la tige qui soutient le système des deux miroirs est mobile autour de son axe dans le curseur qui la reçoit, et on peut facilement, en le tournant à droite ou à gauche, montrer à l'un ou à l'autre des yeux les deux cachets, ou un seul à la fois, ou tous deux en même temps, chacun des yeux n'en voyant qu'un seul.

Le docteur Mareschal, médecin aide-major de l'armée, a encore décrit une simplification de la boîte de Flees, dans laquelle il a substitué un simple miroir plan aux deux miroirs inclinés (1). C'est un procédé que je n'ai pas encore essayé.

La dernière modification réellement importante apportée à la boîte de Flees est due à Chauvel. Elle a surtout pour but de permettre à la fois la constatation de la simulation et la détermination de l'acuité de l'œil prétendu mauvais, détermination importante au premier chef pour les hommes qui doivent être acceptés ou refusés pour le service. (Chauvel, *Recueil d'Opht.*, avril 1887 ; *Mémoires de méd. mili.*, 1885, p. 129.)

Je signale enfin, en terminant cette longue énumération, ces deux derniers procédés : celui de Wells, qui est basé sur l'*horreur physiologique* que nous éprouvons pour les images doubles : si on cherche à faire lire de petits caractères avec un prisme de 10° à 25° placé devant un des yeux, les lignes et les mots paraissent doubles, la lecture devient très pénible, et cet œil louche pour se soustraire à cette double image ; s'il était amaurotique, il n'y eût point été contraint et serait resté immobile ; celui de Boisseau : pendant que le sujet fixe un objet, presser avec la pulpe de l'index sur le globe du côté sain et lui faire subir un

(1) *Recueil des mémoires de médecine et de chirurgie militaire*, p. 437 (juillet-août 1879).

léger déplacement. S'il accuse de la diplopie, c'est que les deux yeux ont conservé leur faculté (Boisseau, *Maladies simulées*, p. 295).

Note 5. — Je me sers volontiers pour cette expérience d'une ligne de caractères qui présente à la fois du numéro 4 pour l'œil droit et du numéro 12 pour l'œil gauche. Les lettres et les chiffres choisis rappellent la règle générale :

O. D: V = 1/4 est au moins nécessaire O : G , : V = 1/2 suffit à la rigueur.

Les lettres, points, barres, sont du n° 12 *de l'Echelle* ancienne, visibles à 15 pieds, les mots du n° 4.

Note 6. — L'héméralopie dite idiopathique peut se présenter dans les prisons, les hôpitaux, les casernes, les camps, en France aussi bien que dans d'autres pays ; elle n'est donc point une maladie maritime ou tropicale, mais on ne saurait mettre en doute sa fréquence, beaucoup plus grande à bord des navires. Suivant la nature, la durée, les conditions de la campagne, les parages à visiter, etc..., toutes les causes invoquées pour expliquer son développement se trouvent réunies : l'anémie, le scorbut, la débilitation due au climat, au régime, aux maladies endémiques des pays chauds, à l'humidité, les effets de l'intensité de la lumière solaire, réfléchie ou directe, dans les pays intertropicaux ; aussi les médecins de la marine fournissent-ils une longue liste à sa bibliographie et ont contribué à enrichir son histoire (1).

Note 7. — Voir pour la rétinite idiopathique séreuse Martialis (*Arch. de méd. nav.*, 1868, t. IX, p. 38).

(1) Fleury, 1839 ; Payen et Coquerel. 1849; Dutroulau, 1850 ; Audouit, 1855; Fonssagrives, 1856 ; Ollivier, 1857 : Quesmar, 1858 ; Ouvrard, 1858 ; Lacroix, 1861 ; Rivière, 1864 ; Martialis, 1868 ; Fonssagrives, *Hygiène navale*, 1878 ; Comme, thèse de Paris, 1878.

Galezowski (*Traité des mal. des yeux*, 3ᵉ édition. Paris. 1888, p. 608).

Quaglino (*Ann. d'ocul.*, 1866, p. 97).

Poncet a décrit le premier dans la *Gazette hebdomadaire*, juillet 1869, « une anémie des artères de la ré-« tine qui deviennent grêles, fixes, pâles, blanches, à « double contour vers la papille et accompagnée d'une « congestion des veines que l'état de vacuité relatif « des artères fait encore ressortir davantage. » Il la considère comme pathognomonique de l'héméralopie.

Galezowski (1) a décrit aussi une contraction particulière, étendue et permanente des artères amenant l'anémie de la rétine.

En 1867 et 1868, étant chargé du service de l'hôpital du bagne, j'avais été frappé, dans quelques cas d'héméralopie qui se présentèrent, de la petitesse relative des artères, de leur double contour, des arrêts de circulation suivis d'une débâcle dans les veines, de la pâleur générale du fond de l'œil. J'avais attribué ces deux faits, l'un fonctionnel, l'autre anatomique, à la même cause, à la misère physiologique de ces forçats malades, à l'appauvrissement en quantité et qualité de leur sang, mais sans penser à faire de cette apparence du fond de l'œil un signe pathognomonique de l'héméralopie. J'y suis d'autant moins porté aujourd'hui que l'ayant recherché depuis lors dans les cas qui se sont présentés à mon observation chez des matelots, je ne l'ai plus retrouvé avec assez de netteté pour en affirmer l'existence. Est-ce affaire de cause ou de constitution, de misère surtout ? C'est probable. Ne serait-il pas à présumer qu'il existe plusieurs sortes d'héméralopies essentielles, différentes de cause et de résultat quoique identiques dans leurs effets ? L'une, qui serait

(1) Galezowski, *Traitement de l'anémie de la rétine par la calabarine* (*Gaz. des hôpitaux*, 1869, p. 491).

due à l'action de la lumière, amenant par épuisement
la torpeur de la rétine, une autre qui, sous l'influence
de cette cause seule ou combinée à l'action de la chaleur, produirait la rétinite séreuse ; une dernière attribuable à l'anémie et amenant cette même torpeur
par défaut d'excitation sanguine, et occasionnant peut-
être la petitesse et la contraction des artères.

Quant au xerosis de la conjonctive, capable même
d'après Blessy d'envahir la cornée, ce ne serait que
dans les cas où le défaut de nutrition a longtemps
exercé sa fâcheuse influence, qu'on peut le rencontrer (Bitot, Wecker et Masselon, *Thérapeutique oculaire*, p. 656).

Note 8. — Mackenzie (*Ophth. artificielle*, t. I, p. 116).
— Ollivier (d'Angers), *Maladies simulées* (*Ann. d'hygiène et de médecine légale*, 1ʳᵉ série, t. XXV, p. 104,
janvier 1841). — Ollivier (d'Angers) raconte qu'un
individu qui s'était fait cautériser le pourtour de la
cornée dans le but de provoquer une maladie qui lui
permît d'éviter le service militaire, eut une inflammation très vive des yeux, qui troubla la transparence
des deux cornées. La cécité devint complète, incurable, et le malheureux, désespéré, s'asphyxia par le
charbon après avoir épuisé toutes ses ressources pour
guérir un mal dont il avait payé la provocation à un
effronté et soi-disant médecin, qu'on lui avait indiqué
comme ayant déjà procuré à plusieurs jeunes gens les
moyens de se faire réformer.

CHAPITRE IV

De la destination à donner au soldat ou au marin, suivant l'état de sa vision
— Degré de l'acuité nécessaire dans l'armée 1/4. — Dans la marine 2/5. —
Épreuve des candidats à l'École navale. — Myopie. — Différences du soldat et du marin. — Du port des lunettes, de l'acuité chez les myopes. —
Examen de la portée de la vue. — Armée, *desideratum*, l'artillerie devrait
posséder $VR = \frac{10}{10}$, le chasseur, le tirailleur, le cavalier $VR = \frac{11 \text{ à } 12}{10}$. Marine : 1° Spécialités soumises seulement à la règle $V = \frac{2}{5}$; 2° spécialités
devant posséder $V = \frac{10 \text{ à } 12}{10}$; 3° spécialités devant posséder $VR = \frac{12 \text{ à } 13}{10}$
et $VCh \frac{10}{10}$.
Du daltonisme dans la marine et les chemins de fer : ses variétés, ses causes,
sa fréquence. — Examen qualitatif. — Examen quantitatif. — Conclusions.
Service auxiliaire.

L'appelé avait invoqué l'état de sa vision comme motif d'exemption.

Le conseil de revision, sur l'avis du médecin qui l'assiste de ses conseils, n'ayant constaté ni lésion notable de l'organe, ni trouble suffisant de la fonction, l'avait déclaré propre au service.

Arrivé au corps, le réclamant a de nouveau renouvelé sa demande, il a peut-être exagéré le défaut qui existait ou simulé un mal qui n'existe pas ; et le nouvel examen auquel il a été soumis a confirmé de tout point l'appréciation des premiers juges.

Ses aptitudes physiques ayant paru suffisantes, le jeune soldat est définitivement maintenu au service. Mais est-ce à dire qu'il sera indifféremment propre à toutes les professions militaires? Le hasard seul aura-t-il à décider de son incorporation dans l'armée ou dans la marine, ou dans un de ces corps nombreux, variant de rôle et de fonctions, destinés à se prêter à la guerre un mutuel concours et dont la réunion constitue par leur ensemble, chacune de ces deux grandes divisions de la carrière des armes?

Évidemment non. « Tous les corps de l'armée ne « nécessitent pas les mêmes conditions d'aptitude « physique, et certaines irrégularités de conformation « sont compatibles avec les obligations du service « dans une arme ou dans une autre (1). » C'est aussi ce que rappelle aux médecins l'instruction du ministre de la marine du mois d'août 1879 (2). Tous ne sauraient être propres à tout. Chacun doit être réparti suivant ses qualités et ses moyens ; c'est à l'autorité militaire qu'il appartient de faire ce partage, mais il appartient aussi au médecin de répondre aux questions qui peuvent lui être posées sur l'appréciation de ces conditions physiques et d'éclairer au besoin le commandement sur leur importance.

De toutes ces conditions désirables chez le jeune conscrit qui va être habillé, équipé à grands frais, assoupli, développé, instruit avec le temps, il en est peu qui aient plus d'importance que celles qui sont relatives à la vision. L'habileté et la valeur du soldat, l'utilisation de l'instruction militaire qui lui sera donnée à grand'peine, peuvent, à terre, être annihilées par

(1) *Instruction ministérielle de la guerre*, février 1877, p. 333 (Observations préliminaires).

(2) La lettre du ministre qui accompagne cette *Instruction*, et les observations préliminaires qui la précèdent, devront toujours être consultées avant d'en appliquer les dispositions.

un défaut de l'acuité de la vision, et à bord la sécurité même du navire peut dépendre de l'erreur involontaire d'un daltonien méconnu !

Ce sont ces conditions étudiées dans leurs rapports avec les professions ou les spécialités militaires que j'examinerai aujourd'hui, au point de vue général d'abord du service dans l'armée et la marine, ensuite des différentes spécialités du service armé, enfin dans les services auxiliaires.

ARMÉE ET MARINE. — ACUITÉ VISUELLE. — Dans l'armée, et je m'en suis déjà expliqué longuement devant vous (1), les lésions qui peuvent motiver l'exemption ou la réforme sont régies d'une manière générale par la règle suivante : « Quelles qu'elles soient, lors-
« qu'elles réduisent l'acuité de la vision au-dessous
« de 1/4 des deux côtés, ou de l'œil droit, ou de 1/12
« de l'œil gauche, ou qu'elle occasionnent une dimi-
« nution de la moitié environ de l'angle temporal du
« champ visuel, elles rendent impropre au service
« militaire, à moins que l'amblyopie dépendant d'une
« altération de la réfraction ne puisse être corrigée
« par des verres. »

Ce chiffre de 1/4 exigé pour l'acuité de l'œil droit est naturellement quelque peu arbitraire. Il se justifie pourtant par les nécessités du service dans une armée en campagne. Qu'il agisse en masse ou isolément, dans les rangs ou en tirailleur, en sentinelle ou en enfant perdu, l'objectif du soldat, c'est le soldat ennemi. Il faut qu'il puisse le voir venir au loin, il le faut

---

(1) Voy. premier chapitre et *Instruction* de 1877, p. 372.

capable d'en surveiller la direction, les mouvements, d'en apprécier le nombre, et de le prendre pour point de mire de ses coups : 300 mètres ont paru être une distance suffisante pour qu'il pût encore satisfaire à ces conditions ; car l'homme, mesurant $1^m,50$ à $1^m,60$ de haut sur $0^m,30$ à $0^m,40$ de large, un œil normal doit le voir à 12 ou 1300 mètres, et, s'il a perdu les 3 4 de son acuité, il le verra facilement encore un peu au delà de 300 mètres.

Mais ce n'est là qu'un minimum qui se justifie plutôt par les nécessités numériques des armées modernes et celles du service obligatoire que par l'utilité réelle de celui qui est affligé de cette diminution d'acuité ; car, en somme, il ne pourra compter les têtes d'hommes disposés en file serrée qu'à 125 on 150 mètres, puisqu'elles ne mesurent, en moyenne, que $0^m,12$ à $0^m,15$: à moins de particularités saillantes dans l'uniforme, il ne reconnaitra leur équipement qu'à la même distance, il ne distinguera qu'à 12 ou 15 mètres les insignes de ses chefs, et ne sera jamais qu'une sentinelle douteuse ou un tireur aux trois quarts impuissant.

MARINE. — Dans la marine, ce minimum eût été insuffisant et dangereux. Le soldat est appelé surtout à servir dans les rangs ; la compagnie dans laquelle il est encadré forme une unité tactique qui se meut, agit et combat tout entière : l'amblyope lui-même trouvera dans ceux qui l'entourent un soutien effectif. Le marin est tenu à plus de spontanéité ; il est plus isolé dans son action, il *sent moins les coudes*, et, suivant l'expression consacrée, il faut qu'*il se débrouille*. Bien plus qu'à terre, le matelot, sur une vergue, dans une manœuvre, dans un canot, en vigie, a besoin de toute son acuité : même avec une amblyopie légère de 1/4, le marin serait impossible comme canonnier, compromettant comme vigie, en danger comme gabier. La diminution de l'éclairage dans les parties profondes du navire, entraînant la baisse rapide d'une acuité déjà diminuée, deviendrait pour lui une source de confusions et même d'accidents : sur le pont, dans un canot, dans une batterie, pour toutes les manœuvres de force et d'ensemble, la méfiance et l'incertitude des mouvements qu'entraine une imperfection visuelle, seraient pour ses camarades une gêne plutôt qu'un concours utile. Aussi comprendrez-vous sans peine pourquoi l'*Instruction pour la marine* de 1879 a dû apporter à l'article de l'*Instruction militaire* la restriction suivante : « Pour les inscrits maritimes, l'acuité de la vision ne doit pas s'abaisser au-dessous de 1/2, limite minimum adoptée pour les élèves de l'École navale (note 1) (1) ».

École navale. — L'épreuve à laquelle doit satisfaire tout candidat à l'École navale est complexe et ne vise pas seulement l'acuité. Elle élimine en bloc et sans distinction tout sujet chez lequel, par suite d'amblyopie vraie, fausse ou réfractionnelle, l'acuité descend à 1/2. Voici en quoi elle consiste : Le candidat doit lire couramment, à 2 mètres de distance, les lettres n° 12 *ancien de Snellen*, ou n° 4 *métrique moderne.*

---

(1) J'ai déjà dit que la circulaire du 25 octobre 1881 a abaissé cette limite à 2/5 et que pour les élèves de l'école navale, il n'a plus été exigé que la lecture à 2 mètres du numéro 15 de Snellen. L'appareil a été également changé et perfectionné : voir le résumé officiel à la fin de ce livre. Une circulaire récente du 2 octobre a de nouveau abaissé l'acuité à 1/5 pour un œil.

Ces lettres sont présentées une à une, à travers une ouverture carrée de 12 millimètres, dont est percé un tableau blanc derrière lequel glisse le curseur à crémaillère qui les porte. Elles sont éclairées par une bougie stéarique de 10 au kilo, placée à 0^m,50 et cachée par un écran. Grâce à cet éclairage et à la disposition de tiges rigides dont l'une horizontale mesure la distance, l'autre verticale porte un arrêt fixe pour la position de la face, toutes les précautions sont prises pour que les conditions de l'épreuve, du moins celles qui sont étrangères à l'observé, soient identiques pour tous. Or, ces lettres, un œil normal doit les lire à 12 pieds ou 4 mètres ; sont donc éliminés tous ceux dont l'acuité tombe au-dessous de $\frac{1}{12}$ en pieds ou $\frac{2}{4}$ en mètres, soit donc : 1/2 (note 2).

Dans ce nombre, se trouvent :

1° Des amblyopes vrais, ou du moins des jeunes gens dont la sensibilité rétinienne est plus obtuse qu'à l'état normal et l'acuité au-dessous de la moyenne ;

2° Des myopes d'environ 1/24 à 1/30 que la privation des verres correcteurs place dans la même position ;

3° Des hypermétropes d'un degré élevé, chez lesquels l'accommodation ne peut arriver à permettre la vision distincte à cette distance de 2 mètres ;

4° Enfin des malades frappés de paralysie ou de spasme de l'accommodation, empêchant la mise à point de l'appareil réfringent pour la distance donnée.

Le résultat brut vise donc à la fois l'acuité, la réfraction, l'accommodation ; mais, des quatre classes d'individus qui peuvent ne pas satisfaire à l'épreuve, la dernière est tout à fait exceptionnelle, quoique le spasme de l'accommodation soit plus particulièrement la conséquence d'un travail trop longtemps prolongé, ce qui arrive parfois à des candidats voisins d'un concours ; la troisième est aussi très rare, car une hypermétropie semblable aurait produit déjà chez un élève astreint à un travail forcé des accidents d'asthénopie qui l'auraient contraint à interrompre ses études. Restent les deux premières catégories, et, des deux, ce sont incontestablement de beaucoup les myopes qui dominent.

MYOPIE. — La myopie d'ailleurs, alors qu'elle n'est pas corrigée, est en somme une véritable amblyopie, et la restriction que l'instruction de la marine de 1879 apportait au degré d'acuité devait entraîner nécessairement une modification parallèle à l'article relatif au degré de myopie acceptable pour le service militaire en général.

Je vous ai déjà fait connaitre, dans le second chapitre, cette modification qui, pour les inscrits maritimes, abaisse le degré à 1/24 au lieu de 1/6 qu'il est pour l'armée. Je vous en donnerai aujourd'hui, avec quelques détails nouveaux, la raison.

Toute la différence entre le soldat et le marin est dans ce fait que rien ne s'oppose à ce que le premier bénéficie de l'usage des verres pour corriger son vice de réfraction, que tout conspire, au contraire, pour empêcher le marin d'en tirer profit. La nature de ses fonctions, aussi bien que son genre de vie et l'élément même sur lequel il est appelé à vivre.

Pourrait-on, en vérité, s'imaginer un gabier en lunettes, courant dans la mâture, montant aux échelles de corde, courbé en deux sur une vergue et serrant les voiles? ou le dernier même des matelots de pont, au milieu de ses occupations si diverses, usant de cet appareil si fragile, si facile à déplacer, et qu'une goutte d'eau va ternir et rendre inutile ?

L'officier peut user bien plus facilement d'un lorgnon ou des lunettes, et cependant bien des fois, et le plus souvent, dans les moments les plus critiques, au milieu d'un grain, par temps de pluie ou de brume, au milieu des embruns soulevés par le vent, ses lunettes, souillées par l'eau ou la vapeur, deviendront plus qu'une inutilité, un véritable obstacle à la vision. Contraint à les enlever, il sera d'autant plus impuissant qu'il était plus habitué à leur usage. Sans doute, on ne peut lui en interdire absolument l'usage, ce serait se priver de services bien précieux : on le peut d'autant moins que, suivant une expression énergique de Giraud-Teulon, les écoles auxquelles l'État va demander ses officiers, ne peuvent lui fournir des savants sans fabriquer aussi des myopes. En outre, la myopie peut augmenter après l'entrée au service, surtout chez les travailleurs que ne rebutent ni l'étroitesse d'une chambre de bord ni son mauvais éclairage. Ce sont là pourtant des raisons qui justifient encore la sévérité des épreuves au seuil de la carrière.

Le port des lunettes étant donc absolument incompatible avec la profession, au moins pour le matelot, le numéro de myopie accepté pour l'armée devenait inacceptable pour la marine : trop de dangers menacent déjà la vie du marin pour l'exposer encore à ceux qui résulteraient pour lui d'une vue trop courte. Si vous êtes myope, vous savez très bien combien votre vue est imparfaite sans le secours du lorgnon ; êtes-vous emmétrope, essayez de regarder à travers des verres convexes, rendez-vous ainsi artificiellement myope, et vous serez stupéfait de constater combien va se rétrécir l'horizon de votre vue. Un myope de 1/15 à 1/20, à bord, ne peut, à quelques centaines de mètres, signaler ni la direction, ni le genre d'une embarcation, ni discerner ceux qui la montent : la position, la place exacte des cordages de la mâture dans ses parties hautes, échappent à son contrôle ; vous ne pourriez avoir en lui aucune confiance comme guetteur, vigie, timonnier ; vous n'en ferez ni un canonnier passable, ni un fusilier habile ; comme gabier, ses maladresses involontaires pourraient lùi coûter la vie, etc.

C'est que le myope, même en supposant son acuité normale de près, est réduit, dans la vision de loin, à une impuissance dont on se fait difficilement une idée. D'après certains auteurs, de loin, et bien entendu sans correction, avec $M = 1/36$, il aurait déjà perdu $1/2$ de son acuité, même avec $1/18$, il n'aurait plus que $V = 1/10$: ces évaluations qui semblent peut-être exagérées, se rapprochent cependant de celles que je trouve consignées dans les recherches de Giraud-Teulon, de Perrin, de Burchardt et autres auteurs, qui constatent que le myope de $1/24$ n'est guère mieux partagé qu'un amblyope de $1/4$: celui

de 1/16 n'arrive qu'à une acuité égale à 2/5, et celui
de 1/12 à 1/13 n'a déjà plus que 1/10 d'acuité. Et,
comme la décroissance de l'acuité effective au loin
suit une progression bien autrement rapide que ne le
fait l'accroissement de l'excès de réfraction myopique, il arrive un degré à 1/7, 1/8, même 1/10 où le
marin, sans lunettes, eût été à bord exposé aux plus
cruelles méprises et pour lui et pour les autres.

Ce qui aggrave encore les conséquences de cette
diminution de l'acuité effective au loin, c'est la décroissance rapide chez le myope de l'acuité réelle et
physiologique qui vient s'y ajouter. Ainsi, de près,
même avec correction, on trouve que le nombre pour
cent de myopes jouissant de l'intégrité de leur acuité
va en diminuant rapidement avec le degré de myopie
à tel point que, si au-dessous de 1/12, on n'en compte
plus que trente, au-dessous de 1/6, il n'en est plus que
trois dont l'acuité soit égale à 1.

Or, si la vision au loin est la condition normale de
la vie maritime, comment accepter ces faux amblyopes qui ont perdu les 3/4, les 9/10 de leur acuité
alors qu'on refuse les amblyopes vrais de 2/5? Le
résultat n'est-il pas le même, si on ne peut les auto-
riser à rectifier leur réfraction par le port des lunettes
(note 3).

Ainsi se trouve expliquée la portée de l'alinéa 150
de l'instruction de 1879, qu'il serait désirable de voir
appliqué non seulement aux inscrits, mais aussi aux
engagés volontaires des équipages de la flotte, et, en
particulier, aux chauffeurs et mécaniciens :

§ 150. « La myopie vraie ou régulière ne rend im-

« propre au service qu'autant qu'elle est supérieure à
« 1,6 lorsqu'il s'agit d'hommes provenant du recrute-
« ment, à 1/24 lorsqu'il s'agit de marins provenant de
« l'inscription maritime (1). »

Si ce desiratum s'explique facilement pour les uns,
il existe, pour l'appliquer aux autres, des raisons non
moins puissantes. Les premiers ne peuvent porter lunettes parce qu'ils doivent, pour ainsi dire, être *aussi
lestes de corps que de vue* ; les seconds, parce que leurs
fonctions les condamnent à vivre dans le milieu obscur de la machine, dans une atmosphère brûlant de
charbon, de poussière, chargé d'une buée humide,
couverts de sueur, obligés à des ablutions fréquentes,
agissant au milieu des organes d'une machine, surveil-
lant leurs mouvements et menacés sans cesse, à la première inattention, des accidents traumatiques les plus
redoutables. En vérité, les lunettes pourraient-elles
être tolérées pour eux ? et si elles le sont peuvent-ils
s'en servir (2) ? Et cependant, dans l'état actuel de nos
règlements, ces hommes doivent encore bénéficier de
la tolérance établie pour le recrutement !

CONDITIONS DE LA VISION SUIVANT LES PROFESSIONS. —
La différence des conditions visuelles imposées au
soldat et au marin s'explique par la différence même
des exigences de leur service habituel. Mais ne doit-il
pas en être encore ainsi pour les différentes professions, aussi bien dans l'armée que dans la marine?

---

(1) Voir la note de la page 104, au sujet de l'erreur du texte officiel.

(2) Les myopies moyennes, même faibles et le port des lunettes ne sont pas
acceptés dans certaines compagnies de chemins de fer, pour les mécaniciens et
les chauffeurs (Voir l'Appendice).

S'il est vrai qu'un fantassin n'a pas les mêmes obligations qu'un artilleur, si un timonier à bord est
astreint à un service tout opposé à celui d'un calier ou
d'un chauffeur, ne devrait-il pas y avoir pour chacun
d'eux des degrés? Faut-il demander à celui qui va
faire partie de la réserve ou de l'armée territoriale,
même vision qu'au jeune soldat qui sera incorporé
dans l'armée active?

Dans l'armée. — Les règlements militaires, sauf une
courte observation dont il sera ultérieurement question à propos des services auxiliaires, n'ont pourtant
de ce chef établi aucune distinction. L'autorité militaire conserve à ce sujet toute liberté d'action. « Elle
« répartit les sujets suivant l'aptitude qu'elle leur re
« connaît au service de l'infanterie, de la cavale
« rie (1). » L'instruction ministérielle pour l'exécution
de la loi de réorganisation de l'armée de 1873, disait
bien : « On devra choisir pour l'infanterie les hommes
« les mieux doués sous le rapport de l'agilité, *de la*
« *vue,* en un mot, de l'harmonie qui doit exister entre
« toutes les fonctions, conditions requises en parti
« culier pour le service des chasseurs, des tirail
« leurs, etc... » Elle exigeait aussi une excellente vue
pour le service de l'artillerie, mais nulle dépêche ou nul
article de règlement n'indique ou ne laisse soupçonner
à quelles épreuves péciales devraient satisfaire les recrues avant d'être dirigées sur tel corps ou sur tel autre.

Ailleurs qu'en France, dans quelques armées, on
s'est préoccupé pourtant de ce problème. En Russie,

(1) *Instruction militaire*, 1877, p. 334.

l'examen aux grandes distances est réglementaire, quand il s'agit du recrutement de tirailleurs d'élite. On les soumet en outre à des épreuves périodiques, et si la fonction vient à baisser, on les renvoie à d'autres corps ou à un rang moins bon (1).

Le Danemark a aussi établi une distinction au moins pour le degré de myopie qui ne serait que de 1/16 pour le service des armes et 1/8 pour le soldat du train des équipages. En Allemagne, il n'existe pas, je crois, de règlement particulier, mais la plupart des médecins paraissent être partisans d'un examen spécial suivant chaque spécialité militaire (2).

MARINE. — L'instruction ministérielle pour les médecins de la marine, de 1879, a, contrairement à l'instruction militaire, fait une mention plus formelle de la nécessité d'une bonne vision chez les apprentis fusiliers et les apprentis canonniers. « Ils sont choisis « parmi les hommes bien constitués, exempts de toute « infirmité même légère (varices, pointes de hernie, « orteils déviés, pieds plats, etc...), doués *d'une vue* « *complètement normale*, et ayant au minimum pour « les fusiliers 1^m,54 et pour les canonniers 1^m,60. » Mais ce n'est là encore qu'une indication bien vague, car il faudrait préciser ce qu'on doit entendre par une vue normale et à quelles preuves on pourra la reconnaitre.

Pour être normale, la vue doit réunir bien des qualités : acuité, portée (3), accommodation, réfraction

(1) Gayat, *Annales d'oculistique*. 1875. p. 171.
(2) *Annales d'oculistique*, 1877. *Société opthalm. d'Heidelberg*, Benmeister, Burchardt, Schmidt. Kimpler, etc.
(3) Voy. la définition dans la note explicative 2 du chapitre Ier.

emmétropique, sens chromatique, tout doit exister dans un état d'équilibre moyen pour ainsi dire : et, cependant un myope d'un degré moyen qui jouit de toute son acuité, d'une accommodation parfaite, mais dont l'œil pèche par excès de réfraction et par un défaut complet de portée pourra faire un soldat du génie passable, encore mieux un excellent fourrier et ne sera jamais qu'un médiocre artilleur : l'hypermétrope, au contraire, dont la réfraction est en moins, et l'accommodation insuffisante de près, mais qui jouit d'une portée supérieure à toute autre, deviendra tirailleur plus habile que le plus parfait des emmétropes ; au loin, il rendra des services impossibles parfois à ceux-ci ; dans la marine, un timonier pourrait avoir toutes les qualités d'une vue supérieure, le moindre daltonisme, pour lui, les annule.

Tout est donc variable suivant les conditions dans lesquelles l'homme doit agir, et si l'on voulait définir *la vue normale* d'un soldat ou d'un marin, il faudrait, avant tout, tenir compte de ce fait que la plupart des professions qui appartiennent à la partie active ou armée de la carrière militaire, exigent une *excellente acuité* et une *longue portée*. « Il semble, ont dit Schmidt et Kimpler, qu'il soit nécessaire de construire une espèce d'acuité visuelle spéciale pour les militaires, à savoir pour les objets éloignés, sans correction (1). »

Du DEGRÉ D'ACUITÉ A EXIGER SUIVANT LES PROFESSIONS. — Quel sera donc le degré de vision à exiger? Comment le mesurer ?

(1) *Ann. d'ocul. (loc. cit.)*, 1877.

Un corps de 0^{mm},1 vu à 0^m,33 ou un pied sous un angle visuel de 1′ et formant sur la rétine une image de 0^{mm},005 ou plus exactement de 0,00436 constitue l'unité généralement acceptée comme mesure de l'acuité normale. C'est le minimum visible ou séparabile de notre œil, et son image serait la limite de la perception rétinienne (1).

Or, cette acuité parait chez beaucoup de sujets inférieure à la réalité.

Chez les emmétropes encore jeunes qui vivent à la campagne, dans les plaines, et dont la vue n'est point fatiguée par la fréquentation et les travaux de l'école, vous trouverez peut-être plus de sujets ayant une acuité supérieure à 1 qu'en jouissance tout simplement de l'unité considérée comme normale.

Porterfield admettait déjà la possibilité de ce fait, Giraud-Teulon le considérait comme assez commun, le docteur Rech, médecin militaire russe, dit avoir constaté que, dans un régiment, cinquante et un pour cent jouissaient d'une acuité supérieure ou égale à 1 1/2, et le docteur Burchard l'avait trouvée chez des artilleurs allemands souvent au-dessus de 2.

Il est bien évident que ces résultats n'ont pu être obtenus que dans de bonnes conditions d'examen, et avec un éclairage parfait. Si on a reproché au dernier de s'être servi de types particuliers, Rech a fait ses expériences avec les optotypes de Snellen, et leurs résultats généraux se trouvent confirmés par les travaux plus récents du docteur Maurel, médecin de

(1) Voy. le chapitre Ier.

première classe de la marine (1) et les examens nombreux auxquels je me suis livré en employant son échelle ou celle de Wecker.

Il résulte de ces faits que l'acuité dite normale, ne peut pas, au moins chez les jeunes gens qui ont été jugés aptes au service militaire, avoir la prétention d'être une moyenne exacte, mais seulement approximative (Snellen) (2). Certainement, il est possible que la disposition des test-caractères dont on s'est servi (note 4), la race des soldats examinés, leur genre d'éducation, les conditions de liberté de leur vie antérieure, au grand air, à la campagne, etc. etc., aient pu influer peu ou beaucoup sur les résultats obtenus, mais de leur rapprochement il ne se dégage pas moins la preuve de cette affirmation : que chez les jeunes soldats l'acuité mesurée au loin avec les échelles de Wecker ou de Snellen, est souvent supérieure à 1, et que, *sans prétendre imposer aux corps d'élite, chasseurs, tirailleurs, éclaireurs, une acuité de 1 1 2 (comme Rech le propose ($V = 9/6$) ou aux artilleurs une acuité égale à 2 ($V = 2$ Burchardt), on pourrait, sans crainte d'apporter un obstacle au recrutement, leur demander au moins $V = 1$ et même un peu plus.*

Portée de la vue. — Une condition pourtant est nécessaire, c'est que le mot acuité soit entendu dans le sens militaire du mot, et ne s'applique qu'à la vision des objets éloignés, sans correction des anomalies de la réfraction. C'est à cette acuité de loin que nous avons réservé le nom de portée de la vue, de toutes

(1) *Arch. de médecine navale,* 1879, p. 265.
(2) *Ann. d'ocul.,* janvier, février 1879.

les qualités, la plus utile au soldat et au marin, la plus importante encore depuis que s'augmentent sans cesse les distances auxquelles peuvent atteindre les projectiles lancés par les armes à feu modernes (note 5). Il n'existe cependant aucun essai pour en déterminer la normale, ce n'est qu'expérimentalement et d'après les conditions pratiques de chaque profession qu'on y arrivera.

Théoriquement, on admet qu'un œil qui, à 5 ou 6 mètres (15 ou 20 pieds), voit les nos 15 ou 20 des anciennes échelles, doit aussi voir le n° 50 à 50 pieds, le n° 100 à 100 pieds, etc. Ce n'est là qu'une hypothèse suffisante aux applications médicales et aux examens ordinaires de l'acuité, mais qui devient fausse dès qu'il s'agit de la longue portée de la vue. Tel sujet peut très bien à ces distances avoir $V=1$, et cependant être tout à fait incapable de viser un but à 2 000 mètres, tandis que tel autre dont V sera inférieur à petite distance, aura au loin une acuité parfaitement normale, fait qui paraît fréquent chez les tireurs (1). Mathématiquement, toutes les fois que le rapport entre les numéros de l'échelle et la distance à laquelle ils doivent être vus, est rigoureusement observé, l'image produite sur la rétine est sous-tendue par le même angle; celui qui en lit un devrait les lire tous, pour ainsi dire jusqu'à l'infini, et si l'expérience démontre le contraire, même en l'absence de toute amétropie, il faut bien que certaines causes expliquent ces différences.

Elles sont, en effet, multiples : les unes accidentelles

(1) Camus, méd. maj. *Rec. de mémoires de chirurgie militaire*, 1881, p. 206.

et étrangères à l'individu, les autres individuelles. Les premières sont très nombreuses, le jour, l'heure, la pureté de l'atmosphère, l'intensité de la lumière, son mode d'incidence, l'éclairage par des rayons directs ou diffus, la couleur, la régularité de surface des objets, leur position plus ou moins élevée au-dessus du sol ou de l'eau, si on est sur mer, le voisinage d'un objet connu servant de point de repère, ou leur projection sur un horizon rapproché comme une maison, un remblai (1), voilà tout autant de causes accessoires dont on ne peut tenir compte, ce sont autant de variables.

Mais il est deux autres causes individuelles plus fixes, une innée, l'autre acquise, qui sont plus importantes : la première tient à une qualité même de l'œil, l'autre à son éducation. Celle-ci s'acquiert par l'exercice ou s'explique par l'habitude. L'habitant des vastes plaines où l'œil a toujours un horizon lointain devant lui, le chasseur toujours en observation, le guetteur, le pilote, la vigie, habitués à explorer l'immensité de la mer, acquièrent une expérience, une rapidité de jugement, une facilité d'appréciation qui semblent même dépasser parfois les limites de leur perceptibilité visuelle.

La première constitue au contraire une aptitude individuelle ; elle ne serait pas rare chez l'hypermétrope, elle est plus particulièrement l'apanage des peuples sauvages ou non-civilisés ; Gayat en a cité de remarquables exemples chez les Kabyles et les Arabes,

(1) Gayat, *Ann. d'ocul. De l'acuité de la vue pour les grandes distances,* 1875.

et on la rencontre plus souvent chez les gens de la campagne que parmi les habitants des villes. Y a-t-il seulement chez eux habitude et exercice inconscient? ou bien y a-t-il réellement une propriété spéciale (note 6).

Des conditions de l'épreuve visuelle. — Quoi qu'il en soit, ce sont surtout ces vues longues, à grande portée, qu'il serait désirable de choisir pour les professions dont il est ici question. Il semblerait donc nécessaire de déterminer la limite pratique pour chacune d'elles, et par exemple pour l'artilleur, le fusilier, et dans la marine pour le gabier, le timonier, le pilote, de se placer aussi exactement que possible dans les conditions du service actif de chacun d'eux pour les examiner, c'est-à-dire faire usage de cibles, de pavillons, de signaux qu'il faudrait reconnaitre à 1 200, à 1 500, 3 000 mètres.

Ce serait se créer des difficultés bien grandes et en somme presque inutiles, que de procéder ainsi à l'examen visuel des hommes. Les résultats obtenus à une distance moyenne de 10 à 20 mètres concordent en général suffisamment avec ceux que fournit l'examen aux grandes distances. Il résulte, en effet, du travail de Maurel, aussi bien que des renseignements que j'ai pu me procurer auprès de plusieurs collègues, que ce sont en général les hommes, qui, à cette distance moyenne, ont fait preuve de la meilleure acuité, qui sont aussi les meilleurs tireurs dans les compagnies.

Méthode. — On peut donc s'en tenir à cet examen à distance moyenne, en employant le procédé du doc-

teur Maurel, ou le procédé plus général que j'ai déjà décrit (voy. 1ᵉʳ chapitre). Tous deux n'ont besoin que d'un
seul numéro des échelles typographiques, convenablement choisi, visible à 10, 12, 15 mètres, suivant
qu'on préférera une de ces bases : ce qui devra varier
sera la distance à laquelle il sera lu, et les différences
individuelles seront facilement appréciables et fidèlement traduites par la distance en mètres ou divisions
du mètre à laquelle leur lecture aura eu lieu.

Procédé de Maurel. — Il exige le tableau spécial
que l'auteur a proposé. Il se compose de lettres capitales choisies d'après les principes généraux qui doivent
présider à la confection des test-caractères. Elles correspondent au numéro 30 de Jaeger et doivent être
lues à dix mètres. Ces lettres différemment groupées
forment 5 lignes, une blanche sur fond noir, une noire
sur fond blanc, les trois autres, rouge, jaune, bleue,
sur fond blanc.

Le tableau étant disposé à hauteur d'homme, bien
éclairé, un double décamètre ou ligne de sonde étendue par terre, indique les distances. L'homme à examiner est placé à 15 mètres, il s'approche lentement
jusqu'à ce qu'il puisse épeler toutes les lettres d'une
ligne, puis s'avance encore, recule ou reste en place
pour lire les suivantes. Chaque distance ainsi relevée
est notée, et la moyenne des 5 mensurations donne
l'acuité visuelle moyenne. Celle-ci est tout simplement représentée par le chiffre qui a été trouvé : 10
étant la normale, les chiffres au-dessus représentent
une acuité supérieure. Ainsi le noir sur blanc est en
moyenne de 13ᵐ,90, du bleu sur blanc de 13ᵐ,51, du

blanc sur noir de $13^m,34$, le rouge descend à 12 mètres et le jaune tombe à $10^m,69$.

Quoique ce procédé soit parfaitement logique, ses résultats peut être plus complets, et leur notation plus simple en apparence que dans les autres, je vous conseillerai pourtant de rester fidèle aux habitudes classiques de mensuration de l'acuité, en choisissant le procédé qui s'adapte le mieux à cette mensuration au loin. En voici les raisons : mesurer pour chaque homme l'acuité pour les cinq lignes de lettres est une complication qui, dans la pratique courante, ne me parait pas justifiée. L'acuité chromatique n'a besoin d'être connue que pour certaines professions, et pour celles-ci le simple examen de lettres colorées en rouge, jaune et bleu ne peut suffire, bien des daltoniens échapperaient à ce contrôle, parce que, quoique incapables de reconnaître les couleurs, ils n'en restent pas moins parfaitement aptes à distinguer la forme et à épeler les lettres. Ce qu'il importe de connaitre pour tous, c'est l'intégrité du sens lumineux, et si, pour d'autres, l'appréciation du sens chromatique est nécessaire, un examen distinct et complet deviendra indispensable. Le procédé que je viens de vous décrire est donc inutile pour la plupart, insuffisant pour ces derniers.

Quant au mode de notation, il n'est ni conforme, ni comparable à celui qui est encore accepté partout. On pourra sans doute l'employer par abréviation, mais à la condition de bien spécifier que le chiffre 10 est l'unité normale et équivaut à $V = \dfrac{10}{10}$ ou 1, que les

autres chiffres ou au-dessus ou au-dessous ne sont
que les numérateurs d'une fraction dont 10 est le dénominateur et équivalent par suite à

$$\ldots\ldots \frac{15}{10} \ldots\ldots \frac{11}{10} \left(\frac{10}{10} = 1\right) \frac{9}{10} \ldots\ldots \frac{4}{10}, \text{ etc.}$$

PROCÉDÉ ORDINAIRE. — Ce sont ces considérations
qui m'ont fait adopter comme mode plus simple d'examen de classement des hommes déjà reconnus aptes
au service, le procédé suivant:

Le test-caractère, visible à 10 mètres de l'échelle de
Wecker, ou à défaut le numéro 12 des optotypes de
Snellen, visible à 12 mètres (ce qui n'entraîne qu'un
changement dans le point de départ de la notation
$\frac{12}{12}$ étant l'unité), est isolé et placé contre un mur ou
contre la porte d'une grande salle, largement éclairée
par la lumière diffuse. Un ruban de fil, sur lequel on
a tracé 15 ou 16 divisions métriques, est fixé par un
anneau au mur et à son extrémité terminale sur une
chaise; les cinq derniers mètres portent des divisions
par $0^m,25$.

Le médecin s'assure tout d'abord que sa propre
acuité est dans sa normale habituelle, et que les conditions générales de l'examen, en particulier l'éclairage, sont identiques à celles des examens précédents.
L'homme est alors placé à l'extrême limite près de la
la chaise, tenant de sa main rapprochée et pendante
le long du corps le ruban, et cherche à lire couramment les lettres placées devant lui; il se rapproche
lentement et s'arrête dès qu'il les distingue avec net-

teté. Le chiffre sur lequel se trouve sa main indique la distance et on l'inscrit tel quel, quitte à le transformer en chiffre fractionnaire pour le comparer aux formules habituelles de l'acuité et, dans ce cas, le faisant précéder de l'abréviation VR ou vision remotum.

Soit, par exemple, la distance trouvée $13^m,50$, on aura, comme formule, $VR = \dfrac{13^m,50}{10}$ ou $1 + \dfrac{3^m,50}{10}$, ou encore, soit 9 la division métrique, ou il s'est arrêté, RV sera $\dfrac{9}{10}$.

On m'a objecté que les hommes qui doivent subir cet examen, étant, en cas d'acceptation, destinés à des spécialités présentant certains avantages, pourraient très facilement, s'ils y trouvaient un intérêt, dissimu-

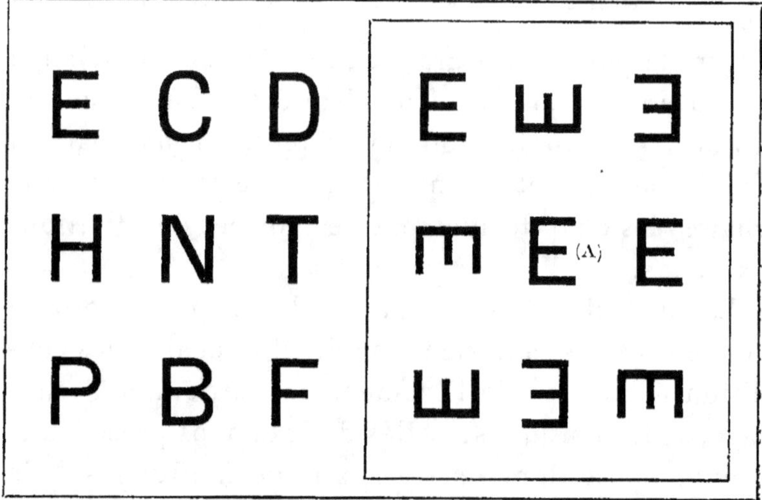

Fig 14.

ler un vice de vision. Connaissant l'épreuve à laquelle ils seront soumis, ils peuvent se procurer la série de

lettres qu'ils auront à lire, les apprendre, répondre de
mémoire et sans les voir, car en somme ce numéro 10
se réduit à quelques lettres seulement

Il est facile d'éviter ce subterfuge par la disposition
ci-dessus (fig. 14) de lettres et de signes pour les illettrés
de Wecker ou de Snellen, tous du même numéro 10.

D'abord on peut demander à l'observé de lire les
lettres ainsi disposées, dans n'importe quel ordre, ce
qui constitue une première difficulté pour le simulateur. Quant aux signes, placés sur un carton différent
de celui qui porte les lettres, mobile autour de son
centre (A), et pouvant prendre quatre positions, ils
sont susceptibles de fournir vingt-huit combinaisons de
lecture, faciles à indiquer par le médecin, impossibles
à prévoir par l'observé.

Si ce mode d'examen était accepté, il y aurait à en
faire l'application au recrutement de certaines spécialités militaires, après avoir fixé la limite pratique pour
chacune d'elles (note 7). Comme l'épreuve à laquelle
doivent satisfaire les élèves de l'École navale, celle-ci
tient un compte suffisant de l'ensemble des qualités
visuelles qui peuvent permettre à un homme le libre
exercice d'une profession à longue portée de la vue :
elle est simple, usuelle, d'une application facile et
exacte. Chacun peut l'employer sans commettre d'erreur sensible.

APPLICATION AUX SPÉCIALISTES MILITAIRES. — ARTILLEUR. —

$VR = \dfrac{11}{10}$. Dans l'armée, les premiers à y être soumis,

devraient être les artilleurs et les soldats d'élite qui
doivent surtout agir en tirailleurs. Pour les premiers,

une portée égale à l'unité nous parait suffisante. En raison de l'énorme distance à laquelle l'artillerie moderne peut envoyer ses projectiles (6, 10, 12 mille mètres) on est porté *a priori* à exagérer les nécessités, visuelles de ceux qui doivent pointer les pièces. La réflexion corrige cette impression. En effet l'artilleur vise surtout sur des masses, le but à atteindre grandit avec la distance même du tir et reste toujours supérieur au minimum visibile que cette distance suppose ; en second lieu et de l'avis des hommes compétents on ne peut utiliser pratiquement ces portées extrêmes que dans le cas où le but à atteindre (ville, amas de troupes, bois) est si étendu qu'il est accessible aux amblyopes eux-mêmes ; enfin l'officier, à l'aide de ses instruments de précision, reconnaissant et indiquant les distances du tir, l'artilleur n'a que la direction à donner.

Le fait d'artilleur dont l'acuité était inférieure à la normale et ayant pourtant obtenu d'excellentes cotes de tir n'est point rare. Maurel le constate et s'en étonne quelque peu. Caradec, médecin-major du vaisseau-école des canonniers le signale dans un tableau inédit qu'il a bien voulu me communiquer, et j'ai vu moi-même, un quartier-maitre, atteint d'une rétinite pigmentaire congéniale, arrivée à ce point que le champ visuel était diminué de 2/3 et l'acuité centrale réduite à 1/4, se récrier sur la proposition de réforme que je lui faisais parce que, disait-il, il avait obtenu les meilleurs coefficients aux derniers tirs.

De sorte que, malgré les prévisions contraires auxquelles on est souvent enclin, une bonne et longue vue, semble moins nécessaire à l'artilleur qu'à certaines autres spécialités.

POUR LE TIRAILLEUR. — $VR = \frac{11}{10}$. Il en est tout différemment pour le fantassin d'élite, chasseur ou tirailleur, qui agit isolément et dont le tir doit être tout à fait individuel et variable comme la distance qu'il vient de mettre entre lui et l'ennemi. Voir un homme à 600, 800, même 1,000 mètres est aisé à la plupart des soldats, mais le distinguer, le reconnaitre comme ami ou ennemi, alors qu'il se défile, qu'il ne montre qu'une partie de son corps, est à la fois plus difficile et bien plus important, car pour lui, ne voir ni assez vite, ni assez loin, être prévenu par l'ennemi, se paye souvent d'une blessure qui le met hors de combat.

Aussi, je crois que $VR = \frac{11}{10}$ devrait être exigé, tout ce qui est au-dessous restant dans les rangs de l'infanterie de ligne.

CAVALERIE LÉGÈRE. — $VR = \frac{11}{10}$. Il est encore une spécialité qui devrait satisfaire à la condition qui précède, c'est le cavalier auquel incombe le service de vedette et d'éclaireur. En général tout soldat destiné à monter à cheval devrait jouir d'une vue normale, mais à la rigueur dans la cavalerie de ligne, encadré par ses voisins, celui qui est myope, celui-là même qui arrive à peine à $V = 1/4$, peut faire nombre ; dans la cavalerie légère qui s'en va au loin explorer le pays, pour ainsi dire l'œil en éveil et toujours en avant, ce serait chose fâcheuse de ne pas avoir plus d'exigence.

MARINE (1). — *1ʳᵉ Catégorie n'exigeant aucune condition spéciale.* — V $= 2/5$. — Dans la marine, les spécialités sont plus nombreuses encore que dans l'armée. Pour les unes, l'homme n'a besoin que de l'acuité réglementaire. Un examen autre que celui auquel l'homme a été soumis avant son incorporation est inutile. Les conditions générales suffisent. Tels sont les caliers, soutiers, chauffeurs, mécaniciens, et sous sa désignation générique le matelot destiné au service général du bord.

2° Catégorie exigeant l'intégrité parfaite de la vision. — VR $= \dfrac{11}{10}$. Pour d'autres, la longue portée de la vue est une nécessité. Ce sont les artilleurs et les fusiliers. Et ici les médecins de la marine appelés à constater les aptitudes physiques des hommes proposés pour être affectés à ces spécialités peuvent se montrer plus exigeants que leurs confrères de l'armée, l'instruction de 1879 les y convie (note 8). En raison de l'instruction spéciale et dispendieuse donnée par la marine à ce personnel d'élite et restreint, leur choix est plus important et les non-valeurs plus préjudiciables. La supériorité, l'insuffisance ou la médiocrité des hommes qui y sont affectés se trouvent liées de trop près, tout étant égal, d'ailleurs, à l'état de leur vision pour qu'on ne soit pas tenté de demander indifféremment aux uns et aux autres une acuité de $\dfrac{11 \text{ à } 12}{10}$, à moins que cette exigence ne fût

---

(1) Voir, à la page 304, le tableau général des conditions d'aptitudes exigées pour les différentes professions maritimes, avec l'indication des décrets, instructions, arrêtés ou dépêches qui les ont établies.

un obstacle au recrutement, ce qui ne se présenterait pas très vraisemblablement (1).

3° Catégorie exigeant une grande supériorité de la vision VR $= \dfrac{12 \text{ à } 13}{10}$ *et l'intégrité du sens chromatique*

VC*h* $= \dfrac{10}{10}$.— Il est enfin, d'autres professions pour lesquelles la portée de la vue doit encore être supérieure, ce sont à bord les timoniers, les pilotes, tous ceux qui doivent remplir les fonctions de vigie et à terre les guetteurs de sémaphore. Je me range ici complètement à l'avis du docteur Maurel, et je formule avec lui ces deux propositions que je complète.

« Pour les pilotes et les guetteurs, on ne saurait admettre une vue moyenne inférieure à 13 mètres soit $\dfrac{13}{10}$.

« Pour les timonniers, elle doit être de 12 mètres ainsi que pour tout homme gabier ou matelot qui est appelé à remplir les fonctions de vigie, soit $\dfrac{12}{10}$. »

Il ne saurait suffire aux hommes qui peuvent se ranger dans cette troisième catégorie de jouir d'une acuité supérieure, il faut encore qu'ils puissent distinguer à distance les couleurs. A bord tout homme depuis l'officier jusqu'au timonier qui doit veiller à la marche et à la sûreté du navire doit à la fois posséder et l'acuité pour la lumière et l'acuité chromatique. De

____

(1) L'instruction ministérielle du 23 mars 1888, exige pour le canonnier une vue normale et accorde pour le fusilier une tolérance de 3/5 pour l'œil gauche avec V $=$ 1 pour l'œil droit.

la fausse interprétation d'un signal, d'un feu, d'un pavillon, peuvent dépendre la bonne ou la mauvaise exécution d'une manœuvre, et, ce qui est autrement grave, le sort du navire et de tous ceux qu'il porte. A ce point de vue, on pourrait dire avec le docteur Favre, que le daltonisme qui peut amener cette erreur est un péril social.

Du daltonisme. — L'importance de ce sujet m'oblige, avant de formuler les desiderata d'un examen spécial, à vous donner quelques notions succinctes sur l'achromatopsie en rapport avec la profession maritime, et je ne peux qu'être heureux d'avoir à vous signaler entre autres travaux que j'aurais à vous résumer, l'excellente étude que notre confrère le docteur Féris a publiée dans les *Archives de médecine navale* de 1876.

Nous possédons presque tous la faculté de distinguer les couleurs et les nuances qu'engendrent leurs combinaisons. Tous, sans doute, nous n'avons pas la même finesse, et de même que telle oreille peut distinguer le son de deux diapasons qui donnent l'un 1 200 vibrations et l'autre 1 201, de même il est des privilégiés qui peuvent distinguer des nuances variant à l'infini, tandis que d'autres y sont plus ou moins insensibles. Mais entre celui qui peut connaître les 14 420 tons existant d'après Chevreul ou les 18 000 nuances qu'on a comptées dans les peintures du Vatican, et cet autre qui, frappé d'une véritable cécité pour les couleurs, voit tout dans la nature comme en grisaille, ne peut distinguer un tableau d'une photographie, il est une foule de degrés.

Variétés. — Celui-ci, et le fait est bien rare, ne voit aucune couleur, tout pour lui est noir, blanc ou gris, il est *achromatopse*. Celui-là ne voit pas, une des couleurs du spectre ou la confond avec une autre, il est atteint de *chromapseudopsie* ou *achromatopsie* partielle. D'autres, ils sont plus nombreux, ne savent distinguer ni les tons, ni les nuances ou les teintes d'une couleur qu'ils reconnaissent très bien quand elle est saturée, on les dit *dyschromatopses*.

Tous sont impropres au service des signaux, car pour en accomplir toutes les exigences, non seulement il leur faudrait une portée normale de la vue, mais encore pour toutes les couleurs une acuité suffisante qui leur permette de les distinguer autant que possible de loin et malgré les atténuations de teinte que peuvent leur donner l'éloignement, la brume, les nuages, la neige et les variations du fond sur lequel elles se détachent.

Dans les actes de la vie ordinaire, les inconvénients du daltonisme sont en somme assez minimes. Peut-être même celui qui en est atteint ne se doute pas de son imperfection, ou bien à peine se reconnaitra-t-il une certaine infériorité dans l'appréciation des couleurs d'un tableau, des étoffes ; ses goûts, dans leur assortiment, dans sa toilette, pourront parfois paraître bizarres, excentriques ; il pourrait bien se faire encore, s'il devait être peintre, tapissier, teinturier, ou s'occuper de modes, que l'existence de ce vice de la vision lui prépare plus d'un désappointement ; en somme pourtant, il ne nuit sérieusement ni à lui ni aux autres, sa vue peut être parfaite, rien ne lui échappe, seulement il voit autrement que ceux dont la vision chromatique est complète.

Mais dans un service public, dans les chemins de fer, dans la marine, où les manœuvres, la direction, la vitesse, l'arrêt ou la marche du navire ou d'un train sont gouvernés par des signaux que distinguent les couleurs (note 9), on comprend toute la gravité que peuvent avoir pour l'exécution d'un ordre, la responsabilité d'une manœuvre, d'un naufrage, d'un déraillement, en un mot la sécurité d'un navire ou d'un convoi de chemin de fer, les erreurs involontairement commises par les yeux de celui qui doit les voir et les interpréter.

FORMES ET CAUSES. — Ces dangers sont d'autant plus menaçants que le daltonien peut s'ignorer lui-même, qu'une maladie accidentelle, un excès, un travail forcé peuvent provoquer l'apparition ou permanente ou passagère de cette imperfection.

Congénial, il existe en général, dans les deux yeux, il est souvent héréditaire, plus fréquent chez l'homme, susceptible peut-être de se corriger partiellement, par des exercices spéciaux ; malheureusement il peut rester longtemps, même toujours, inconnu à celui qui le porte ; rien autour de celui-ci n'ayant changé, il ne peut avoir l'idée de sensations qui lui ont toujours manqué, et si, d'après des données qui lui sont propres, il différencie suffisamment pour ses besoins les objets qui l'entourent, pour ne pas se douter du défaut dont il est atteint, le hasard seul pourra le lui faire découvrir.

Accidentel, le daltonisme peut être dû à des causes bien nombreuses :

1° Le mélange de certaines substances colorantes avec le sang et les humeurs de l'œil peut provoquer un trouble d'ailleurs passager dans la perception des couleurs : telles seraient la santonine, la bile ; mais ce n'est là qu'un fait exceptionnel, en somme sans danger ;

2° Il n'en est pas de même des maladies de la rétine et du nerf optique, dont l'achromatopsie est fréquemment un symptôme, d'autant plus redoutable qu'au début le malade ignore encore son existence, et a conservé dans ses aptitudes passées toute sa confiance.

(*a*) Au premier rang, les atrophies progressives du nerf optique dont elle est l'élément le plus précoce et le plus constant (1).

(*b*) Ensuite les rétinites, les décollements rétiniens, les choroïdites, les apoplexies de la choroïde.

(*c*) Dans d'autres cas plus importants encore, les lésions oculaires sont moins apparentes, malgré que ce symptôme soit encore plus fréquent, ce sont les amblyopies toxiques par l'alcool et le tabac. L'altération du sens chromatique ne s'y manifeste parfois et au début que par un scotome central pour les couleurs, de telle sorte que suivant la direction de son regard le malade sera ou non daltonien à une époque de sa maladie où il n'existe encore ni amblyopie bien notable, ni diminution du sens visuel (Nuel de Louvain) (2).

(*d*) Je ne signale qu'en passant l'achromatopsie des

<hr>

(1) Galezowski, *Du diagnostic des maladies des yeux par la chromatoscopie rétinienne.* Paris, 1868. — Leber, *Ann. d'ocul.*, 1869. — Warlomont, *Dict. encycl.*, t. XVII, etc.

(2) *Ann. d'ocul.*, 1878.

hystériques décrite par Charcot (1) que nous ne sommes guère exposés à rencontrer dans les services publics.

(*c*) Mais il est particulièrement utile de savoir qu'une plaie de tète, une contusion du crâne ou de l'œil, la commotion cérébrale, peuvent lui donner naissance. Ce sont ces cas que le docteur Favre a décrit sous le nom de *dyscromatopsie traumatique* (2).

(*r*) Enfin l'exposition habituelle des yeux devant la clarté incandescente des fourneaux (Féris), des causes morales, des fatigues prolongées ont pu la produire ou l'aggraver (docteur Favre (3). Ce serait à cette dernière catégorie qu'il faudrait attribuer les cas de dischromatopsie, observés chez de jeunes candidats, à la veille de leur examen, par le docteur Maréchal. Il les attribue, non sans raison, au surmenage cérébral auquel ils sont soumis, et auquel s'ajoutent parfois des habitudes vicieuses, et le régime trop parcimonieux de certains établissements scolaires.

De ces deux formes, l'une congéniale, l'autre acquise, c'est cette dernière qui est encore la plus à craindre dans un service public. Les daltoniens de naissance voient le monde à leur manière, et s'ils ne connaissent pas une ou plusieurs couleurs, ils n'en peuvent pas moins distinguer les vibrations de l'éther par d'autres caractères : on en a vu faire leur service comme conducteurs de train, aiguilleurs, sans méprises aucunes pendant des années (docteur Nuel),

(1) *Gaz. des hôp.*, 1879 et 1880.

(2) Favre, *Gaz. méd. de Lyon*, 25 juin 1875. — *Gaz. hebd. de méd. et de chirurgie*, 1877. n° 41. Fontan, R. O. décembre 1885.

(3) Warlomont, *Dict. encyclopédique des sciences médicales*, p. 148,

ou remplir à bord, même avec une aptitude remarquable, les fonctions de timonier (Feris). C'est que, pour reconnaître les couleurs, ils ont leurs procédés, leur manière que l'exercice perfectionne. Le rouge et le vert leur sont inconnus, mais ils savent les différencier par leur éclat, leur degré de clarté et les distinguer encore mieux des autres couleurs, par la nature même de l'impression, puisqu'ils ont conservé la notion exacte de celles-ci. Leur acuité visuelle peut être normale, et leur sens lumineux semble se perfectionner par la nécessité même où ils sont de distinguer, à son aide, les deux notes qui leur manquent dans la gamme chromatique, et dont la fréquentation de leurs semblables leur a appris l'existence et le nom. Cette suppléance est particulièrement rapide pour le rouge des signaux (Warlomont, Redard, Parinaud), on dirait presque que la sensation du rouge est plutôt affaiblie que perdue (Giraud-Teulon). Malheureusement l'usage qu'ils sont obligés de faire de leur sens lumineux pour corriger les imperfections de leur sens chromatique, devient pour eux la cause d'erreurs grossières. Il suffit que, dans certaines conditions, des couleurs, opposées comme tons, acquièrent la même intensité lumineuse pour qu'aussitôt les rouges, les verts, les gris ne présentent plus à leurs yeux de différences, tandis que leur correction reste parfaite pour le bleu, le jaune, le violet. Dans ces mêmes conditions, leur vocabulaire devient incertain, variable, hésitant et les amène à remplacer la netteté des dénominations à donner à leurs impressions, par une périphrase, une comparaison, ou à modifier, changer, reprendre l'expression dont ils s'étaient tout d'abord servi.

Le daltonien accidentel par maladie, ignore au contraire absolument et au début, le vice de la vision qui l'atteint; il n'a ni l'expérience, ni la pratique de son état nouveau, et il n'y sera rendu attentif que par les méprises que le hasard aura rendues peut-être bien redoutables. Bienheureux encore si à ses premières erreurs il confesse son imperfection. Il y a, dit Féris, deux sortes d'hommes dangereux parmi les daltoniens, ceux qui ignorent leur affection, ceux qui la sachant n'osent pas en convenir ou ont intérêt à la cacher.

Chez lui, les erreurs sont plus grossières, plus franches et partant plus faciles à découvrir. Avant sa maladie, il a eu la notion exacte de toutes les couleurs et des noms qu'on leur donne. Le souvenir lui en est resté et dans les impressions qu'il reçoit aujourd'hui, il croit voir les blancs, les gris, les noirs qu'il connaît, de même que dans les couleurs composées qu'il examine, il ne voit plus que le total des composantes moins la couleur dont il vient de perdre la perception. Dans l'un comme dans l'autre cas, il n'éprouve aucune hésitation à trouver l'expression qui s'adapte à la fausse sensation qu'il reçoit. Au début, rien encore ne peut le mettre en garde contre les erreurs qu'il commet : souvent celles-ci ne portent que sur les nuances ou ne s'accentuent que par le défaut de saturation des couleurs ou la diminution d'éclairage, plus tard, la diminution du champ visuel, son rétrécissement plus ou moins régulier, l'apparition de scotomes, l'affaiblissement de son sens lumineux, de son acuité visuelle, viendront éveiller ses inquiétudes, bien plus que le déficit de son sens chromatique qui a pu précéder ou qui accompagne, d'une manière plus ou moins régulière, la perte progressive des autres fonctions de la rétine.

Tous deux, à l'état d'achromatopsie totale ou partielle, présentent les mêmes symptômes du côté de leur sens chromatique; mais, contraste à noter : le daltonisme, chez l'un, est incurable, régulier, susceptible de se perfectionner par l'éducation ; chez l'autre, il peut guérir, mais le plus souvent, tend à s'aggraver; il est parfois transitoire ou soumis à des modifications rapides en bien ou en mal et variables d'un jour à l'autre.

Chez celui-ci, la rétine jouit de toutes ses propriétés autres que son sens chromatique; chez celui-là, elle marche vers une abolition simultanée ou successive de toutes ses fonctions. (Lumière, forme, couleurs.)

Pour l'un, il a toujours existé et précédé son admission au service; pour l'autre, il a pu se déclarer à toutes les époques et au milieu même de l'exercice de ses fonctions.

Fréquence. — Si encore le daltonisme était chose rare ! Loin de là, depuis que le développement des chemins de fer et de la navigation à vapeur ont rendu plus attentif à ces anomalies, on a pu constater combien, à des degrés divers, elles étaient fréquentes. et on ne s'éloigne guère de la vérité en avançant que sur 100 individus pris au hasard, il en est de 5 à 8 qui sont susceptibles d'hésitations ou d'erreurs franches sur l'appréciation de la couleur des signaux (note 10).

Ces deux faits, fréquence et dangers de cette anomalie, justifient les efforts que bien des médecins ont fait pour rendre obligatoire un examen complet de la vision chez tout homme qui doit être chargé de voir et d'interpréter les signaux tant de jour que de nuit ou pour atténuer, par desmodifications apportées aux systèmes encore en usage, les dangers du daltonisme.

C'est ainsi qu'on a proposé la suppression complète des couleurs, et l'emploi de feux incolores, multiples ou à éclipses, avec la lumière ordinaire ou électrique, ainsi qu'un système de signaux noirs et blancs; ou au moins le remplacement des feux rouges et verts, deux couleurs sur lesquelles on se trompe le plus souvent, par des feux bleus et jaunes qui sont bien plus rarement la cause de l'erreur des daltoniens, mais qui, avec les lumières artificielles, succédanés imparfaits de la lumière blanche, présenteraient bien d'autres défauts (Giraud Teulon).

L'habitude, la routine et certainement de véritables difficultés pratiques s'opposeront encore longtemps à ces modifications acceptables par les chemins de fer, et acceptées par quelques compagnies en Angleterre et même en France, mais qui exigeraient dans la marine une revision complète du vocabulaire des signaux.

Il serait cependant facile, à tout le moins, pour ce dernier service et pour y diminuer les chances d'erreur dans l'appréciation des signaux de nuit, de faire adopter réglementairement pour les verres des fanaux, une couleur et une teinte uniforme. La liberté la plus grande règne encore dans leur choix, chaque fabricant peut les varier : les uns sont foncés, les autres assez clairs, surtout les verts, pour qu'à petite distance on puisse voir la mèche qui les éclaire, et leur centre, de loin, par temps de brume, en paraîtra presque blanc.

A défaut de grandes modifications dans le système actuel des signaux, il faut du moins et d'autant plus sévèrement s'en tenir à un choix spécial du personnel justifié par l'examen chromatique de la vision.

Faire la recherche préventive du daltonisme, aller au devant d'anomalies que le sujet ignore lui-même, ou qu'il ne découvre que par hasard, est une nécessité aujourd'hui reconnue par tous. L'État, les services intéressés doivent en imposer l'obligation et en fournir les moyens ; les médecins doivent s'y préparer par l'étude et y apporter toute leur attention. C'est le seul moyen d'éviter tout danger du fait des erreurs. Les journaux de tous les pays en ont raconté des exemples, et il est permis de soupçonner que bien des catastrophes inexpliquées du passé n'ont pas eu d'autres causes ; il ne faut pas que ce soupçon puisse peser sur l'avenir. Les vies humaines perdues, les dégâts et les pertes supportées, les responsabilités encourues, font de ces examens un devoir impérieux pour tous.

Malheureusement il n'existe pas de moyen pratique, simple, certain, *adopté universellement*, qui puisse permettre de calculer numériquement l'acuité chromatique, comme on calcule l'acuité visuelle et de formuler le degré qui devrait être exigé.

Voyons pourtant quelles doivent être les conditions

générales da cet examen et quels sont les moyens proposés pour y satisfaire.

Conditions de l'examen. — En dehors du blanc et du noir, les seules couleurs employées dans les signaux sont le rouge, le bleu et le jaune, plus rarement le vert, sauf pourtant pour les signaux de nuit avec des verres fortement éclairés qui ne sont colorés qu'en rouge ou en vert. L'examen portera donc principalement sur ces couleurs et au premier rang sur les deux dernières dont l'ignorance ou la fausse appréciation constituent, de l'avis général (1), la caractéristique de la plupart des chromapseudopsies; de même que dans les cas pathologiques, c'est par le scotome central pour le rouge et le vert, ou par la diminution de leur champ visuel que la maladie commence à se manifester. Les sensations du bleu et du jaune sont au contraire les moins susceptibles d'altération, et cela quelle que soit la cause, congéniale, ou acquise de ce vice de la vision.

Lorsqu'il y a seulement dyschromatopsie ou simple diminution de l'acuité chromatique, ce sont plutôt les nuances de couleurs voisines qui sont confondues ; le violet, par exemple, est pris pour du bleu, l'orangé pour du rouge clair, le rose pour du violet clair, etc. etc.

En second lieu, il faut tenir compte de bien des circonstances qui peuvent modifier profondément

(1) Noël Gueneau de Mussy, thèse, 1839. — Dr Sous. Thèse de doctorat. Paris, 1865.—Leber, *Dict. encyclop.*— Galezowski, *Du diagnostic des maladies des yeux par la chromatoscopie rétinienne.*— Paris, 1868. Wilhem Shon in Hayem, *Revue des sciences médicales*, t. II, p. 957. — *Statistiques* de Holmgren, de Cohn, in *Ann. d'oculistique* (*loc. cit.*). — Warlomont, *Dict. encyclopédique des sciences médicales*. t. XVII, p. 139.— Pour les conditions de l'examen, voy. Landolt et Wecker. *Traité d'ophtalmologie*, t. I, p. 541.

l'acuité chromatique de l'œil normal, et *a fortiori* de l'œil malade. Si on en méconnaissait l'importance, tous plus ou moins nous pourrions être considérés comme daltoniens tandis que d'autres fois de véritables malades échapperaient à notre contrôle. Ces conditions ont trait en particulier *à l'éclairage, à la distance, aux dimensions* des objets colorés, *au choix des couleurs* servant a l'examen, ainsi qu'*à sa durée et au moment* où le sujet doit y être soumis. Autant que possible, elles doivent toutes et toujours être identiques, si on veut obtenir des résultats comparables.

Les couleurs devraient être simples, spectrales irréductibles et non composées. L'œil du daltonien supprime dans celle-ci la couleur qui lui fait défaut, et éprouve du mélange des couleurs qui restent une impression toute différente de celle que lui eût donnée une couleur saturée et franche. A défaut, les laines, les papiers aux teintes mates sont ici préférables aux couleurs lustrées ou vernies dont les reflets peuvent tromper : leur saturation, le fond sur lequel elles se détachent, modifient leur visibilité, non moins que l'intensité et la nature de la source lumineuse, lumière blanche naturelle ou lumière artificielle.

L'*éclairage*, par son degré, facilite, atténue ou trouble la perception chromatique. Sa trop grande intensité éblouit et rend bientôt l'œil insensible à la couleur qu'il vient de fixer, et sujet à erreur pour celle qui suivra. Sa diminution rend la perception incomplète. A mesure qu'il baisse progressivement, les couleurs changent de ton, et les tons sont différemment appréciés par les observateurs. Si tous se conduisent à peu près de même lorsque la lumière est moyenne et suffisante, beaucoup varient dès que son intensité s'affaiblit encore et le degré où la perception nette disparaitra, change pour chacun dans des proportions parfois énormes (Cohn, 1883), même pour les deux yeux du même individu. Avec un très fort éclairage, il n'existe plus, pour ainsi dire, de dyschromatopsie ; avec un très faible, toutes les couleurs n'apparaissent plus que comme clarté (Aubert).

Aussi faut-il le rechercher suffisant, sans excès, mais toujours de même intensité. La lumière artificielle en fournit les moyens, mais trop riche en certains rayons, elle altère les couleurs qu'on doit examiner; la nécessité d'y avoir recours complique l'examen, et mieux vaut en général la lumière diffuse d'un jour ordinaire, sauf toutefois dans le cas où comme pour un concours (école navale) les conditions doivent être rigoureusement identiques pour tous, ou encore si on veut se placer dans les conditions spéciales des professions qui doivent distinguer, la nuit, des signaux éclairés et de couleur.

La distance à laquelle les couleurs doivent être perçues, variable avec la condition qui précède, et avec celle qui va suivre, devrait toujours, quand il s'agit de professions à longue vue, être assez grande, et à défaut de l'examen pratique sur les lieux et dans les conditions où la profession elle-même s'exerce, on pourrait la fixer à 10 ou 15 mètres comme pour l'examen de la portée de la vue VR.

Les dimensions des objets colorés, ou l'angle visuel sous lequel ils peuvent être distingués, varient pour chacune des couleurs; c'est un élément dont on ne saurait trop tenir compte dans l'appréciation de la finesse de perception chromatique, et dans la recherche des moyens de la déterminer.

L'expérimentation, tout étant égal d'ailleurs : saturation, éclairage, distance, doit seule établir cette donnée, dont ne tiennent pas toujours compte la plupart des tableaux ou échelles chromatiques aujourd'hui employés.

Quant aux conditions *de durée* et *de moment* de l'examen, elles se rapportent à ce fait que les hésitations, la longueur du temps employé à reconnaître et à dénommer une couleur sont déjà un signe de dyschromatopsie, et à cet autre que l'œil étant l'organe des contrastes, il faut tout d'abord lui permettre de se mettre en équilibre avec la lumière du lieu de l'examen, le résultat ne pouvant être le même si l'observé arrive du grand jour ou de l'obscurité. De là, nécessité d'abréger la durée et de retarder au besoin le moment de l'examen (1).

La fixation trop prolongée d'une couleur finit par en obscurcir l'impression et rendre l'œil moins apte à reconnaître fidèlement les autres; ses éléments chromoesthésiques ont besoin d'être tous également reposés. Si cette *adaptation* est en général rapide, le change-

(1) Voy. surtout Donders, *Annal. d'oculistique*, 1878, p. 277 et suiv. — Dor, *Lyon médical*, t. XXVII. — Landolt, *Diagnostic et Traité* de Landolt et Wecker, *loc. cit.* — Dʳ Monolesca de Buda-Pesth, *Ann. d'oculist.*, 1880, nᵒ 1.

ment trop brusque d'intensité lumineuse ou la torpeur de la rétine, dans les cas pathologiques, exige parfois de quinze à vingt minutes avant qu'elle ne se soit produite.

Modes d'examen. — Les conditions qui précèdent sont pourtant négligeables en partie, quand il ne s'agit que d'un examen qualitatif, elles sont indispensables à observer s'il doit être quantitatif. Le premier se propose seulement de déterminer l'existence du daltonisme, et on peut à la rigueur, s'y tenir, puisque tout individu qui en est atteint doit être récusé pour les fonctions qui nous occupent; le second prétend aussi en constater l'existence, mais en outre déterminer son degré, il importe peut-être plus au spécialiste qui traite un malade qu'à l'expert qui recherche un défaut.

Cette réflexion serait juste et tout à fait acceptable, si on prenait toujours le soin de constater d'abord le degré d'acuité (V), l'état de la réfraction et du champ visuel, et s'il existait un rapport constant ou défini entre V, L et Ch, qui pût permettre de conclure du degré de la sensibilité générale de la rétine à celui de son sens chromatique. Chez le daltonien de naissance, l'intégrité des fonctions de l'œil autres que celles du sens chromatique permettrait, sans doute, de s'en tenir au fait seul de la constatation de l'achromatopsie, mais chez le daltonien par maladie, la connexité ou la disjonction de l'altération de ces fonctions peut exister, et si V et VCh se suivent en général, persistent ou baissent en même temps, et si, en général encore, toute cause qui réduit l'acuité visuelle, y compris l'amétropie, réduit aussi la puissance de distinguer les couleurs (Semelson, Meyer), il n'en est pas toujours de même ni comme quantité, ni comme siège, qu'il s'agisse d'achromatopsie ou de dyschromatopsie. L'exemple le plus frappant que l'on puisse citer est celui de l'amblyopie toxique à ses débuts, ne se manifestant tout d'abord que par le scotome central pour les couleurs, alors qu'il n'existera que plus tard pour le sens lumineux et l'acuité (Nuel, Ramée, note 11).

De là cette double règle à établir de procéder dans l'ordre suivant :

1° Examen exact de l'acuité visuelle, pouvant en outre tenir lieu, à un éclairage modéré et toujours identique d'examen du sens lumineux, *avec* ou *sans* mesure de l'amétropie, suivant que la profession visée permet ou défend le port des lunettes ;

Constatation sommaire de l'état du champ visuel ;

2° (*a*) Examen qualitatif du sens chromatique ;

(*b*) Examen quantitatif, devant principalement porter sur la vision centrale.

Le premier a déjà été exposé ; il a entraîné l'exclusion d'un certain nombre de sujets, il nous reste à décrire les moyens, méthodes et procédés, de pratiquer le second.

Ces moyens sont innombrables, je ne tiens qu'à exposer les plus simples et surtout les plus certains, dans l'ordre même où ils seront employés, suivant le choix qui sera fait, et les moyens dont on dispose.

(*a*) *Examen qualitatif*. — *Constater l'existence du daltonisme*. — Deux méthodes peuvent être employées :

l'une qui consiste à faire *dénommer* les couleurs d'une échelle chromatique convenablement composée comme variété de tons et de nuances. Toute collection de couleurs, le livre des signaux de la marine, les laines de Holmgren peuvent être employés dans ce but. On peut la désigner sous le nom d'*Épreuve d'appellation*.

L'autre qui consiste à faire assortir ou comparer, sans paroles, les couleurs, suivants des échantillons choisies, *Épreuve de confusion*.

Toutes deux sont nécessaires. La dernière étant plus démonstrative doit être tout d'abord pratiquée. Elle se fait surtout au moyen des laines d'Holmgren et sera aussitôt suivie de la première avec les mêmes laines.

La méthode des dénominations paraît sans doute la plus simple et la plus naturelle, c'est elle qui se présente la première à la pensée. Ne semble-t-il pas, en effet, que celui qui, sans hésitation, désigne par leur nom vulgaire, toutes ces couleurs qui servent à former les signaux, démontre, ipso facto, son aptitude à s'en servir et à les signaler?

Cette méthode a pourtant été critiquée et presque abandonnée: de fait elle est insuffisante parce que le daltonien de naissance peut très bien y satisfaire, sans avoir pourtant la notion exacte d'une couleur que, sur le terrain, dans des conditions différentes de clarté, de nuances ou de milieu, il pourra confondre avec d'autres. D'autre part, si la fréquence de l'incorrection ou de l'erreur dans l'appellation, la confusion dans les nuances distinctes pour tous, l'inconstance des noms qu'il leur donne, sont bien

la caractéristique du Daltonien, il en est à peu de
même pour les *non éduqués* ou les *inintelligents*
qui n'ont point appris ou ne se rappellent point le vo-
cable de couleurs que cependant ils distinguent. L'un
voit *faux* et peut dire *vrai*, l'autre voit *vrai* et peut
dire *faux*, de là la nécessité des deux épreuves.

L'homme en effet qui est appelé aux fonctions spéciales qui nécessitent cet examen chromatique, n'a pas
seulement à prouver qu'il voit exactement, il faut encore que sans hésitation il puisse signaler verbalement
le feu, le pavillon, la couleur qu'il vient de voir : il ne
suffit pas qu'il classe régulièrement les laines colorées, il est non moins indispensable qu'il connaisse les
noms de leur couleur, dans la langue même dont il
doit se servir.

1ʳᵉ *Epreuve, de confusion. — Procédé d'Holmgren
ou des laines colorées.* — De l'avis à peu près unanime,
il paraît encore aujourd'hui le plus certain, le plus pratique, celui dont il est le plus facile de se procurer en
tous lieux les éléments. Ces laines sont disposées en
écheveaux, il en faut de 70 à 80 au moins, ils sont par
suite quelque peu encombrants et il peut être plus
commode de faire enrouler un fil de chacun d'eux sur
un petit carton, à plat et faisant 10 à 12 tours (note 12).

Les teintes à choisir vont des plus foncées aux plus
claires pour chacune des couleurs, vert, rouge, jaune,
orange, bleu, violet, pourpre, rose, brun, marron, gris.
Les nuances du vert et du rouge doivent être plus
nombreuses. Toute la collection est jetée en tas, pêle-
mêle, sur une table, à un éclairage moyen par la lumière diffuse du jour.

Le sujet à examiner doit réunir et grouper par ordre, toutes les nuances d'une même couleur, d'après un échantillon type qui lui a été présenté. Celui-ci est d'abord un vert clair pur, ensuite un pourpre ou mauve;

2ᵉ *Épreuve d'appellation*. Il aura ensuite à dénommer à mesure qu'on les lui présente, divers échantillons de teinte moyenne des différentes couleurs.

Dans le premier cas, tandis que l'homme doué d'un sens chromatique normal arrive en un instant à débrouiller le mélange de couleurs qu'on lui a confiées, le daltonien n'arrive, suivant l'expression de Warlomont, qu'à faire de la *cachrocomie*, et à indiquer par ses erreurs de classement les couleurs dont l'appréciation est fautive.

Dans le second; ou son erreur est franche, s'il est achromatopse, ou chromapseudopse, ou ses hésitations, ses réponses incertaines. le temps qu'il emploie à s'arrêter décidément à telle dénomination trahissent son défaut : dans ces degrés légers de dyschromatopsie, il se comporte comme une personne ignorante ou sans intelligence qui connait mal les termes de la langue des couleurs, confusion dont le médecin doit avoir soin de se garder.

On peut d'ailleurs changer en certitude le moindre soupçon qu'on a pu concevoir, si on fait regarder la couleur qui a paru douteuse à travers une petite ouverture faite à une carte qu'on applique sur elle. Son éclat aussitôt diminue, et n'étant plus vue que sous un angle visuel trop petit, sa notion disparaît.

L'Épreuve de confusion interroge le sens chroma-

tique en lui-même, sans mot, sans phrase, sans préoccupation des termes à adapter aux sensations perçues,
en dehors de toutes questions autre que celle de la
nature des couleurs. De là sa certitude. Elle décide
non encore de *l'acceptation* mais bien du *refus d'acceptation* et constitue un examen d'élimination. Il est
donc utile d'y revenir, d'en faire bien comprendre
tous les détails et d'en suivre l'exposé avec la planche
d'Holmgren sous les yeux (1). Voy. pl. 1, p. 330.

Le médecin commence par expliquer et démontrer
au sujet, ce qu'il attend de lui, le triage et le classement des couleurs semblables à celle qu'il lui présentera. Il repousse ensuite le tas des écheveaux ou des
cartons sur un côté de la table et donne comme premier *échantillon d'épreuve* un vert clair (melon d'eau).

(*a*) Si l'examiné, rapidement, sans hésitation, fait ce
triage, place à côté et successivement, par gradation,
tous les verts, l'épreuve est décisive, il n'y a pas à la
pousser plus loin, *il n'est pas vicié*.

(*b*) S'il hésite, cherche, compare, prend et rejette
des échantillons, pour les reprendre encore et arrive
pourtant à compléter la série sans erreurs graves de
confusion, ayant par exemple placé des gris verdâtres
ou même des bleus à côté des verts, on l'engage à bien
examiner s'il n'a pas commis d'erreur. Si après examen
attentif il répond négativement, on brouille de nouveau le tout et on l'invite à recommencer : s'il récidive,
son sens chromatique est *incomplet* ou il pèche par

---

(1) Holmgren. *Cécité des couleurs.* Cet examen a pris encore le nom d'épreuve de 1ʳᵉ main, commission belge pour les chemins de fer. Warlomont.
Ann. d'Ocul. 1881.

défaut d'éducation. Dans l'un comme dans l'autre cas, il doit être soupçonné et sera soumis à l'épreuve par le pourpre ou à la contre-épreuve suivante.

L'expert forme lui-même une série de verts en y mêlant quelques-uns des échantillons dits de confusion et demande à l'observé s'il approuve le choix : sa réponse est-elle affirmative ? *il est vicié ;* est-elle négative ? on l'engage à enlever les fausses couleurs et à les remplacer par les vraies ; s'il échoue, il peut être considéré comme *vicié pour le service*.

(*c*) Si à côté de l'échantillon donné, l'examiné place des gris, brun clair, des jaunes saumonés (n° 1 à 5 de la planche), *il est vicié*. Pour le mieux démontrer, on lui demande s'il est satisfait : si oui ; on le prévient qu'il s'est trompé et, sans autre indication, on lui fait recommencer l'épreuve ; se trompe-t-il encore, *il est renvoyé :* sinon, on l'engage à rectifier l'erreur et s'il n'y réussit pas, sa viciation est de nouveau démontrée.

Lorsque au lieu d'un examen d'aptitude, le médecin désire établir un diagnostic plus précis et savoir si la viciation porte surtout sur le vert ou sur le rouge, il procède à une seconde épreuve, en prenant pour échantillon de l'assortiment à faire, le pourpre ou mauve clair.

L'observé mêle-t-il aux rouges et aux roses du bleu foncé ou du violet (n° 6 et 7) il est *vicié pour le rouge ;* du gris foncé ou du vert pré (n° 8 et 9) il est *vicié pour le vert*.

3° *Épreuve sténopéique* avec le *stéthoscope*. — Le procédé de Holmgren avait toujours paru répondre aux exigences d'un examen absolument certain, dans tous les cas, lorsque à la suite des faits que j'ai déjà signalés relativement au scotome chromatique central des amblyopies toxiques au début, des doutes ont été émis sur sa certitude. On s'est demandé si l'alcoolique encore inconscient d'une maladie qui commence, jouissant de l'intégrité de son acuité et de son sens lumineux dans toute l'étendue de son champ visuel et de celle de son sens chromatique sauf pour la vision centrale, ne pourrait pas satisfaire à toutes les épreuves jusqu'ici décrites, sans que rien ne vienne dévoiler son imperfection limitée à la fovea. Il me parait difficile que cet homme ignorant d'un défaut qu'il ne peut par suite chercher à dissimuler, mettant instinctivement en jeu sa vision centrale, obligé à faire un choix au milieu de laines multiples, ne se trahisse pas par des erreurs ou des hésitations. Toutefois, comme il s'agit ici d'une constatation importante et facile, je crois qu'il y a lieu, surtout pour les hommes de peine arrivé à l'âge de l'alcoolisme, soupçonnés ou convaincus d'intempérance, de se conformer à l'obligation, formulée par la commission Belge de 1880, d'un examen chromatique avec le trou sténopéique, qui isole la vision centrale

Plusieurs instruments ont été proposés (1), mais comme il est souvent difficile de se les procurer autre part que dans les cliniques spéciales et qu'autant que possible pour des examens d'aptitude, les moyens à

(1) En Belgique l'optomètre de Loiseau adapté à cette expérience par War-lomont est réglementaire *An. d'Oc.* 1880 ; Chromotoscope de Ribeira pour le scotome central. *An. d'Oc.* 1883 : la plupart des appareils de précision pour toutes ces recherches. celui de Parinaud en particulier.

employer doivent être simples, pris dans le matériel même dont dispose tout médecin, il m'a paru qu'on pourrait isoler suffisamment la vision centrale de la vision périphérique, au moyen du stéthoscope ou d'un cahier de papier roulé et ne formant qu'un tube longs et étroit, à travers lequel on fera regarder d'un œil, l'autre étant fermé, soit un verre rouge ou vert appliqué sur le pavillon, soit un des échantillons des mêmes couleurs tenu à quelques centimètres. Seulement pour éviter que l'intensité de la lumière ne vienne compenser la faiblesse de la perception ou que le sujet ne soit placé dans des conditions de vision insuffisante, l'examinateur doit tout d'abord déterminer, d'après sa propre vue, la *position* et l'*éclairage* moyen, nécessaires pour que la sensation chromatique se produise avec une netteté suffisante.

Si le sujet placé dans les mêmes conditions ne distingue que la lumière, c'est que le scotome central chromatique existe, s'il ne perçoit ni couleur ni lumière, c'est qu'il est complet et pour le sens lumineux et pour le sens chromatique.

Ces premières épreuves ont permis de constater que l'homme possédait la faculté de distinguer et de dénommer correctement les couleurs, mais non de les voir dans les conditions de lumière, de milieu et de distance où il est appelé à servir. Le fait d'avoir vu de près des surfaces colorées, d'assez grande étendue, éclairées par la lumière du jour, ne démontre pas du tout qu'il conservera les mêmes aptitudes à distinguer les feux d'un navire, les fusées, les fanaux, les feux colorés des signaux de nuit, ou même les pavillons pour les signaux de jour, alors que par le fait de l'éloignement, de l'état de l'atmosphère, l'éclairage aura baissé et l'angle visuel diminué. Il serait donc nécessaire de pouvoir calculer numériquement l'acuité chromatique, comme on calcule l'acuité visuelle ou ou moins le degré de délicatesse du sens chromatique et d'inscrire à côté de la formule VR (acuité pour les objets éloignés) celle de VCh (acuité chromatique).

(b) *Examen quantitatif.* — *Constater l'acuité chromatique.* — Le problème était difficile, tant sont variables les conditions multiples qui influent sur la perceptivité des couleurs et différents les résultats obtenus même chez le même individu. Mais avant d'en exposer les solutions, je dois m'expliquer sur les confusions auxquelles prêtent le sens des termes employés et le but différent des méthodes proposées.

L'œil a la faculté de *voir*, mais dans cette propriété générale les physiologistes ont distingué plusieurs propriétés secondaires :

1° Celle de voir *séparément* les différents corps lumineux et de les *distinguer* les uns des autres, *sens de la forme*, elle est liée à l'existense des éléments visuels ultimes et séparables de la rétine, ce sont les cônes et batonnets (V) ;

2° Celle de voir la clarté et toutes les dégradations du blanc pur au gris et au noir absolu, *sens lumineux* (L.) ;

3° Celle de voir la lumière non plus dans son ensemble, lumière blanche, mais bien dans les couleurs séparées qui la composent, *sens chromatique* (C ou Ch);

Ces deux derniers pourraient bien être dus à l'addition à l'élément visuel impressionnable et permanent, d'un élément ou d'une substance photochimique, modifiable par la lumière et ses vibrations, qui transmet au premier son état passager.

Or le mot *acuité* s'applique spécialement au degré de perfection du sens de la forme. Sa mesure repose sur un principe pour ainsi dire mathématique, celui du minimum séparabile, ou, en d'autres termes, de l'image la plus petite produite sur un *seul élément* distinct de la rétine, prise pour unité (voir 1er chapitae), et il est logique de supposer que ce même élément est chargé de l'appréciation de la forme, qu'il s'agisse de corps simplement lumineux ou de corps colorés.

Les mesures de L et de C ou de la perceptivité pour la lumière et les couleurs, n'ont point une base aussi précise. Une sensation non définissable en chiffres ou en paroles ne peut être comparée qu'à une sensation semblable ; aussi, son unité est-elle artificielle, elle peut varier et ne peut être établie qu'expérimentalement par la concordance de la même sensation, dans les mêmes conditions, chez la généralité des hommes doués d'une vision normale. De plus cette perceptivité plus importante à interroger que l'acuité proprement dite, est loin d'être la même pour toutes les couleurs; pour la plupart d'entre elles, elle exige le concours non pas d'un seul élément visuel, mais de plusieurs, c'est-à-dire des images plus grandes que le minimum separabile et représentant sur la rétine non des *lignes* mais *des surfaces*. De là la nécessité, si l'appréciation numérique devait en être *exacte* de faire l'application de la loi de proportionnalité des carrés et non de la première puissance du numéro des échelles ou du chiffre de la distance qui aura été constaté (Giraud-Teulon. *De la vision*, p. 538 et 7e leçon).

Sous le bénéfice des réserves qui précèdent et des observations qui vont suivre, conformément à l'usage, nous nous servirons encore, *quoique à tort*, du mot acuité dans les deux cas, mesure du sens de la forme, mesure du sens chromatique.

On a essayé d'y arriver soit par la mesure de l'angle visuel minimum sous lequel des lettres ou des signes colorés peuvent être vus, soit en faisant varier pour une même couleur ou une série de couleurs, l'une des trois conditions qui influent le plus sur leur perceptivité, surface, saturation, éclairage : d'où deux méthodes, mesure de l'acuité proprement dite, mesure de l'acuité du sens.

(1re Méthode, acuité chromatique :) Échelles typographiques colorées (1). — Basées sur les mêmes principes de construction et d'application que les échelles en usage pour la mesure de l'acuité visuelle, elles donnent prise à plusieurs critiques.

D'abord elles sont insuffisantes, parce que la lecture des lettres ne prouve en rien que celles-ci ont été vues en tant que couleurs, le daltonien le plus complet pouvant encore les lire en tant que nuances plus ou moins grises ou éclairées. Il faudrait donc pour que les appréciations que l'épreuve peut fournir eussent quelque valeur, que l'examiné désignât à la fois la lettre

---

(1) Snellen, Galezowski, *Du diagnostic des maladses des yeux par la chromatoscopie rétinienne* , Wecker, Maurel . *Arch. de méd. navale,* 1879. Denett de New-York a fait établir des tableaux de lettres , chiffres et signes, à placer dans toutes les écoles pour l'enseignement du sens des couleurs et sa mesuré, idée que le Dr Fabre avait déjà proposé de réaliser.

et la couleur, conditions que le daltonien de naissance, si expert à différencier les couleurs d'après leur intensité lumineuse, pourrait très bien remplir.

Ensuite ce genre d'épreuve ne place pas suffisamment le sujet dans les conditions mêmes des fonctions qu'il doit remplir : enfin, il est à peu près inutile parce que les résultats sont, en général, semblables, quoique toujours un peu inférieurs, à ceux fournis par la mesure de l'acuité visuelle brute, si toutefois on a tenu compte dans le choix des teintes des couleurs, de leur perceptivité à la distance choisie, ce qui est indispensable.

C'est donc ce degré de perceptivité qui est l'élément important et qu'il faut surtout rechercher; dès lors il devient plus facile et plus exact de déterminer la délicatesse du sens chromatique lui-même.

On y arrive au moyen des échelles chromatiques ou de la méthode de Donders.

2ᵉ *Méthode, acuité du sens chromatique* : (*a*) *Échelles chromatiques*. — Elles sont de deux ordres suivant que les couleurs des différents numéros qui les composent varient de *saturation* ou de *surface*.

Les premières n'ont point la prétention de donner l'évaluation quantitative du sens; elles ne le peuvent que dans une certaine mesure, mais elles fournissent un moyen facile de reconnaitre s'il est normal ou altéré dans les maladies. Elles se composent d'une série de couleurs saturées, présentant chacune une série de nuances de plus en plus atténuées et par suite de plus en plus difficiles à reconnaître. Telles sont celles de Galezowski et celle de Parinaud. Cette dernière donne cinq degrés de saturation des rouge, jaune, vert, bleu violet, pouvant être vus par réflexion ou par transmission.

Dans les secondes, les couleurs restent les mêmes, c'est leur surface qui varie dans des proportions régulières et en rapport avec la distance où elles doivent être reconnues. Elles se prêtent beaucoup mieux à la représentation numériqne du degré d'acuité du sens chromatique.

La plus récente et la plus parfaite est celle de Wecker et Masselon (1). Elle se compose de huit séries de carrés , mesurant les premiers o^m,o1 de côté et les derniers o^m,o32 ; les teintes (vert, rouge, jaune et bleu) sont choisies de manière à être toutes perceptibles aux mêmes distances et à l'éclairage du jour ; celui de o,o1 doit être vu à 5 mètres. Si à cette même distance l'œil ne distingue plus que celui de o,o2 ou o,o3 par exemple, l'acuité sera quatre fois ou neuf fois moindre, l'image rétinienne étant devenue quatre fois ou neuf fois plus grande que celle de l'œil doué d'une perceptivité chromatique normale. Ou, supposons encore que pour distinguer la couleur des carrés de o,o1 , l'œil normal emploie vingt-cinq éléments visuels rétiniens, l'œil en déficit chromatique, en aura employé cent ou deux cent vingt-cinq.

Il doit être bien entendu que, pour cette expérience,

<hr>

(1) Masselon, *Examen fonciionnel de l'œil*. Paris, 1882, p. 144. Le pouvoir de distinction des couleurs est proportionnel au carré de la distance à laquelle elles sont perceptibles et inversement proportionnel au carré du diamètre de l'objet coloré (Donders).

aussi bien que pour toutes celles du même genre, il faut que l'observateur s'assure que, dans les conditions d'éclairage où va se faire l'examen, il possède lui-même toute son acuité habituelle, sinon il devrait modifier celles qui ne sont pas suffisamment remplies.

Au lieu d'une série de numéros différents, allant progressivement en augmentant, il est facile et plus pratique de n'en employer qu'un seul, celui de 0,01, n° 5, par exemple, perceptible à 5 mètres, et de faire varier la distance (Pl. II) ; la loi reste la même et l'acuité décroitra en raison inverse du carré de celle-ci. Pour le carré de 0,01 à 5 mètres pris pour unité, l'acuité sera de : $\frac{1}{2}$ à $3^m,54$, $\frac{2}{3}$ à $3^m,17$, $\frac{1}{4}$ à $2^m,50$, $\frac{1}{8}$ à $1^m,77$.

Cette méthode, si simple en apparence, ne sortant point des habitudes acceptées pour la mesure de l'acuité, ne demandant qu'un seul tableau et un ruban métrique pour être appliquée, a plusieurs inconvénients. Elle donne lieu parfois, même pour le même individu, à des écarts considérables (1), elle ne garantit pas contre les dissimulations involontaires des daltoniens de naissance, les couleurs ne sont point choisies pour la lumière artificielle et elle ne met pas les hommes dans les conditions où ils se trouveront sur le terrain.

De là l'utilité plus grande de la méthode de Donders que la plupart des congrès ont, du moins jusqu'ici, jugée préférable.

(1) Pfluger, Parinaud. *Ann. d'Ocul.*, 1881. p. 229. En 1875, Donders avait établi le premier et expérimentalement, une de ces échelles, avec de petits carrés de papiers colorés de 1, 2, 3. 4^{mm}, collés sur une surface de velours

(*b*) *Méthode de Donders*. — Au lieu d'être basée sur les variations de la saturation ou des surfaces des couleurs à examiner, comme les précédentes, elle a pour point de comparaison les variations d'intensité de la lumière nécessaire pour les distinguer. Elle se prête à plusieurs combinaisons, car ces variations peuvent être produites ou par un diaphragme susceptible d'être modifié dans ses dimensions et laissant passer une quantité de lumière proportionnelle au carré de sa surface, ou par l'éloignement progressif de l'unité lumineuse choisie, dont l'intensité sera en raison du carré de la distance. Par un moyen ou par l'autre, on peut faire examiner ou des couleurs opaques vues par réflexion ou des couleurs transparentes, verres, gélatines, liquides colorés, vus par transmission. Mieux que tout autre elle peut imiter les conditions normales de la profession, elle s'applique aussi bien aux daltoniens de naissance qu'accidentels, elle prive surtout les premiers de l'élément essentiel de leurs appréciations, l'intensité lumineuse, et au point de vue de la précision du diagnostic, si on veut tenir compte du moment de la perception de la clarté et de la couleur, du temps qui s'écoule entre

noir. Dor en 1878 avait aussi fait un essai analogue en se servant de disques de couleurs sur fond noir, et leur donnant un diamètre variable suivant leur visibilité. Il avait été ainsi conduit, pour la distance de 10 mètres, à donner les diamètres suivants en millimètres, à chacune des couleurs suivant qu'elles étaient examinées :

Au jour : Bleu 16, violet 12, rouge 6, jaune 5, vert 4, orange 5.

A la lumière d'une bougie : Bleu 36, violet 6, rouge 5, jaune 10, vert 5, orange 4.

Si, au lieu de couleurs opaques vues par réflexion on se sert de couleurs vues par transmission, et en particulier des verres colorés, éclairés par une bougie, ce sont les rouges d'abord, les verts ensuite dont la visibilité l'emporte sur les jaunes, toujours difficiles à obtenir.

l'une et l'autre, elle peut donner des notions plus exactes que toute autre (1).

Les appareils délicats et coûteux employés dans les cliniques, comme certains photomètres, celui de Charpentier, le chromo-optomètre de Parinaud, ne sont point nécessaires pour nous. Nous n'avons point à rechercher la sensibilité *absolue* de l'œil, mais seulement sa sensibilité *relative* pour certaines conditions de vision ; il nous suffit de constater si cette vision chromatique est normale ou altérée et à peu près dans quelle mesure. Il nous suffirait même de fixer un minimum et de rechercher s'il existe.

Aussi tout appareil, pourvu qu'il soit simple, portatif, susceptible d'un emploi facile même pour des ignorants de ces questions complexes, sera acceptable s'il est conforme aux observations suivantes.

La source lumineuse doit toujours être la même et constante. La bougie dite de l'Étoile de dix au kilo, partout semblable en fournit le moyen.

Les couleurs à examiner à la lumière transmise sont de beaucoup préférables : Les verres colorés l'emportent sur tout autre moyen, ils sont inaltérables, faciles à nettoyer et à remplacer, employés dans la marine et les chemins de fer ; le vert, le rouge et le blanc suffisent. Les rayons jaunes de la bougie n'altèrent pas sensiblement leur couleur et en tout cas l'altération est la même que pour les feux en usage. Le verre rouge coloré par l'oxyde de cuivre est particulièrement favorable, parce qu'on peut le considérer comme

(1, Parinaud. *Troubles visuels et signaux coloriés*, in. *Ann. d'Ocul.*, 1881.

presque absolument monochromatique. Pour diffuser
la lumière, la rendre plus uniforme, masquer la flamme
de la bougie, il est nécessaire de placer entre elle et
les verres une mince et fine feuille de papier de soie
parfaitement blanc ou une lame de verre très bien dé-
polie et opaque.

L'examen, pour le rapprocher des conditions d'éloignement de la pratique sur le terrain, doit se faire au
moins à 5 mètres.

Tout étant, par ailleurs, identique pour chaque examen, couleurs, surface, chambre noire, position, l'u-
nité point de départ de la comparaison et de la graduation, s'il y a lieu, sera donnée par la perception
physiologique de l'œil du médecin, s'il est normal et
le minimum, soit distance où l'examiné se tiendra,
soit distance où la bougie doit être placée, sera fixée
un peu au-dessus du point extrême où les couleurs
sont encore perceptibles pour lui.

La lanterne de Rédard, l'appareil de Maréchal, l'une
très simple, l'autre plus compliqué, celui de Chibret,
instrument d'une grande précision (1), peuvent être
employé dans ce but, ou encore celui que j'ai proposé
pour la marine.

Appareil de l'Auteur. — Ayant eu à combiner un appareil qui pût permettre de procéder successivement
et rapidement aux différentes épreuves de vision indispensables pour la marine et remplir les conditions

---

(1) Redard, *Examen de la vision des employés de chemin de fer*, rapport au
Ministre. Paris, 1880. — Maréchal, *Ann. d'oculis.*, 1881. — Dr Chibret. *Chro-
matoplomètre et photoptomètre Bulletin de la société française d'Ophalmo-
logie* (séance du 3 janvier 1885).

exigées, depuis 1874, pour l'admission à l'école navale, ·
j'ai proposé les dispositions représentées dans la figure
17, page 311 et décrites dans les pages suivantes.

Au point de vue de l'acuité du sens chromatique,
cette épreuve ne vise qu'un minimum pour l'œil supposé normal : voir très nettement à 10 mètres les disques colorés de 0,005 de diamètre, ver rouge, blanc,
jaune et à 5 mètres les demi-disques. Entre les verres
et la lumière est interposée à poste fixe une feuille de
papier dite pelure d'oignon ou papier de soie, qui diffuse et attenue la flamme de la bougie.

Le même appareil, avec une modification facile à
exécuter, réalise le dispositif général de Donders, mais
en n'exigeant plus qu'une course de $0^m,40$ environ, de
la bougie, pour passer de l'obscurité au maximum
de lumière. Dans ce but (fig. 15, la règle R fixe et
horizontale qui porte la bougie éclairée, B, et l'écran,
E, sur lequel est fixé, mobile autour de son axe, le
disque D, dans lequel sont enchassés les verres colorés
en VV, a été fendu au milieu pour permettre le mouvement de la source lumineuse, dans une étendue de
$0^m,40$ et dans le sens de la flèche.

Le porte-bougie PB est soutenu dans ses mouvements par un plateau léger en fer-blanc PP, percé en
son centre d'un trou par lequel il est introduit Pour
atténuer l'intensité de l'éclairage, deux plaques de
verre dépoli VD, entre lesquelles on pourrait au besoin
placer une feuille de papier de soie, sont interposées entre
la lumière et les trous de l'écran : elles sont maintenues
dans une petite caisse en fer blanc qui s'accroche
sur l'écran par deux tiges recourbées T R. Du côté de

la lumière, elle est percée d'une ouverture de 0,03 qui découvre les plaques de verre, et de l'autre n'est qu'à moitié fermée dans sa partie inférieure I, de manière à boucher les trous inférieure du disque et à ne plus permettre que l'examen d'une couleur ou de deux à la fois.

L'appareil ainsi complété, supposons le sujet à 5

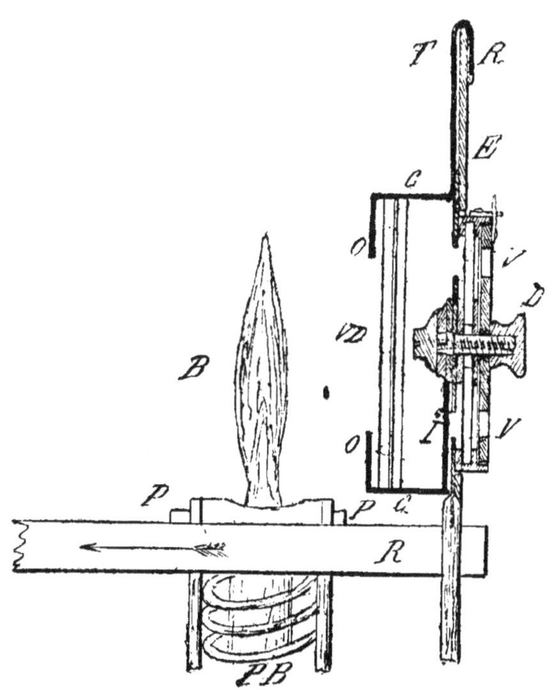

Fig. 15. — Appareil pour procéder à l'épreuve de Donders.

mètres des disques colorés et la bougie à 0,40 de l'autre côté, les vues normales ne pourront distinguer que le blanc ; rapprochons-la jusqu'au point où une clarté d'abord leur apparaîtra, puis le rouge et un peu plus près le vert, nous marquerons en ce point l'unité normale de la vision chromatique et tout le reste de la course étaut divisé en centimètres, nous pourrons facilement établir pour les yeux dont le sens chromatique est affaibli, et d'après les principes de la méthode de Donders, de combien est leur déficit.

De ces deux manières d'explorer le sens chromatique, *échelles chromatiques, diminution de l'éclairage avec les verres colorés*, la première est plus simple : elle n'exige qu'un tableau ; la seconde avec les verres colorés vus à la lumière transmise, est plus en rapport avec le but : elle place l'observé dans les conditions mêmes de la pratique et dispense de l'épreuve sur le terrain que beaucoup ont conseillé comme la plus rationnelle : *Réduite à la recherche d'un minimum fixé d'avance* pour les couleurs les plus employées dans les feux des signaux (rouge, vert, blanc surtout, le jaune étant trop variable par suite de la couleur de la lumière), elle devient tout aussi pratique et expéditive et n'exige plus ni déplacement de la bougie, ni calcul. Les deux, quels que soient les moyens qu'on choisisse, peuvent se contrôler et acquérir par suite plus de certitude.

C'est cette dernière manière de faire que j'ai proposée et qui a été acceptée par la marine. L'examen complet, répondant en outre aux conditions générales établies par l'inspecteur général, J. Roux d'après les indications de Javal (A. M. 30 juillet 1874) n'exige que quelques minutes et se compose des épreuves suivantes (1)

A. Dans l'obscurité, bougie de l'Étoile à 0,50.

(1) Voir page 309. l'Instruction officielle du 23 mars 1888.

1° Recherche d'un ou de plusieurs chiffres colorés du tableau, désignés par le médecin et énoncé de la couleur : acuité chromatique ;

2° Lecture des lettres de la ligne indiquée par le chiffre reconnu : acuité visuelle ;

3° Détermination des couleurs des quatre demi-disques à couleurs accouplées : sens chromatique.

Lettres, chiffres, couleurs visibles par l'œil normal à 5 mètres.

B. Au jour, épreuve d'Holmgren.

Il serait trop dispendieux de délivrer à chacun des médecins embarqués, un de ces appareils. Leur examen plus sommaire peut se faire avec une suffisante exactitude en employant le tableau de caractères n° 5 pour l'acuité visuelle et le même n° de l'échelle chromatique de Wecker. J'ai seulement fait disposer lettres et couleurs en carré, avec un gris en plus pour celles-ci pour compléter les 9 carrés qui s'y trouvent. (Voy. pl. II, pl. III, p. 331 et 332.)

Cette disposition a sa raison dans la défiance que le médecin doit toujours avoir des dissimulations de ceux qu'il examine. L'intéressé à déguiser un état d'infériorité de sa vision peut facilement apprendre d'avance une ligne horizontale de lettres ou de couleurs ; l'épreuve devient plus embarrassante si on lui désigne au hasard telle ligne verticale ou horizontale à lire ou à dénommer de droite à gauche, de haut en bas ou dans les deux autres sens.

D'ailleurs on a toujours à bord, à sa disposition, le livre des signaux pour l'épreuve d'appellation des couleurs et les moyens de faire l'expérience pour ainsi dire professionnelle, à distance, au moment des signaux de nuit (1).

CONCLUSIONS. — Des considérations qui précèdent, il résulte qu'il est nécessaire, pour le service de la marine, d'adopter les dispositions suivantes :

1° Tout candidat au grade d'officier, qui sera un jour chef de quart ou capitaine, doit posséder toute l'intégrité du sens chromatique. Pour lui, la myopie qui se corrige, et dont les lunettes d'approche, les longue-vues atténuent les inconvénients, est de beaucoup préférable à une cécité des couleurs irrémédiable souvent et qui parfois s'ignore complètement ;

2° Tout homme qui, à un titre quelconque, timonier, vigie, pilote, guetteur, gardien de sémaphore, sera chargé de faire, de voir ou d'interpréter des signaux ou de jour ou de nuit, sera soumis à cet examen. A terre et pour ces derniers, c'est une commission spéciale qui y procédera ; à bord et pour les autres, le médecin-major sera chargé de ce soin ; il s'en acquittera au moment de l'armement, et ultérieurement chez tous les nouveaux embarqués. Seront signalés à l'autorité du bord tous ceux dont V C h sera au-dessous de la normale ou qui, dans les épreuves dites de confusion et d'appellation, auront commis des erreurs ou

(1) Il serait absolument désirable, qu'une méthode même imparfaite fût universellement adoptée, vœu formulée inutilement jusqu'ici dans tous les congrès scientifiques qui se sont occupés du daltonisme. Ce qui a fait toute la valeur du mode de procéder pour l'appréciation de l'acuité visuelle, malgré les critiques qui lui sont adressées, c'est son adoption générale et la valeur comparative partout la même des résultats. Il n'en est plus de même pour l'acuité chromatique : méthodes, procédés, bases de son évaluation, tout varie et nulle part les résultats ne peuvent être comparés, sans de longues explications.

éprouvé seulement des hésitations répétées pour la détermination des couleurs ;

3° Tout homme qui doit reprendre un des services indiqués après avoir été employé dans la machine, avoir été traité de contusions ou de plaies à la tète ou à l'œil (Féris), de commotion du cerveau, d'une affection des membranes de l'œil, ou d'une maladie grave quelconque, devra subir à nouveau une visite minutieuse ;

4° Seront examinés fréquemment, ou renvoyés de ces services, tous ceux chez lesquels on découvrirait des habitudes alcooliques ou qui feraient abus du tabac. L'examen du scotome central est pour eux nécessaire ;

5° Chez tous, V C *h* doit être égal au moins à l'unité ;

6° Pour tout homme reconnu daltonien après plusieurs observations, le fait devra être relaté sur le livret (Féris) (1).

Il est d'ailleurs probable que si ces examens étaient régulièrement pratiqués, les équipages seraient bientôt au courant de ce fait qui touche de si près à la sécurité de chacun et que celui qui reconnaîtrait, par l'exercice, son infériorité ou son imperfection, serait le premier à demander le contrôle de sa vision. Si on

---

(1) Ces desiderata ne se sont pas réalisés encore. L'examen chromatique n'est prescrit que pour les candidats à l'Ecole navale (1874) et pour les pilotes Pour ceux-ci l'arrêté ministériel du 22 mars 1888 a rappelé que les candidats à l'école de pilotage, devaient avoir une excellente vue et notamment n'être atteints d'aucune des affections suivantes : myopie, hypermétropie, presbytie, astigmatisme et daltonisme *même au plus faible degré*. Le même oubli existe dans la marine britannique où depuis 1881, l'examen chromatique n'est prescrit que pour les officiers seuls et non réglementé pour les autres. (Britisch Medical. 15 juillet 1883.)

ne peut demander à tous ces hommes la finesse de perception d'un coloriste, il est indispensable cependant, suivant l'heureuse expression de Favre, qu'ils possèdent au moins l'A B C de la science des couleurs.

Il en est de même pour les employés de chemins de fer. Pour eux, aussi bien que pour les marins chargés de voir et d'interpréter les signaux, les conditions d'aptitudes visuelles sont identiques. Des erreurs ou des fautes que les uns et les autres peuvent commettre, résultent les mêmes dangers, et si l'État en soumettant ceux qui le servent à un examen nécessaire donne l'exemple d'une sage prévision, les Compagnies doivent l'imiter et mettre ainsi à couvert leur responsabilité.

Les conditions de la vie militaire n'ont point ces exigences. Les signaux colorés y sont plus rares, les manœuvres qu'ils commandent moins importantes et moins rapides, les renseignements qu'ils donnent dépourvus de ce caractère d'urgence et de péril qu'ils présentent toujours pour des trains ou des navires en marche. En outre, le soldat agit rarement seul et sans contrôle; le conducteur d'un train, le mécanicien, au contraire, aussi bien que la vigie, l'officier, dans la marine, sont souvent seuls à voir et obligés aussitôt d'apprécier, décider et agir. De là la différence d'importance que chacun de ces services apporte à la recherche du daltonisme, dont la guerre jusqu'ici ne s'est jamais préoccupée dans le choix de ses spécialités.

Service auxiliaire. — Pour terminer cette longue étude, il me reste à vous signaler une dernière catégorie de soldats et de marins pour lesquels les exigences peuvent être bien moindres.

« A côté du service actif ou armé, se place le ser« vice auxiliaire pour lequel sont désignés les sujets
« qui, en raison de certaines défectuosités, ne sont
« pas aptes au service de guerre proprement dit, mais
« qui, néanmoins, peuvent être utilement employés
« dans un service sédentaire (bureaux, ateliers, arse« naux, magasins, etc.).

« Le classement des sujets dans cette catégorie est
« d'autant plus délicat que le nombre des jeunes gens
« susceptibles d'y être rangés pourrait être considé« rable si le médecin perdait de vue que ces jeunes
« gens doivent présenter des conditions physiques
« permettant de les utiliser. » *Inst. militaire*, 1877.

« Il n'existe pas pour la marine, comme pour l'ar« mée de terre, de service auxiliaire proprement dit…,
« mais parmi les hommes provenant de l'inscription
« maritime ou parmi les engagés, il en est un certain
« nombre qui, bien qu'impropres au service actif à
« bord des bâtiments de la flotte, sont néanmoins sus« ceptibles d'être utilisés dans un service à terre en
« cas d'appel général sous les drapeaux. » (Circ.,
11 mars 1876. *Bull. offic.*, 1ᵉʳ semestre 1876, p. 393).

A la suite de ces considérants, les deux instructions, dont je viens de citer un extrait ont donné une liste de cas pouvant servir de guide aux appréciations du médecin et, pour la vue en particulier, elles signalent comme compatibles avec ce service :

9° *Les opacités* de la cornée, les *exsudats de la pupille* qui ont abaissé d'un côté l'acuité visuelle au-dessous de 1/4, l'autre œil ayant conservé une vision normale ou égale à 1/4 ;

10° *La myopie* comprise entre 1/4 et 1/6, sans complication d'amblyopie ou d'altérations pathologiques des membranes internes ;

11° *L'hypermétropie* abaissant l'acuité visuelle au-sous de 1/4, mais susceptible d'être corrigé par des verres ;

12° *Le strabisme* incompatible avec le service armé, lorsque la vision de l'œil non dévié n'est pas sensiblement altérée.

En somme, et sans s'exposer à encombrer les dépôts de l'armée ou les divisions de nos ports de mer, de serviteurs inutiles, gênants ou onéreux, il suffira qu'un homme puisse convenablement remplir dans les bureaux, les ateliers, les casernes ou les hôpitaux, les fonctions de planton, d'écrivain, d'ouvrier ou tel autre emploi de service intérieur, pour qu'il soit apte à être rappelé au besoin. Si, pour certaines *spécialités militaires*, de grandes exigences du côté de la vision sont indispensables, déjà on est contraint à bien moins de sévérité pour le *service général du soldat et même du marin* ; et pour le *service auxiliaire*, on ne devra pas oublier que le maintien d'un homme dans l'un quelconque des emplois qu'il comporte, en rend aussitôt disponible un autre plus valide, et prêt à combler les vides qui peuvent se produire dans le service armé.

NOTES EXPLICATIVES

Note 1. — *Instruction du 4 août* 1879, p. 20.

Quelques exemples empruntés aux actes de la vie maritime feront encore mieux comprendre la nécessité de cette modification.

Le matelot de pont, celui qui monte dans la mâture, ou prend part à la manœuvre des voiles, à plus forte raison le gabier, doit voir distinctement les manœuvres courantes, discerner celles qui doivent être mises en jeu, les suivre de l'œil dans toute leur longueur, dans leur parcours à travers les poulies aux différents étages de la mâture, il doit pouvoir s'assurer qu'elles ne font pas entre elles de tours, qu'elles ne sont pas engagées, etc... Or toutes ces cordes sur une frégate blindée peuvent varier de 60 à 90 millimètres de circonférence, soit 20 à 30 millimètres de diamètre, elle, ne sont susceptibles d'être distinguées nettement qu'à 70 ou 90 mètres. Celui qui ne jouit que d'une acuité égale à 1/4 ne les verra par suite qu'à 17 ou 22 mètres. Or la mâture ayant près de 40 mètres de haut, ces manœuvres ne pouvant être vues qu'obliquement et en se plaçant à quelque distance du pied même des mâts, il ne pourra que rarement être assez rapproché pour les voir nettement. Son imperfection serait bien plus à redouter quand il serait de veille aux bossoirs ou en service de vigie. Il faut en effet qu'il signale tout ce qui flotte sur l'eau assez à temps pour que le navire puisse manœuvrer et éviter un choc ou un danger. Or, à 15 nœuds de vitesse, la frégate, que nous prenons pour type des navires de combat, parcourt 463 mètres par minute. Elle ne peut instantanément rompre son erre, se dévier de sa route ; il faut que la vigie prévienne, que l'officier entende, constate, décide, ordonne : quelques minutes sont bientôt passées et si l'objet en question, barque, tonne, bouée, balisant un passage, épave quelconque, n'a pas été aperçu et signalé au moins à 1 500 mètres de distance, ce qui ne suppose en somme que 3′ 12″ entre le premier avertissement et l'exécution de la manœuvre, il sera trop tard pour l'exécuter. Ainsi une barque de pêcheur, objet déjà assez volumineux, ne mesurant pas un mètre au-dessus de l'eau, peut facilement être signalée par de bons yeux à 3 ou 4 mille mètres ; l'amblyope de 1 2 ne la voit plus qu'à 2 000 et celui dont l'acuité est descendue à 1/4 peut tout au plus la distinguer à 1 000. A plus forte raison lui serait-il difficile de signaler en temps opportun des objets plus petits et en particulier par exemple ces lignes de liège indiquant un filet mouillé, cette cause si fréquente d'embarras et d'ennuis pour l'officier, d'avaries pour le navire.

Le rapport entre l'acuité visuelle, les dimensions des navires, et la distance où ils sont perceptibles, est encore plus digne d'attention. D'après une note empruntée au rapport inédit du docteur Lucas, médecin principal, qui fut attaché autrefois à la commission de l'École navale, deux frégates blindées, type *Belliqueuse*, marchant à l'encontre l'une de l'autre, avec 8 nœuds de vitesse, et ne montrant que l'avant, ne seraient visibles qu'à 3 600 mètres, et pourraient se rencontrer 7′ après qu'on les a signalées.

Dans les mêmes conditions, avec deux avisos, type *Adonis*, l'officier ne disposerait que de 5′25″ pour parer au danger d'un abordage, et il est bien d'autres cas, avec des types ou plus rapides ou plus fins de forme où ce temps se réduirait à 4′ (Communication du docteur Maréchal), et même à bien moins encore, car ces types existent aujourd'hui : tout y est sacrifié à la vitesse qu'on prétend porter à 20 et 25 nœuds pour les croiseurs, tandis que le torpilleur minuscule, réduit à 33 mètres de long, à peine élevé de 1 mètre au-dessus de l'eau, disparaissant dans la brume, la pluie, entre les lames, menaçant par sa rapidité, ses monstrueux adversaires, tend à devenir invisible à quelques centaines de mètres, même pendant le jour.

Loin donc de trouver trop sévère ce chiffre de $V = 1/2$ exigé pour les inscrits maritimes, il faut le considérer à peine comme un minimum qu'on a eu tort d'abaisser à 2/5, et je pense qu'il doit être aussi applicable aux engagés volontaires ou aux hommes du recrutement qui viennent compléter les divisions. Quoique l'Instruction de 1879 soit muette sur ce point, en pratique il peut pourtant en être ainsi. Toutes les années un certain nombre de recrues désignées par le tirage au sort parmi les jeunes soldats auxquels échoient les premiers numéros de chaque canton (art. 39 de la loi du 27 juillet 1872) est affecté à l'armée de mer et doit combler les vides de l'artillerie, de l'infanterie de marine et des équipages de la flotte. Le contingent que ces derniers demandent au recrutement est en général rempli et au delà par une foule de jeunes soldats peu soucieux du service colonial auquel les condamne à bref délai leur incorporation dans l'un des deux corps militaires de la marine et qui préfèrent être enrôlés dans les divisions et servir comme marins. Aussi pourrait-il être permis, en raison même du choix que l'on peut exercer, d'être exigeant pour leurs aptitudes physiques et de renvoyer tous ceux qui ne remplissent pas cette condition d'acuité. Pour les régiments d'artillerie et d'infanterie de marine, la règle commune ne peut être transgressée, elle reste la même que pour l'armée.

Note 2. — *Bulletin officiel*, 2ᵉ semestre 1875, p. 75. L'épreuve visuelle imposée aux candidats à l'École navale leur est toute spéciale. Rien de pareil n'existe pour les jeunes gens qui concourent pour l'École Polytechnique ou l'École de Saint-Cyr, et qui ne sont soumis qu'aux conditions générales d'aptitude au service militaire. La sévérité des conditions imposées au futur officier de marine se justifie par l'importance même du rôle qu'il aura à remplir. De sa part une erreur involontaire d'appréciation sur les distances ou la position des objets peut entraîner les plus sérieux dangers et pour les hommes et pour les navires : erreur d'autant plus redoutable que l'augmentation des vitesses la rend plus facile.

La sévérité de l'épreuve était donc justifiée, mais il était utile en outre qu'elle fût simple à pratiquer, portant à la fois sur l'ensemble des conditions de la vision distincte, éliminant toutes les imperfections de la vue quelle que soit leur origine et susceptible d'être appliquée par les chefs d'établissement soucieux d'être à même de diriger leurs élèves vers une carrière au seuil de laquelle un refus imprévu et désespérant pour les familles, ne vienne pas les arrêter (1). Toutefois, telle qu'elle avait été tout d'abord établie, elle devait donner lieu à quelques observations.

D'après la disposition de l'appareil tel qu'il était, il semblait que l'examen devait porter *à la fois* sur les deux yeux. Si l'attention n'était éveillée de ce côté, on serait exposé à accepter comme propre à être officier un amblyope monoculaire, un borgne, qui de fait serait impropre au service.

Il eût été aussi peut être utile de se préoccuper un peu plus de la portée de la vue, qualité si nécessaire au marin, et de procéder à un double examen de près et de loin, car un myope de 1/24 qui peut satisfaire à l'épreuve prescrite à 2 mètres de distance peut être tout à fait impuissant à remplir toutes les conditions de vision que le service exige, à moins qu'il ne soit accepté

(1) La circulaire du 20 octobre 1888 autorise les parents à demander cet examen anticipé aux conseils de santé des ports : l'avis exprimé par eux est officieux.

en principe que le port d'un lorgnon ou des lunettes est toléré pour l'officier.

Éclairé directement, le grand tableau blanc de l'appareil tel qu'il était, exerçait sur la lumière un effet dispersif peu favorable a l'exame net très nuisible pour des yeux fatigués qu'il éblouit.

Ne convenait-il pas aussi de le munir d'une échelle de couleurs, qui pût permettre d'obtenir l'acuité chromatique, et non pas seulement de dévoiler les cas accentués d'achromatopsie ? Enfin les résultats fournis par cette méthode appliquée surtout sur de jeunes candidats à la veille d'un concours sont variables et ne présentent pas pour tous des conditions d'une parfaite identité. En effet pour satisfaire à l'épreuve, le jeune observé doit utiliser son acuité, sa réfraction statique et sa réfraction dynamique, c'est-à-dire son accommodation.

Or chacun de ces trois termes d'où peut dépendre sa réussite est modifié, par les études qui précèdent l'examen, non d'une manière uniforme chez tous, mais variable au contraire, suivant l'hygiène de la vision de l'école, suivant l'état de la réfraction statique, les dispositions individuelles tant du côté de l'état général que du côté de l'organe : l'acuité peut diminuer par suite d'un état congestif des membranes profondes, la réfraction statique se modifier par l'allongement progressif de l'axe antéro-postérieur dû aux efforts du travail de près, la réfraction dynamique, par la fatigue du muscle accommodateur qui reconnaît la même cause, surtout quand un certain degré de débilitation générale vient y contribuer. Le repos, le grand air, un court séjour à la campagne en présence d'un horizon étendu, la cessation du travail, au contraire, de même encore qu'un exercice modéré avec l'appareil réglementaire qui permettrait à l'œil de s'habituer et de connaitre les difficultés de l'épreuve, pourraient redonner à la vision l'acuité qu'elle paraissait avoir perdu au moment d'une épreuve faite dans des conditions fâcheuses.

Ces dernières causes d'inégalité sont inévitables, et leur correctif ne peut se trouver que dans l'exacte observance des règles de l'hygiène de la vue, surtout en ce qui touche l'éclairage, la durée des études, des repos, le choix des livres, etc. etc...

Les imperfections du procédé pouvaient au contraire être ultérieurement modifiées. Déjà le docteur Maréchal a fait connaitre, à l'Ecole de Brest, un optomètre dans lequel il parait avoir rempli, d'une manière originale et très satisfaisante, toutes les conditions de cet examen. J'ai moi-même fait construire et montré à ma clinique un appareil léger, portatif, avec lequel on pourrait remplir tous ces desiderata, éviter toute supercherie et examiner rapidement, non seulement l'acuité visuelle de près et de loin, mais aussi l'acuité et le sens chromatique tant à la lumière réfléchie qu'à la lumière transmise.

Malgré les défauts de l'appareil réglementaire, auxquels il faudrait ajouter encore celui du poids et de ses dimensions exagérées, ce n'en a pas moins été un immense progrès que de l'avoir introduit dans la marine, et d'avoir établi une expérience et une règle fixes, pour les candidats à l'Ecole navale.

Peu à peu on s'était pourtant relâché de toute rigueur dans l'application de ces règles si sages ; les appareils qu'on avait cru pouvoir substituer à celui primitivement recommandé, incomplets ou compliqués et ne reproduisant pas les conditions exactes des prescriptions de 1874, étaient tombés en désuétude, même sur le Borda ; il était nécessaire qu'une instruction officielle vint rappeler à l'exécution du règlement et faire connaitre le mode d'examen à employer. Tel a été le but de l'instruction du 23 mars 1888 que je donne en entier, à la fin de ce travail.

Les résultats de son application ont pourtant affecté péniblement le monde officiel. Déjà l'annonce de la sévérité, que l'on apporterait dans les examens, a semblé diminuer le nombre des candidats de 520 en 1887 il est tombé à 487 en 1888. Sur ces 487, 91 ont été trouvés insuffisants par les commissions, la plupart comme vision ; de ces 91, 20 qui se trouvaient sur la limite ou ne présentaient d'affaiblissement de la vision que du côté gauche ont été acceptés, 71 refusés définitivement :

3 pour faiblesse de constitution ou autres états les rendant impropres au service ;

68 pour défectuosités de la vision, 8 daltoniques, 60 acuité insuffisante, presque tous amétropes, l'immense majorité myopes. Parmi ces derniers beaucoup étaient signalés par les chefs d'établissement comme bons élèves.

Pour les daltoniques, nul doute qu'il ne soit nécessaire de maintenir dans toute leur rigueur les prescriptions réglementaires.

Nul doute encore que l'acuité de $2/5$ exigée, ne soit un minimum au-dessous duquel on ne puisse descendre, quand il s'agit d'une amblyopie, quelle qu'en soit la cause.

Mais pour la myopie faible, faudra-t-il aussi maintenir la défense de toute correction ? N'y aura-t-il pas lieu de tenir compte des observations que je faisais en 1880 (p. 217, IVe chapitre) et relativement au port d'un lorgnon, faire une exception en faveur de l'officier ? Le contingent annuel y perdrait comme aptitude physique, il y gagnerait comme aptitude scientifique. La question pourrait bien ne pas tarder à se poser.

Note 3. — Il est fàcheux, au point de vue pratique, qu'il n'existe pas entre la diminution de l'acuité au loin et le degré de myopie un rapport constant, qui

puisse permettre de conclure de l'un à l'autre, et de
fixer, à la fois, par le simple examen ou de l'une ou
de l'autre le chiffre compatible avec le service de la
flotte. C'est ce qu'avait fait ressortir Maurice Perrin,
dans sa réponse aux inspecteurs du service de santé,
Jules Roux et Walther, le consultant sur l'épreuve visuelle à imposer aux candidats à l'École navale, et ce
qui explique pourquoi nous n'avons pu fixer qu'approximativement le degré de myopie compatible
avec l'épreuve aujourd'hui réglementaire. Les dis-
semblances dans le résultat de l'examen au point de
vue de l'acuité au loin sont en effet très grandes. Elles
tiennent d'abord aux différences individuelles de
l'acuité physiologique des myopes, souvent en déficit, ensuite aux différences non moins grandes de l'interprétation des impressions rétiniennes diffuses qu'ils
reçoivent : l'exercice, la faculté de combinaison, les
habitudes ont ici une très large part, aussi le myope
qui porte lunettes et qui, par suite n'est pas habitué à
faire abstraction des cercles de diffusion, comme celui
qui en est privé, lui sera-t-il bien inférieur, quand il
les abandonne, et s'il en est brusquement privé par un
accident par exemple, sera-t-il plus impuissant encore que l'amblyope auquel je l'ai comparé.   .

Note 4. — *Annales d'oculistique*. Mai-juin 1879.
Critique des résultats obtenus par Maurel, dans l'étude
de Giraud-Teulon sur l'acuité, ses éléments et leur
mesure Or, ces résultats, j'ai pu les contrôler dans
une série d'expériences faites dans ce but, d'après le
procédé de Maurel, et je les ai confirmés en répétant,
chez les mêmes hommes, l'examen avec le numéro 10
de l'échelle de Wecker. Je dois même ajouter que,
dans cette dernière épreuve, l'acuité a toujours été
supérieure à celle indiquée par Maurel ; il est vrai
qu'il en est tout différemment avec les numéros de
l'échelle optométrique de Giraud-Teulon, dont les

lettres n'ont plus la même disposition, la même égalité de jambages, d'où la nécessité de toujours indiquer l'échelle employée.

Note 5. — Les fusils aujourd'hui acceptés (modèle
1886) portent efficacement de 1 500, à 2 000 mètres, et le
projectile peut même aller à 3 000 mètres. Mais cette
longue portée ne pourrait être utilisée que bien rarement, car même dans des feux d'ensemble ou de
salve, à partir de 400 mètres, l'homme ne vise plus ;
la distance, la fumée, l'émotion l'empêchent de diriger son arme plutôt sur un point que sur un
autre.

Pour les feux individuels, ils ne peuvent guère être
efficaces à plus de 1 000, et ne deviennent réellement
redoutables et certains qu'à 600 mètres contre un cavalier, 520 contre un homme debout ou 420 s'il est à
genou. Un bon tirailleur doit donc voir son objectif,
l'ennemi, à cette distance de 1 000 mètres, ce qui est
impossible à celui dont $V = 1/4$, et ne devient théoriquement pratique que, pour celui dont l'acuité est

presque normale, c'est-à-dire $= \dfrac{1000}{1300}$ ou $\dfrac{10}{13}$ environ,

puisque, d'après les dimensions de l'homme, nous
avons dit qu'il devait être distingué à environ 1 300
mètres. L'acuité pourtant doit être au moins égale à 1,
si on réfléchit que dans cette guerre de tirailleurs,
l'ennemi se défilant, se couchant, profitant de tous
les plis du terrain, de tous les abris, *ne montre qu'une
partie de son corps*, et qu'aussi bien à terre dans les
tranchées d'un siège, dans les fossés d'un camp ou en
bataille, qu'à bord dans les hunes ou à l'abri d'un réduit ou d'un bastingage où l'homme est en grande
partie masqué, il s'agit de le dépister, de prévenir ses
coups, et souvent de le reconnaître même dans de
mauvaises conditions de milieu et d'éclairage.

Dans les exercices de tir, les distances varient en

général de 150 à 800 mètres ; les buts ont des dimensions totales de $1^m,50$ à 2 mètres de côté, visibles bien au delà de ces distances : mais la partie noire centrale que le soldat devrait surtout viser et qui est remplacée aujourd'hui par l'intersection de deux axes ou par des lignes en noir circonscrivant des cercles ou des rectangles, mesurait, comme cela existe encore dans la marine :

0 30	de diamètre pour	300 m.	ce qui devrait être	990 m.
0 50		600	vu distinctement	1650
0 75	le tir à	800	par un œil normal à	2475

Distances et grandeurs des buts sont donc calculées ici pour des vues inférieures à la normale, et dont V égalerait seulement un tiers ou un demi : quant à la cible totale, les plus mauvaises vues, celle de $V = 1/4$ sont toujours capables de les atteindre par un tir d'à peu près. Seulement, si la partie du but à atteindre est suffisante dans son ensemble, les lignes noires qui leur servent de limites ou leur intersection qui doit être le point de mire, ne mesurant que $0^m,03$ ou $0^m,05$ de large, le sont à peine pour les petites distances et cessent d'être visibles pour les grandes. (Camus. des cibles, *Rec. de méd. militaire*, 1881, p. 206.)

L'artillerie de campagne peut aujourd'hui porter jusqu'à 7 000 mètres, mais elle ne peut efficacement engager la lutte au delà de 4 000 mètres dans un combat d'artillerie ; contre la cavalerie, il est recommandé de ne tirer qu'à 1 500 mètres, et contre l'infanterie à 1 200 mètres. Les exercices de tir à obus se font au maximum à 3 000 mètres sur des panneaux de longueur variable et de 2 mètres de hauteur.

Pour les pièces de gros calibre, l'exercice ne se fait guère qu'entre 1 800 et 3 500 mètres, quoique leur portée puisse atteindre même 12 000 mètres. Dans les sièges, et à moins de bombardement, le maximum du tir n'est guère que de 3 000 mètres.

Dans la marine, malgré le calibre de l'artillerie actuelle, on n'exerce les hommes qu'à environ 500 mètres en marche, sur un but flottant, et à 1 200 mètres au mouillage sur un but fixe. Ces cibles cylindriques, et plus souvent sphériques, n'ont que 1 mètre de diamètre. Un œil normal devrait les distinguer à 3 300 mètres. La portée des pièces est cependant de beaucoup plus considérable, car le canon de $0^m,24$ peut aller à 14 000 mètres, celui de $0^m,19$ à 9 000 mètres, mais on estime, qu'entre bâtiments, une distance de combat de 2 000 mètres est déjà un maximum. Dans le tir de rupture contre les cuirassés, on ne pourrait dépasser 1 000 mètres sans dépenser ses coups en pure perte, et lorsqu'on cherche à couler une embarcation, un porte-torpille, on ne peut guère espérer l'atteindre et y réussir qu'à 4 ou 500 mètres.

En résumé,

L'artillerie de campagne tire à	2500 à 3000 mètres contre les voitures ou les pièces rendues apparentes par le feu. 1500 mètres contre la cavalerie en mouvement. 1200 mètres contre l'infanterie, visant à la ceinture.
L'artillerie de siège	1500 à 2000 mètres contre les remparts pour faire brèche. 3000 mètres contre l'artillerie de la place. 6000 à 7000 dans un bombardement visant les édifices les plus élevés
Gros calibre de la marine	2000 mètres au maximum contre un bâtiment, les sabords, cheminée, ligne de flottaison, parties non blindées servant de point de mire. 1000 mètres tir de rupture contre la cuirasse.

Ainsi, dans bien des cas, le tir s'exécute à des distances relativement rapprochées, comparées aux dimensions des objets à atteindre ; mais l'artilleur, dans d'autres circonstances, n'en a pas moins besoin d'une bonne portée de la vue et d'une acuité parfaite, quand il doit, à 2 500 ou 3 000 mètres, viser sur un groupe d'hommes, de chevaux et sur mer, atteindre à 1 500 ou 2 000 mètres, les parties vulnérables d'un navire, de peu d'élévation sur l'eau et que sa peinture déguise encore au regard.

Note 6. — Dans ces yeux à longue portée, y a-t-il seulement acuité plus parfaite, ou ne se distinguent-ils seulement que par une perceptivité plus grande de la lumière ? Ou encore, les éléments terminaux du nerf optique sont-ils plus grands, ou ne diffèrent-ils que par une faculté d'appréciation plus développée de la lumière, de telle sorte que l'image rétinienne minima étant chez eux égale à celle des autres, ils la distingueraient de plus loin, malgré l'atténuation de ses teintes qui la rend invisible pour d'autres ?

Lorsque nous cherchons à voir un objet éloigné, si nous ne pouvons y parvenir, ce n'est pas que l'angle visuel sous lequel son image peut se faire sur notre rétine, soit trop petit, mais bien plutôt parce que les rayons lumineux qui en émanent et arrivent jusqu'à nous, sont insuffisants.

Il y aurait donc réellemeet deux propriétés : l'*acuité* en rapport avec la grandeur des cônes et bâtonnets, la *portée* en rapport avec la délicatesse de la perception lumineuse.

Note 7. — Le docteur Loiseau (1), médecin militaire belge, qui s'est occupé avec talent et une grande ingéniosité des procédés d'examen de la vision devant les conseils de milice, avait imaginé le mode d'examen suivant dans le but de classer les soldats d'après leur aptitude au tir.

La taille moyenne d'un homme étant de 1^m,60, sa largeur étant égale au 1/4 de sa hauteur, soit 0^m,40, son image aura sur la rétine 0^m,005, quand il sera placé à 1 300 mètres environ, et sera, dès lors, perceptible. Or, un objet de 0^m,006 de largeur et de 0^m,024 de haut fournira, à 20 mètres, une image de même dimension et la figure 16, par exemple, représentera à cette distance un fantassin. L'œil qui le voit à 20 mètres

____

(1) Loiseau, *Ann. d'ocul.*, 1878, pour son optomètre, et 1879 janvier, février, — juillet. août.

est considéré comme susceptible de voir l'homme
à 1 300.

Si le sujet peut s'éloigner au delà de
20 mètres tout en continuant à voir distinctement l'objet, c'est une preuve que la portée de sa vision va au delà de 1 300 mètres;
elle reste en deçà s'il doit se rapprocher.
Et pour procéder pour ainsi dire plus mili-
tairement, le docteur Loiseau voudrait que
le sujet eût à regarder cette image avec un
télémètre spécial, gradué pour donner sans

Fig. 16.

calcul, d après la distance à laquelle l'image est vue.
la distance à laquelle, sur le terrain, l'homme lui-
même le serait.

En résumé, ce procédé revient absolument à celui
que j'ai conseillé, seulement au lieu d'un test-caractère
de o^m,oo3 visible à 10 mètres, on se servirait d'un objet
plus grand de o^m.oo6 visible à 20 mètres.

Note 8. — « La transformation subie par le maté-
« riel naval a considérablement réduit le nombre des
« hommes que réclament nos escadres, mais elle leur
« demande plus de force, elle exige d'eux des connais-
« sances plus étendues. L'instruction dispendieuse,
« donnée à ce corps d'élite, augmente la valeur indi-
« viduelle de chacun des hommes qui le composent,
« elle rend leur choix plus important et les non va-
« leurs plus préjudiciables. » *Instruction*, 1879, page 3,
voir aussi la lettre du ministre qui la précède.

Note 9. — Il est absolument certain que quelques-
unes des catastrophes qui ont attristé la marine ou les
chemins de fer n'ont pas eu d'autres causes que cette
aberration du sens chromatique (voir à ce sujet le travail de Féris, ceux du Dr Favre, qui seront signalés
plus loin, les faits cités par Holmgren, les observations du Dr Romberg sur le rôle du daltonisme dans
les sinistres maritimes. reproduites dans le travail de

Carreras Arago, *Examen de la vision*, Barcelone, 1880.)
Sur deux mille quatre cent huit catastrophes enre-
gistrées dans la marine de 1859 à 1866, Romberg en
attribue huit cent quarante-six à des altérations du
sens chromatique. La lecture dans les archives de
la marine, des séances des conseils de guerre, pour
abordage pendant la nuit, serait aussi particulièrement instructive pour le médecin qui s'occupe de
cette question du daltonisme.

Les signaux employés dans la marine, sont des
pavillons dont toutes les combinaisons sont formées
par les couleurs blanche, rouge, bleu, jaune, beaucoup plus rarement par le vert ; des feux rouge, vert
et blanc ; les fusées et les feux Coston colorés aussi
en rouge, vert ou blanc. Les phares, qu'ils soient fixes
à éclats uniques ou doubles, n'ont aussi que trois couleurs et sont surtout rouges ou blancs, plus rarement
verts ; les balises sont noires, rouges ou blanches.

Note 10. — Dalton estimait déjà à 8 ou 10 o/o le
nombre de personnes susceptibles de ne pas reconnaître toutes les couleurs. Prévost disait que sur vingt
personnes que le hasard réunit, il y en avait au moins
une dans cette position. Kellan n'évaluait cette proposition qu'à 2/100. Favre, sur sept cents vingt-huit
employés de chemin de fer de dix-huit à soixante ans,
et en tenant pour tels tous ceux dont les hésitations
étaient réitérées au sujet de la même couleur, en a trouvé
8/100, et Féris, sur cinq cent un marins examinés, en
a compté quarante-sept, présentant à des degrés divers,
une altération du sens chromatique, soit 9,4/100. Les
plus maltraités étaient les chauffeurs, qui ne présentaient pas moins de 18/100. Le Dr Favre avait noté
une proportion encore plus élevée pour cette profession qui lui avait donné 24/100.

Réunissant ces deux chiffres, Féris arrive à ce résultat très important à noter, d'une proportion de vingt

chauffeurs pour 100 atteints de daltonisme. Il est
cependant probable que cette diminution du sens
chromatique, qui, chez eux doit être le fait d'un épuisement de la sensibilité rétinienne pour le rouge, n'est
que temporaire, ce que des observations ultérieures
m'ont démontré.

Les chiffres qui précèdent seraient peut-être trop
élevés, si on s'en rapporte à la plus grande des statistiques que nous possédions, celle d'Holmgren (1). En
Suède, sur trente-neuf mille deux cents quatre-vingt-
quatre personnes, il aurait trouvé une moyenne de
3,25 o/o parmi les hommes, au nombre de trente-deux
mille cent soixante-cinq et de 0,26 o/o pour les
femmes examinées, au nombre de sept mille cent dix-
neuf. D'autre part, Cohn de Breslau n'a trouvé que
4 o/o d'écoliers qui en fussent atteints et pas de filles.
Ce fait serait en contradiction avec le résultat des
examens du Dr Favre, dans les écoles de Marseille où
il aurait trouvé 30 o/o. Est-ce différence de race, ce
que quelques observations de Galezowski porteraient
à croire, ou différence dans le mode d'examen. Je
serais plutôt porté vers cette dernière supposition, le
Dr Favre ayant noté comme daltonisme les simples
hésitations sur la dénomination des couleurs, et étant
en outre arrivé facilement par quelques exercices avec
les laines colorées à redresser chez la plupart ces
erreurs chromatiques, ce qui implique plutôt un
défaut d'éducation qu'une réelle imperfection native
de la rétine. Dans ces statistiques, il y aurait peut-
être aussi à tenir compte de l'éducation antérieure
aussi bien des individus examinés que de leurs ascen-

----

(1) Holmgren, *Annales d'oculistique*, 1879. Au congrès de Copenhague,
1884, Libbrecht, de Gand, ne donne que 2,65 o/o et Redard 2 o/o. Ces différences tiennent sans doute à la précision relative des divers modes d'examens
et à la confusion faite trop souvent entre les inintelligents, les non éduqués et
les vrais daltoniens.

dants. N'est-il pas possible, puisque le daltonisme congénial est souvent héréditaire, que l'éducation, son degré, son genre, et pour ainsi dire l'ancienneté de la civilisation des uns et des autres, ne joue un certain rôle dans la fréquence de l'affection ? S'il est vrai, comme Magnus a cherché à l'établir, que le sens des couleurs se soit développé chez les peuples d'une manière lente et progressive, idée originale qui a suscité tout récemment encore une polémique très vive ; s'il se confirme aussi comme Andrée (1) l'a avancé, que certaines imperfections chromatiques existent chez les peuplades les plus diverses, séparées ethnologiquement et géographiquement, et n'ayant de commun que leur état plus ou moins sauvage, on serait tenté de croire *à priori* que le sens chromatique doit être plus développé chez les descendants des familles depuis longtemps arrivées à une éducation surtout artistique complète, que chez les autres, de telle sorte que la civilisation aurait ce singulier résultat d'augmenter le sens chromatique et de diminuer l'acuité visuelle en provoquant la myopie.

Un travail tout récent de Deneffe, de Gand, *Ann. d'Ocul.*, juin 1888, confirme les appréciations qui précèdent sur l'influence de l'hérédité et de l'éducation du sens chromatique. Daprès lui, le nombre des daltoniens serait plus considérable dans les classes inférieures ; plus chez l'enfant que chez l'adolescent ; chez celui-ci que chez l'adulte ; chez l'homme que chez la femme, dans la proportion de 45 à 1 et à tout âge. Il est par suite porté à admettre l'existence de deux sortes de daltonisme : l'un, attribuable à l'absence de l'élément chromo-esthésique, plus rare et incurable, l'autre, à son imperfection par défaut d'éducation chez l'individu ou ses ascendants, beaucoup plus fréquent et susceptible de perfectionnement.

(1) Andrée. *Ann. d'ocul.*, 1879.

Note 11. — Nombre de cécités chromatiques ne sont que des manifestations d'une diminution de la sensibilité lumineuse (L) et le sens chromatique (Ch) suit dans sa dégradation la marche de l'affaiblissement de l'acuité visuelle (V) du centre à la périphérie (Giraud-Teulon, *De la vision*, p. 563, 565).

Si ces trois éléments distincts de la vision physiologique se trouvaient indissolublement unis, si, tant à l'état normal que pathologique, il n'y avait jamais *disjonction*, un simple examen d'acuité serait suffisant. Il n'en est pas ainsi et malgré qu'en général il existe des relations directes entre la diminution de l'une et celle des deux autres, il est bien des cas, surtout audébut des affections, où l'altération porte surtout sur l'un d'eux et plus particulièrement sur le sens chromatique.

A défaut de règle fixe il m'a paru utile de résumer, à titre de renseignements à consulter, les observations de Parinaud (*Ann. d'ocu.*, 1881); d'Olle Bult, Hilbert, Holmgren, etc., 1882, 1884, 1887), sur les rapports qui peuvent exister entre les maladies et les manifestations qu'elles provoquent du côté de Ch, L, V, quant à l'ordre dans lequel elles se produisent et au siège qu'elles occupent sur le champ visuel.

Parinaud divise tous ces cas de daltonisme en quatre groupes :

Daltonisme acquis vrai. Il se rapproche du daltonisme vrai ou congénital. Au début il est peu prononcé et facile à méconnaitre, la cécité chromatique peut occuper partie ou totalité du champ visuel, *mais la vision centrale est toujours plus atteinte*, elle peut même en être le siège unique : le sens lumineux peut être normal et l'acuité visuelle encore bonne, alors que déjà le sens chromatique est profondément altéré. Plus tard tous seront atteints.

Cette disjonction n'existe que dans les affections

qui intéressent le système nerveux central et relèvent d'une lésion cérébrale. Dans cette catégorie entrent : les atrophies d'origine cérébrale ;

Les amblyopies toxiques et en particulier nicotique et alcoolique, dans lesquelles le premier symptôme est toujours l'apparition du scotome central, d'abord pour les couleurs (rouge et vert), plus tard pour la lumière.

Dans l'amblyopie hystérique, les atrophies progressives, sens lumineux, sens chromatique baissent en même temps et dans ces dernières le champ visuel se rétrécit rapidement.

Le plus souvent la cécité porte sur les deux couleurs complémentaires le vert et le rouge, ce n'est que dans les compressions du nerf optique, ou alors que la destruction des éléments de la rétine est complète, que l'achromaptosie est totale (Olle Bult).

Daltonisme acquis faux. — Dyschromatopsie. — Caractérisée par l'affaiblissement corrélatif de L et de Ch., avec conservation plus ou moins incomplète de V. Cette forme peut bien exister dans les amblyopies d'origine centrale, mais elle appartient surtout aux affections périphériques ou exclusivement oculaires (Parinaud). Dans tous les cas où avec la torpeur rétinienne, le sens lumineux diminue, le malade commet les confusions que nous pouvons constater pour nous-mêmes, à un très faible éclairage (Forster), il confond les faibles nuances du rouge avec le jaune, celles du vert avec le bleu (Oll., Bult). L'affaiblissement du sens chromatique intéresse d'ailleurs d'une manière assez irrégulière la vision des différentes couleurs, ce sont celles dont l'intensité lumineuse est plus grande qui sont les mieux perçues (Parinaud).

Il en est ainsi quelquefois dans les amblyopies d'origine cérébrale et plus souvent dans les cas de lésions des membranes profondes : choroïdites, décollement rétinien; dans les affections nerveuses avec tendance à l'anesthésie cutanée ; avant même que l'amblyopie soit confirmée, le sens lumineux peut être atteint à un haut degré sans que le malade en soit incommodé et que le médecin puisse le soupçonner ; si l'acuité n'a point sensiblement baissé et si l'examen se fait à un bon éclairage, les premiers symptômes de l'affaiblissement chromatique peuvent lui échapper.

Dans l'héméralopie, la confusion porte d'abord sur le bleu (Macé, Nicati).

Chez l'ictérique le mélange de la bile aux humeurs rend plus défectueuse la perception du rouge.

Dyschromatopsie relative. — Celle-ci n'intéresse aucune des trois facultés de la rétine. Elle tient à la dispersion de la lumière et des rayons de réfrangibilité différente chez les amétropes. Au dela de son PR l'œil du myope n'est plus achromatique ; de près, sens lumineux, chromatique, acuité, peuvent être parfaits; de loin à 5 ou 6 mètres le vert, le bleu à rayons hétérogènes, seront moins bien vus que le *rouge* en général plus monochromatique, et à grande distance la lumière incomplètement blanche des signaux, suivant l'état des réflecteurs ou l'état de l'atmosphère, pourra tourner au jaune ou à l'orangé (Parinaud).

La cécité des couleurs, au lieu d'être définitive ou d'une certaine durée, peut être transitoire (D' Hilbert, *Ann. d'ocu.*, 1887). Les causes qui peuvent provoquer cette dyschromatopie sont :

1° Un traumatisme déterminant des désordres moléculaires dans la substance cérébrale, analogues à ceux de la commotion ;

2° Les substances toxiques et micro-organismes, amblyopies toxiques intermittentes ;

3° Toutes causes capables d'amener une irritabilité excessive du système nerveux chez des personnes névropathes (hypnotisme , épilepsie , hystérie) ;

4° A cette énumération il faut encore ajouter le surmenage cérébral, la fatigue oculaire amenant le défaut d'adaptation de la rétine aux perceptions lumineuse et colorées. Cette fatigue agit plus vite et plus complètement sur l'acuité chromatique centrale que périphérique. C'est dans cette catégorie qu'il faut ranger les cas fréquents de faux daltonisme signalés par Féris chez les chauffeurs.

Note 12. — Les laines de Holmgren, la méthode des ombres colorées et des tables isochromatiques de Stilling ont leurs partisans également convaincus. Beaucoup leur assignent une valeur égale (Schmith) ; Cohn, Pfluger proclament l'excellence de celle-ci, Warlomon, Kolbe, Mauthner préfèrent celles-là. La difficulté de l'exécution des tables de Stilling, leur prix, feront sans doute longtemps encore préférer les laines dites de Berlin ; on peut les trouver partout et on peut les remplacer par des pains à cacheter, des papiers colorés soit ceux à teintes veloutées pour la tapisserie, soit ceux à teintes mates pour la fabrication des fleurs artificielles. Les papiers ont l'avantage de tenir moins de place et toute la collection se glisse facilement dans une poche, mais les nuances sont plus difficiles à trouver et à compléter qu'avec les laines.

Ces dernières, toujours mates, faciles à manier en écheveaux, ont pourtant l'inconvénient d'être encombrantes. Pettorelli (*An. d'oc.*, 1887, p. 56) en avait tendu les fils sur des boules, ce qui doit être assez gênant comme volume et difficile à employer à cause de leur mobilité. Dans l'appareil qui sera décrit ultérieurement et qui est réglementaire dans la marine, je leur ai donné une disposition qui me paraît pratique. Un fil de chaque couleur est enroulé à plat sur un petit carton de quelques centimères ; le fil y fait douze tours rapprochés et les bouts en sont fixés dans une petite fente faite sur les bords. Les soixante-quinze échantillons choisis se placent facilement dans une boîte en carton, analogue à celles qui contiennent une ramette de papier à lettre. Dans l'intérieur de la boite doit être collée une instruction sommaire du procédé et la planche coloriée d'Holmgren, réduite à son numéro 1 et 11ª qui suffisent.

Holmgren employait de nombreuses couleurs ou nuances dont les rouge, orange, jaune, vert-jaune, vert pur, vert-bleu, bleu, violet, pourpre, rose, brun, gris, de préférence plusieurs nuances de chaque couleur et dans chaque nuance au moins cinq gradations de la plus foncée aux plus claires. Warlomont, enlevant les vert-jaune et vert-bleu, et prenant cinq teintes graduées pour les autres, avait réduit le total des échantillons à cinquante. Wecker en emploie cent, Petorelli cent quatre. Chacun a varié en plus ou en moins, sans grande raison.

Ces laines peuvent facilement servir à l'épreuve d'appellation et remplacer l'échelle chromatique de Galezowski d'après Chevreul (1), la carte ou canevas de Daae proposé par l'auteur pour être substitué à la méthode d'Holmgren, les lettres de Snellen, de Wecker, l'échelle chromatique de ce dernier qui sert encore à la mesure de l'acuité chromatique, le ciel étoilé de Donders et tant d'autres dispositions dont l'énumération deviendrait infinie.

Badal (*An. d'ocu.*, 1881, p. 101) a proposé pour l'expérience d'Holmgren un échiquier original, dans les trous duquel l'observé doit placer des fiches colorées qu'on lui donne à choisir.

La méthode des intensités minima de Landolt, le

(1) Galezowski. *Échelles optométiques et chromatiques.* Paris, 1883, et *Échelles portatives des caractères et des couleurs,* Paris. 1880.

disque rotatif de Maxwel, le contraste simultané de Weber, moyens de précision pour les recherches physiologiques et pathologiques, ne peuvent être d'un usage courant.

———

APPENDICE

Réglements en vigueur ou proposés. — Armée. — Marine. — Chemins
de fer.

Il ne sera pas inutile, en terminant cette longue
étude, de résumer les dispositions proposées ou déjà
réglementaires actuellement en vigueur qui sont applicables aux trois grandes professions publiques,
guerre, marine, chemins de fer, pour lesquelles certaines conditions de vision doivent être établies. Pour
toutes trois, la question peut se poser dans les mêmes
termes :

Le sujet présente-t-il les aptitudes nécessaires pour
être soldat, marin, employé ? Est-il apte à remplir
certaines fonctions spéciales?

ARMÉE. — Le sujet est-il propre au service armé ?
au service auxiliaire ?

Service armé. — Le médecin n'a jusqu'ici d'autres
règles que celles qui sont établies dans l'instruction
du conseil de santé des armées du 27 février 1877.
(*Jour. mil. officiel*, partie réglementaire, 1ᵉʳ sem. 1877,
n° 18.)

Après avoir indiqué les méthodes générales d'examen, cette instruction s'exprime ainsi, p. 372.

Il sera dit plus loin quelles sont celles de ces lésions qui motivent l'exemption et la réforme. Mais quelles qu'elles soient, lorsqu'elles réduisent l'acuité de la vision au-dessous de 1/4 des deux côtés ou de l'œil droit, ou de 1 2 de l'œil gauche, ou qu'elles occasionnent une diminution de la moitié environ de l'angle temporal du champ visuel, elles rendent impropre au service militaire, à moins que l'amblyopie, dépendant d'une altération de la réfraction, ne puisse être corrigée par des verres.

Une décision ministérielle de 1879 autorise le port des lunettes dans l'armée, et des séries de verres concaves de 1 à 6 dioptries (1 36 à 1 6) peuvent être délivrés aux nécessiteux par les médecins du corps (1).

Anomalie de la réfraction. L'amétropie comprend la myopie, l'hypermétropie et l'astigmatisme.

Myopie, 150. *La myopie irrégulière*, connue aussi sous le nom de fausse myopie, et occasionnée par des rétractions musculaires, par le staphylome transparent de la cornée (cornée conique), par des déplacements de cristallin, par une hydrophtalmie ou un état permanent de l'accommodation, est une cause d'*exemption* ou de *réforme*.

La myopie vraie ou régulière ne rend *impropre* au service qu'autant qu'elle est supérieure à 1/6 (6 dioptries) ou compliquée soit d'insuffisance musculaire ou accommodative, soit de lésions du fond de l'œil

La mesure du degré de myopie doit être faite avec l'optomètre ou avec l'ophtalmoscope.

---

(1) Voir l'excellent précis de Chauvel (*De l'examen de l'œil et de la vision*. Paris. 1883) dans lequel ce distingué médecin principal, professeur au Val-de-Grâce. a résumé. avec une netteté et une concision remarquables. toutes les connaissances en oculistique que le médecin doit posséder. Le dernier chapitre est relatif à toutes les questions que l'expert doit résoudre dans les cas de maladies ou d'imperfections oculaires pouvant entrainer l'inaptitude absolue ou relative, le classement, l'exemption, la réforme ou la retraite. Un texte complet des articles sur les maladies des yeux. accompagne ces commentaires.

151. L'*hypermétropie* doit être considérée comme une cause d'amblyopie permanente, irrémédiable : elle motive l'exemption et la réforme, toutes les fois que l'acuité visuelle est inférieure à 1/4 à droite, 1/12 à gauche. La constatation de l'hypermétropie suffit sans qu'il soit besoin d'en préciser le degré. On la reconnaît à l'aide du miroir. On doit distinguer nettement l'image droite du fond de l'œil, la pupille n'ayant pas été dilatée, en se tenant à une distance de 10 à 15 centimètres de l'œil.

152. L'*astigmatisme* qui complique actuellement la myopie et l'hypermétropie. confère l'exemption et la réforme, lorsque, comme pour cette dernière affection, elle ramène l'acuité visuelle au-dessous de 1/4 à droite et de 1 1/2 à gauche.

Service auxiliaire. Sont compatibles avec ce service :

7. Le *symblepharon* qui, sans amener une grande gêne dans le mouvement des paupières, n'est pas un obstacle à la fonction visuelle.

8. La *blepharite ciliaire* ancienne, sans renversement des paupières.

9. Les *opacités de la cornée*, les *exsudats de la pupille* qui ont abaissé l'acuité visuelle d'un côté au-dessous de 1/4, l'autre œil ayant conservé une vision normale ou égale à 1/4.

10. La *myopie* comprise entre 1/4 et 1/6 (9 à 6 dioptries), sans complication d'amblyopie ou d'altérations pathologiques des membranes internes.

11. L'*hypermétropie* abaissant l'acuité visuelle au-dessous de 1/4 et susceptible d'être corrigée par des verres.

12. Le *strabisme* à un degré incompatible avec le service armé lorsque la vision de l'œil non dévié n'est pas sensiblement altérée.

Rien dans les règlements en vigueur n'est spécifié pour les conditions que pourraient avoir à remplir des hommes destinés à des spécialités de fonctions. Seulement dans les observations préliminaires est consignée cette réflexion dont l'application peut être faite à l'état plus ou moins parfait de la vision:

Tous les corps de l'armée ne nécessitent pas les mêmes conditions d'aptitude physique, et certaines irrégularités de conformation sont compatibles avec les obligations de service dans une arme plutôt que dans une autre. C'est l'autorité militaire qui répartit les sujets dans les corps, suivant l'aptitude qu'elle leur reconnait au service de l'infanterie, de la cavalerie, etc. ; quant au médecin dont l'avis peut être demandé, il ne doit pas s'écarter de ce principe que l'admission définitive ne s'applique qu'à l'aptitude réelle et constatée au service militaire.

MARINE. — L'instruction réglementaire est du 4 août 1879. Elle reproduit textuellement celle de l'armée et n'en diffère que sur quelques points qui seront seuls cités. Ces modifications sont en rapport avec les conditions toutes spéciales dans lesquels s'exerce la profession de marin.

MALADIES DES YEUX. — p. 19. — L'intégrité de la vision est encore plus nécessaire dans la marine que dans l'armée. Pour les professions nautiques proprement dites, comme celles de timonier, gabier, canonnier, la vue doit être complètement normale et on ne saurait admettre aucune tolérance; l'usage des verres peut être admis dans l'armée, il est inacceptable dans la marine (1). Il est donc indispensable d'adopter une ligne de conduite différente pour les hommes du recrutement et pour ceux de l'inscription maritime.

Pour les premiers, il faut nécessairement se conformer aux mesures adoptées dans l'armée ; pour les inscrits il faut se montrer plus sévère.

Vient ensuite l'article général déjà cité pour l'armée, modifié ainsi qu'il suit dans sa dernière phrase.

Pour les inscrits maritimes, l'acuité de la vision ne doit pas s'abaisser au-dessous de $1/2$, limite minimum adoptée pour l'école navale.

Une circulaire ministérielle du 25 octobre 1881 a fixé cette limite à $2/5$.

Les articles 150, 151, 152 sont les mêmes que pour l'armée et pour les hommes du recrutement de la marine, ils sont modifiés pour les inscrits et, en rectifiant la faute d'impression du texte officiel ainsi que le chiffre de l'acuité changé, depuis 1881, il faut les interpréter ainsi :

150. — La *myopie vraie ou régulière* ne rend *impropre au service* qu'autant qu'elle est supérieure à $1/6$ lorsqu'il s'agit d'hommes du recrutement ou *qu'elle abaisse l'acuité* à $2/5$, lorsqu'il s'agit de marins provenant de l'inscription maritime, etc...

151. — Même modification de $2/5$ au lieu du chiffre de $1/2$.

---

(1) Une circulaire du 8 juillet 1880 applique à l'infanterie de marine les dispositions de la note du ministre de la guerre du 29 août 1879, et autorise la délivrance gratuite de lunettes, par le service des hôpitaux, aux soldats pour lesquels cette demande est faite par le corps.

Les mêmes règles régissent le classement dans le service auxiliaire pour l'armée et la marine.

Il n'en est plus de même pour le choix des hommes à affecter aux différentes spécialités. L'importance qu'elles prennent de plus en plus, le temps et les dépenses qu'elles nécessitent pour les former, exigeaient qu'aucune erreur ne fut commise dans leur sélection. De là la nécessité de règles fixes.

L'instruction de 1879 avait établi celle-ci :

Ecoles des canonniers et des fusiliers marins, p. 57. Les apprentis canonniers et fusiliers sont choisis parmi les hommes bien constitués, exempts de toute infirmité même légère (varices, pointe de hernie, orteils deviés, pieds plats, etc...), doués d'une vue complètement normale et ayant au minimum, pour les apprentis fusiliers, $1^m,54$ et pour les apprentis canonniers, $1^m,64$.

Depuis cette époque des instructions, des circulaires ministérielles nombreuses ont modifié les prescriptions générales, ou les ont rendues applicables à d'autres catégories. La circulaire du 22 mars 1888 au sujet des *nouvelles règles concernant la formation des contingents d'élèves à admettre dans les différentes écoles des équipages de la flotte*, a résumé toutes ces conditions tant au point de vue de l'aptitude physique que de l'aptitude visuelle ; je donne, ci-joint, un tableau général qui résume ce qui a trait à cette dernière et pourra servir d'aide-mémoire

Ainsi, toutes les spécialités doivent être soumises à

un examen d'acuité et satisfaire à des conditions établies d'après les nécessités de leur service.

L'examen chromatique n'est prévu que pour les
élèves de l'école navale et les pilotes; il est regret-
table que cette exigence ne s'applique pas encore
formellement aux gabiers et timoniers, mais, du fait
de la formule générale pour eux *vue normale* (Inst. de
1879), *vue excellente* (C. M. 1888), les commandants
et les médecins-majors soucieux de la sécurité que
peut seule donner cet examen, doivent y soumettre
tout individu chargé de voir les signaux.

Non seulement la marine a établi sagement cette
réglementation, mais encore elle a uniformisé les
moyens de procéder à ces épreuves, au moins pour
les candidats à l'école navale. En raison de la multi-
plicité des villes où leurs examens doivent être subis,
de la nécessité de procéder à celui d'aptitude physique,
avant toute épreuve et non après réception, puisqu'il
est éliminatoire, de la diversité du personnel qui en
est chargé, cette uniformité de règles et de moyens
était indispensable et il est probable, si l'expérience
qui se poursuit est satisfaisante, qu'elle se générali-
sera.

Ce progrès a été accompli par l'adoption d'un appareil spécial et la publication de l'Instruction qui
l'accompagne. J'en donne le texte complet.

EXAMEN de V				CONDITIONS D'APTITUDE
1° MONOCULAIRE. Avec le masque, le ruban métrique. 2° BINOCULAIRE. le N° 5. pour la vision.. V =				$V = \dfrac{d.\ \text{distance variable} \mp \text{où le N° est vu.}}{D.\ \text{distance fixe où il devrait être vu.}}$ des
I. M. 23 mars 1888. C. M. 2 8bre 1888.	Candidats à l'école navale.	*(a)* pas de daltonisme	V = { 2/5 d'un œil. 1/5 de l'autre.	*(a)* Examen au chromo-optomètre réglementaire : 2 de ces appareils sont déposés à la Direction du service de santé de chaque port.
C. M. 22 mars 88.	Gabiers. Timoniers. Pilotes. A.	**Apprentis.** Vue excellente.	V = .. + 1 *(b)* de chaque œil.	*(b)* Reconnaître, très couramment et sans hésitation toutes les lettres et signes, même à une distance un peu supérieure à 5 mètres.
	A. En plus sans amétropie ni daltonisme, même au plus faible degré *(c)*.	Canoniers. Torpilleurs. Tambours, clairons. Vue normale.	V = 1 idem.	*(c)* Pour la recherche du Daltonisme se servir du chromo-optomètre et de l'instruction annexée ; à défaut, pour l'appellation des couleurs, d'un livre de signaux ; pour l'acuité chomatique, du N° 5. de l'échelle de Wecker ; terminer toujours par l'expérience de Holmgren ; cet examen, quoique non prescrit, serait aussi nécessaire pour les gabiers et timoniers.
Déc. 5 juin 1883. A. M. 29 9bre 86.	Mousses...................			
C. M. 22 mars 88.	**Appr.** Fusiliers. Instruct. fusiliers. École de Châlons	Vue bonne avec tolérance de......	V = { 1 œil droit. 3/5 œil gauche	
I. M. 7 août 1879.	Recrutement...........	Avec correction de la myopie *(d)*.	V = { 1/4 œil droit. 1/12 œil gauche	*(d)* Si cette myopie est inférieure à 1,6 ou 6 Diop. : le port des lunettes est autorisé pour les soldats ; pour tous les autres V est sans correction.
C. M. 19 x bre 81. d° 25 8bre 1887. d° 26 mars 1888.	Inscription maritime. Jeunes inscrits devançant la levée. Ouvriers des arsenaux.	Avec tolérance de.	V = ... 2/5 de V = ... 3/5 chaque V = ... 1/4 œil.	

Pour toutes les spécialités non signalées les conditions sont celles du recrutement.

INSTRUCTION RELATIVE A L'EXAMEN MÉDICAL AUQUEL DOIVENT ÈTRE SOUMIS LES CANDIDATS A L'ÉCOLE NAVALE (1)

Ire DIRECTION : PERSONNEL. — Ier BUREAU
ÉTAT-MAJOR DE LA FLOTTE

— Du 23 mars 1888 — 2 octobre 1888 —

Art. 18 du règlement pour l'admission à l'école navale en 1889
inséré au *Journal Officiel* du 8 octobre 1888)

Les candidats sont soumis à une visite médicale qui a lieu dans chacun des centres de concours, la veille du premier jour des compositions.

Cette visite médicale est passée par une commission composée de :

Un officier supérieur de la marine, *président ;* un lieutenant de vaisseau et deux médecins de la marine (de 1re classe au moins)

La commission procède conformément à l'instruction du 4 août 1879, pour servir de guide aux médecins de la marine.

Les candidats sont, de plus, soumis aux épreuves optométriques et daltoniques ci-après :

L'épreuve optométrique consiste dans la lecture à une distance de 1 mètre pour la vision monoculaire, et de 2 mètres pour la vision binoculaire, dans la proportion de 18 sur 24, des lettres capitales n° 15, noires sur fond blanc, de l'échelle typographique de Snellen,

---

(1) Cette instruction est applicable aux élèves de l'École Polytechnique qui désirent entrer dans le corps des officiers de marine.

éclairée par une bougie placée à 50 centimètres de ces lettres.

Relativement au daltonisme, les candidats subissent une épreuve de nuit avec l'appareil spécial, et une épreuve de jour avec les écheveaux de laine.

La commission médicale signale sur-le-champ, au ministre, qui statue, les candidats dont la constitution physique ou les facultés visuelles laisseraient à désirer.

Les décisions de la commission sont prises à la majorité des voix, la voix du président étant prépondérante.

Les candidats reconnus aptes à servir dans la marine sont seuls admis à faire les compositions.

Description du chromo-optomètre. Epreuves optométriques et daltoniques. — L'appareil (fig. 17) fermé se compose d'une boite de $0^m,25$ de côté sur $0^m,05$ de profondeur.

Le couvercle est à glissière et se tire par le bord supérieur CC ; sa face extérieure porte l'inscription chromo-optomètre ; sur la face intérieure FI est collé le tableau des test-caractères, noir sur blanc du n° xv de l'échelle de Snellen (1), disposés en carrés sur huit lettres, dans tous les sens, également espacées ; qu'on peut faire lire de haut en bas, de bas en haut, de gauche à droite, de droite à gauche, ce qui donne huit fois huit lettres à dénommer dans quatre directions différentes (soit $8 \times 8 \times 4 = 256$) sans compter la facilité de désigner la ou les lettres à lire avec le doigt ou une baguette. Cette disposition est suffisante pour déjouer toute dissimulation ou tout subterfuge de mémoire.

Ces lettres sont encadrées par quatre bandes noires mates sur lesquelles se détachent des chiffres arabes

____

(1) Le n° xv de Snellen doit être vu par un œil normal à 15 pieds ou 5 mètres et correspond au n° 5 des échelles métriques.

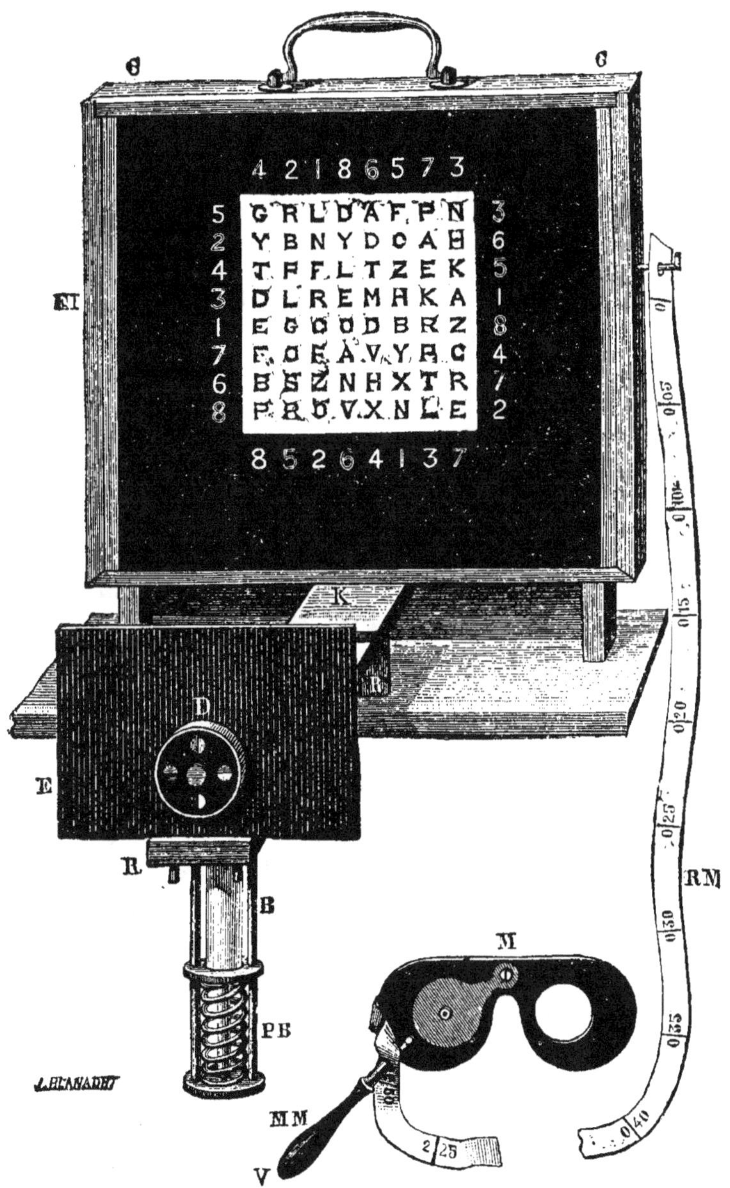

Fig. 17. — ÉPREUVES OPTOMÉTRIQUES ET DALTONIQUES.   Pour ces épreuves,
il est fait usage du chromo-optomètre construit d'après les indications de
M. le directeur du service de santé Barthélemy. par M. Giroux. opticien,
58, quai des Orfèvres, à Paris.

verts et rouges (vert émeraude et rouge vermillon); chaque chiffre est placé dans l'axe d'une des rangées de lettres et sert à la désigner.

Pour l'examen, il va sans dire que le couvercle est remis dans la rainure, le tableau en dehors.

Dans la boîte se trouvent :

1° Une règle en bois R qui vient se placer à la partie inférieure de la boîte en K; une fois dépliée, cette règle doit recevoir le porte-bougie PB et l'écran E;

2° Le porte-bougie PB doit être placé dans le trou de la règle en bois K à $0^m,50$ du tableau ; il y a lieu d'employer toujours les mêmes bougies (bougies dites de l'Étoile de 10 au kilog.);

3° Le masque M en ébonite qui permet de faire l'examen monoculaire ;

4° Une boîte en carton renfermant les échantillons de laine de Holmgren ; une instruction relative à l'emploi de ces échantillons est collée sous le couvercle de la boîte ;

5° Un ruban métrique RM, percé d'un certain nombre de trous, destiné à être fixé sur le bord de droite de la boîte ; d'un côté il porte les divisions du mètre et de l'autre le calcul de l'acuité visuelle correspondante à chaque distance et rapportée à une distance de 5 mètres, prise comme unité. Ainsi, si à 5 mètres le n° xv est vu nettement par l'observé son acuité visuelle V est normale, $V = 1$. Si par contre il est obligé de se rapprocher pour le voir, son acuité reste inférieure à 1 et sera respectivement :

$$\text{à} \quad 2^m50, \quad 2^m, \quad 1^m25, \quad 1^m, \quad 0^m62, \quad 0^m31, \quad 0^m25$$
$$V = 1/2 \quad 2/5 \quad 1/4 \quad 1/5 \quad 1/8 \quad 1/16 \quad 1/20$$

Le ruban métrique sert à mesurer la distance à laquelle le candidat à examiner sera placé, en fixant le masque M au moyen d'un manche MM et de la tige à vis V, sur le trou du ruban correspondant à la distance qui, pour le cas particulier de l'admission à l'école navale est 2 mètres;

6° Un écran E fixé par deux tiges sur la règle en bois R, la face blanche de l'écran du côté de la bougie; sur cet écran est fixé un disque D renfermant quatre secteurs égaux de verres colorés, rouge, vert, jaune et blanc, un opercule percé lui-même de quatre trous, de même diamètre que les secteurs colorés, tourne d'une manière indépendante sur son axe, et suivant les positions qu'il occupe, on aperçoit quatre disques colorés ou huit demi-disques accouplés et de couleurs différentes;

7° Des bougies dites de l'Étoile de 10 au kilogramme.

Usage du chromo-optomètre. — La boîte est fixé sur une table ou accrochée contre un mur ou une boiserie.

La tige horizontale est dépliée et placée en K:

Le couvercle ouvert, les objets nécessaires retirés, le tableau mis en place, la mesure de la distance réglementaire sera prise et une raie tracée sur le parquet à 2 mètres, à partir du plan du couvercle sur lequel est collé le tableau des test-caractères. Une chaise à dossier droit sera placée les deux pieds de derrière sur la raie elle-même, le siège en avant, le masque déposé sur le siège à portée du candidat à examiner; on fixe le ruban métrique par l'extrémité qui porte le zéro au crochet à rabattemeut qui se trouve à droite de la boîte, puis on passe la tige à vis V du masque M dans la virole à trou du ruban (située à 2 mètres de la boîte) et l'on visse le manche MM.

La bougie étant allumée, et toutes les ouvertures pouvant donner du jour hermétiquement closes, on attendra pour commencer l'examen que la flamme ait atteint toute son intensité.

Le candidat est alors introduit (1) et placé à 2 mètres du tableau, assis ou debout, suivant le cas. L'important c'est que le tableau des test-caractères et des disques colorés soit à la hauteur du regard du candidat. Ce dernier prend de la main droite le masque dont une des ouvertures est fermée ; l'examinateur est à sa gauche.

Examen. — Le but est de déterminer :

1° L'acuité visuelle brute, sans correction d'un défaut de réfraction ; de chaque œil d'abord (vision monoculaire), des deux yeux à la fois ensuite (vision binoculaire) ;

2° De constater l'existence, l'intégrité et l'acuité du sens chromatique.

1re *Épreuve. — Acuité visuelle de chacun des yeux. — Vision monoculaire.* — L'examinateur invite le sujet à placer le masque devant ses yeux et à lire ensuite telle ligne de lettres qu'il lui désigne du doigt ; il suffit que ces lettres soient énoncées couramment pour passer à l'examen de l'autre œil, en changeant l'opercule de place.

Si les épreuves ont été suffisantes, on passe à la deuxième épreuve.

Si elles ne l'ont pas été d'un côté, on y revient en exigeant pour l'acceptation la lecture de 18 lettres sur 24.

Cette épreuve ne porte que sur l'acuité générale et d'une manière plus sommaire que dans la suivante qui reproduit plus exactement les conditions de la vision ordinaire ; elle a pour but d'empêcher l'acceptation d'un borgne, ou d'un amblyope d'un œil.

(1) Les candidats doivent attendre leur tour dans une pièce peu éclairée : Dans le cas contraire et pour permettre à leur rétine de *s'adapter* aux conditions d'examen où ils vont être placés dans une chambre noire, en venant du grand jour, il serait nécessaire que celui qui va être examiné fut introduit et attende pendant toute la durée de l'examen de celui qui le précède. (Voir sur l'adaptation, chap. IV, p. 151 et note 3, chap. I p. 71.)

Pour satisfaire aux conditions de la circulaire du 2 octobre, l'examiné doit tout d'abord être placé à 1 mètre pour l'examen monoculaire, puis à 2 mètres pour l'examen binoculaire.

2e *Épreuve.* — *Acuité visuelle des deux yeux. Vision binoculaire.* — Le masque est déposé sur la chaise et on adresse à l'examiné l'invitation suivante :

Lisez la
{
ligne horizontale de droite à gauche *ou* de gauche à droite,   N° .....

ou

ligne verticale de haut en bas *ou* de bas en haut, N°.....
}

Pour se conformer à cette invitation, le candidat doit d'abord chercher et trouver le chiffre indiqué qui est vert ou rouge, et lire ensuite les lettres de la ligne qui lui correspond ; il témoigne ainsi de son aptitude à voir les couleurs et les caractères sous un angle déterminé.

L'expérience est faite sur deux lignes de couleurs différentes.

A. — Ceux qui sans hésitation désignent couramment toutes les lettres peuvent être considérés comme possédant l'acuité visuelle et chromatique exigée.

B. — Ceux qui hésitent, cherchent le chiffre, ne le trouvent pas ou se trompent, mais qui, remis dans la voie par le médecin, lisent couramment les lettres, ont une acuité générale suffisante, mais doivent être *soupçonnés* de n'avoir qu'une acuité imparfaite pour les couleurs.

Ces deux catégories seront soumises aux épreuves daltoniques d'appellation et de reconnaissance des couleurs, et à l'épreuve de confusion.

C. — Ceux qui hésitent, se trompent non seulement pour la recherche du chiffre, mais aussi pour la lecture de 18 lettres sur 24, ont une acuité insuffisante.

Quelle qu'en soit la cause, ils sont déclarés impropres.

3e *Épreuve.* — *Examen chromatique des deux yeux.* — L'examen du sens chromatique, d'une importance si capitale pour les officiers de marine et pour certaines catégories de marins, ne peut être soumis à des règles aussi nettes et pour ainsi dire aussi mathématiques, que celles sur lesquelles est basé l'examen de l'acuité visuelle, tant sont différents les résultats suivant l'éclairage, la couleur, la nuance, la distance. Quelques détails de plus sont donc nécessaires.

Il faut que le candidat prouve :

1° Qu'il reconnait les couleurs à une certaine distance et sous leurs dimensions minimum pour cette distance, avec le bénéfice pourtant de la réduction de $V = 2\,5$:

2° Qu'il sait leur appliquer les dénominations usuelles ;

3° Qu'il ne commet aucune confusion entre elles.

De là, trois épreuves : la première d'*acuité*, la deuxième d'*appellation*, la troisième de *confusion*. Les deux premières à la lumière artificielle, une par réflexion, l'autre par transmission et dans des conditions analogues à celles où se trouve le marin, la nuit; la dernière, au grand jour.

A. *Première épreuve d'acuité chromatique.* — Elle a déjà été faite : la réponse à l'invitation de lire, à 2 mètres, telle et telle ligne d'un numéro vert et d'un numéro rouge, a permis de constater le degré d'acuité chromatique, acceptable pour le service, des deux couleurs fondamentales, dont l'appréciation incomplète ou nulle constitue presque toujours la dyschromatopsie ou l'achromatopsie. Mais cette constatation ne suffit pas. La lecture muette que l'examiné a dû faire prouve bien qu'il a vu à 2 mètres, le numéro vert et le numéro rouge, mais non qu'il les a vus en tant que vert et rouge, plutôt que comme simples surfaces lumineuses.

Il faut donc une deuxième épreuve complémentaire, soit en lui faisant dénommer ces couleurs à la lumière réfléchie, soit en le plaçant dans les conditions où il sera appelé à distinguer, la nuit, les feux et les signaux, ce qui est préférable.

B. *Deuxième épreuve dite d'appellation et de reconnaissance des couleurs.* — Elle se fait au moyen du disque placé sur l'écran.

La patte de l'opercule étant verticale, on aperçoit quatre disques colorés, vert, jaune, rouge ou blanc; un mouvement de rotation de l'opercule permet d'apercevoir huit demi-disques colorés dont l'examiné doit dénommer les couleurs.

Si l'examen devait se faire à plus grande distance, comme pour les guetteurs. les timoniers dont on exige une acuité égale à un, on pourrait se servir seulement des quatre disques complets à couleur unique et à plus grande distance, 10 mètres.

Ceux qui ne peuvent dénommer toutes les couleurs dans l'ordre où elles se présentent, ceux qui se trompent ou qui hésitent sont ou des ignorants du nom des couleurs, ou des daltoniques, et la troisième épreuve va le démontrer.

Ceux qui les dénomment ne peuvent pas cependant être considérés comme exempts de tout vice du sens chromatique. Le daltonique *accidentel*, par maladie, a eu autrefois la notion exacte des couleurs, en a gardé le souvenir, et là où les couleurs, pour lesquelles il est vicié, ne lui apparaissent plus que comme des gris, il les désignera sous ce nom.

Le daltonique *congénital*, au contraire, n'a pas eu cette éducation; il a seulement appris que certaines sensations, qu'il confond ou qu'il ne différencie guère que par l'intensité de lumière de l'objet qui les provoque, condition variable suivant la nuance, l'éclairage, s'appelaient vert, rouge, et tantôt il les distingue, tantôt il les confond indifféremment sous la même désignation. Ce sont les daltoniques les plus redoutables, parce qu'ils sont inconscients de leur infirmité, parce qu'ils peuvent satisfaire aux deux épreuves précédentes et commettre dans d'autres conditions les confusions les plus dangereuses dans l'appréciation des signaux et des feux.

De là, nécessité de la troisième épreuve.

C *Troisième épreuve dite de confusion.* — La méthode la plus simple et la plus sûre est encore celle d'Holmgren, qui consiste à assortir les nuances d'une même couleur d'après les échantillons choisis; les moyens simplifiés de l'employer, l'instruction sur la méthode à suivre. se trouvent dans la boîte spéciale. Elle permet de reconnaître facilement l'achromatopsie et la dyschromatopsie. Tout candidat qui n'y satisfait point, sera définitivement déclaré atteint ou de daltonisme ou d'insuffisance constatée du sens des couleurs, et refusé (1).

Nota. — Les officiers et médecins chargés de ces examens et auxquels la marine confie ce précieux intérêt du choix de ses futurs officiers ou de certaines de ses spécialités, devront se familiariser avec ces expériences et avec le fonctionnement des appareils qu'ils emploieront, et étudier leur propre vue tant au point de vue de l'acuité que du sens chromatique, Avec quelques verres concaves ou convexes, ils peuvent se rendre amétropes ou corriger leur défaut de réfraction ; avec quelques autres colorés, ils peuvent se rendre daltoniques et juger ainsi, par leurs propres sensations, des défauts qu'ils ont à rechercher et les apprécier plus facilement par comparaison.

Le Vice-Amiral,
Ministre de la Guerre et des Colonies,
Signé : Krantz.

(1) Voir la description du procédé d'Holmgren, p. 257 et la planche I.

L'exposé qui vient d'être fait permettra de juger
jusqu'à quel point la marine militaire française a réa-
lisé le programme général du congrès d'ophtalmologie
de Londres, 1881, présidé par Bowman et dont une
commission spéciale avait formulé, pour la marine
militaire aussi bien que pour la marine marchande,
qui n'est encore soumise à d'autres règles que celles
de son propre intérêt, les propositions suivantes :

(*a*) Sur tous les vaisseaux qui naviguent sur l'Océan,
sur tous les steamers — spécialement ceux qui sont
affectés au transport des passagers, — il doit y avoir à
la barre du gouvernail un timonnier dont l'acuité de
vision soit normale avec les deux yeux non armés de
lunettes (acuité visuelle et chromatique normales). Au
surplus, au moins une des personnes en vigie sur ces
navires doit présenter les mêmes garanties.

(*b*) En ce qui concerne le commerce des côtes, toute
personne obligée de prendre le poste de timonnier
doit posséder une vision égale au moins aux 2/3 du
taux normal de l'acuité tant visuelle que chromatique.

(*c*) Toutes les personnes préposées aux signaux de
la marine, tous les pilotes doivent avoir une acuité
de vision et un sens chromatique normaux.

(*d*) L'hypermétropie manifeste ne doit pas dépasser
1 D à l'âge de dix-huit ans.

(*e*) Les ré-examens doivent être faits à l'âge de quarante-cinq ans.

(*f*) Les examens doivent être conduits par des personnes d'une compétence reconnue, sous la direction
d'une autorité médicale centrale.

(*g*) Le comité exprime le désir de voir une commission internationale se constituer pour arrêter toutes
les mesures ultérieures que comporte une navigation

exempte de périls et spécialement pour s'entendre sur les teintes (hues) et les dimensions les plus convenables des signaux pour les vaisseaux de tout bord.

Au point de vue de la question du daltonisme, le service maritime est plus important à considérer que celui des voies ferrées. D'autre part, la mer est internationale. Pour le service de la mer, le congrès de Londres propose seulement ce qu'il croit être strictement nécessaire et laisse aux divers pays le soin de réglementer la matière.

Pour le cabotage, on ne requiert qu'une acuité visuelle de 2/3, car ici tout homme de l'équipage peut être appelé à tenir la barre. D'ailleurs, les vaisseaux qui font le service des côtes ne naviguent qu'à petite vitesse.

L'acuité visuelle est déterminée par lettres ou signes vus à une certaine distance, sous un certain angle. (Les types de Snellen peuvent ici servir de modèle.)

Sens chromatique : Les laines de Holmgren constituent un bon moyen d'investigation, mais seulement entre les mains de ceux qui en ont une grande expérience, car l'épreuve n'est nullement quantitative. Les lumières colorées constitueraient le meilleur système d'examen, s'il n'exposait à des pertes de temps considérables.

En conséquence, les tables colorées de Stilling semblent le plus appropriées à la solution du problème. Si quelque doute reste dans l'esprit de l'examinateur, il peut alors se servir des lumières colorées.

Tous les officiers doivent être examinés aussi bien que les pilotes.

CHEMINS DE FER. — Malgré les vœux exprimés dans tous les congrès internationaux d'ophtalmologie, depuis celui de Bruxelles en 1877 (1), aucune base absolue et universelle n'a été adoptée, ni sur le mode uniforme de signaux, ni sur les conditions à exiger des employés et les moyens d'épreuves auxquelles ils doivent être soumis Quoique leurs fonctions soient en quelque sorte publiques et que l'État ait le droit d'exiger d'eux des garanties qui protègent la sécurité des voyageurs, chaque compagnie est restée libre des mesures à prendre. Ses intérêts d'ailleurs l'y obligent, car un seul accident susceptible d'être attribué à l'imperfection visuelle d'un de ses agents, lui coûte, outre la responsabilité morale, en dégâts, pertes de matériel, indemnités, bien plus encore que les dépenses qu'entraîne l'établissement d'un service régulier, constant et sévère pour l'examen de la vision.

En 1879, Donders fit accepter par le Congrès d'Amsterdam un projet de règlement qui est adopté en Hollande : La Suède, la Norwège et le Danemarck ont accepté des mesures analogues à l'instigation de Holmgren ; en Belgique ce sont les propositions de la commission de 1880 présidée par Warlomont qui servent de règle (2). En voici le résumé dans lequel je laisserai de côté ce qui a trait aux dispositions transitoires, au choix et à la description détaillée des méthodes d'examen, et à la composition quelque peu compliquée du personnel chargé de les appliquer.

(1) Congrès d'Amsterdam 1879 ; de Milan 1880 ; Association Opht. de Cambridge 1880 ; Congrès de Londres 1881 ; Commission belge, rapport du 10 juin 1880 ; Congrès de Copenhague 1884.

(2) Rapport et règlement sont insérés en entier dans le n° de sept.-oct. des *Ann. d'ocu.* 1880, p. 105.

Examens. Ils sont de deux ordres, celui de première main, celui de deuxième main.

L'examen de première main porte (*a*) sur l'épreuve d'Holmgren, (*b*) celle par le trou stenopéique, (*c*) la détermination de la réfraction, de l'acuité, du champ visuel.

Tout sujet qui échoue dans l'épreuve des laines est déclaré insuffisant et doit être soumis à la juridiction de contrôle.

L'épreuve du trou sténopéique, la recherche de l'acuité et de la réfraction, se font au moyen de l'optomètre de Loiseau modifié par Warlomont.

Il peut être éliminatoire ; les cas douteux sont renvoyés aux experts de l'examen de deuxième main.

Les résultats sont notés : très suffisant, TS ; suffisant, S ; insuffisant, I.

L'examen de deuxième main se compose des mêmes épreuves et en plus de la détermination numérique de l'acuité chromatique ; il est destiné à compléter et contrôler les appréciations du premier expert. La recherche de l'acuité chromatopsique se pratique pour le moment et en attendant qu'on trouve mieux, d'après la méthode de Donders, à la lumière transmise.

Les résultats obtenus déterminent le classement dans une des trois catégories suivantes, d'après les *Conditions d'aptitude* qui sont pour :

1re *Très suffisant. T. S.* — (Chefs, gardes, machinistes, chauffeurs.)

1° Paupières et yeux sains sans congestion ni irritation habituelle ;

2° Acuité normale $= 1$, réfraction normale à 1 dioptrie près ;

3° Champ visuel de chaque œil non retréci ;

4° Faculté de distinction des couleurs $= 4/5$;

5° Absence totale de cataracte ou autres maladies progressives.

2ᵉ *Suffisant. S.* — (Employés dits de terrain, gardes, serre-freins, chefs, sous-chefs de station, surveillants, signaleurs, et en général tous les emplois, sauf ceux de chef, garde, machiniste, chauffeur.)

1°, 3°, 5° conformes aux conditions de la première catégorie ;

2° Pour un des yeux au moins acuité et réfraction normales ; pour l'autre, acuité égale à 1/3 au moins ;

4° Acuité chromatopsique pour un œil au moins 3/5, pour l'autre 2/5 au moins.

3° *Insuffisant. I.* — Impropres à tout emploi sur le terrain et renvoyés devant les experts de deuxième main ; tous ceux qui ne répondent pas à l'une des deux séries de conditions établies, sont compris dans cette catégorie et, après contrôle, définitivement repoussés ou acceptés pour des emplois spéciaux (bureaux, facteurs, manœuvres, hommes de métier).

Pour ceux qui ont été admis dans la première catégorie, on doit s'assurer, avant de les laisser monter sur la machine pour la première fois, de l'état chromatopsique actuel, en leur faisant faire la preuve de leur aptitude, sur le terrain, au moyen des signaux de jour et de nuit vus à distance.

Réexamens. — Le *réexamen complet* sera exigé :

(*a*) Après des maladies oculaires.

(*b*) Après des blessures à la tête et après tous les accidents susceptibles de donner lieu à des commotions du cerveau.

(*c*) Après les diverses maladies reconnues propres à altérer le sens visuel, tant par elles-mêmes que par leur durée ou les médications qu'elles auront nécessitées (Maladies du cerveau et du rein, fièvres typhoïdes, éruptives et intermittentes, hémorrhagies, etc).

(*d*) Après des erreurs ou des actes à faire douter de l'intégrité des facultés visuelles de ceux à qui elles sont imputées.

(*e*) Lors de l'entrée dans la quarante-cinquième année, puis tous les cinq ans.

(*f*) Un *Réexamen complet* est également imposé aux employés soupçonnés de faire un usage immodéré du tabac et des boissons alcooliques. Ce réexamen doit être répété fréquemment.

Un *Réexamen sommaire* de tout le personnel, portant seulement sur l'acuité de la vue, sera pratiqué tous les deux ans.

Au congrès de Londres 1881, sous la présidence de Bowman, le comité chargé par la section d'ophtalmologie de délibérer sur les méthodes d'examen les plus convenables de l'acuité visuelle et du sens chromatique à appliquer aux employés des chemins de fer, a adopté des conclusions identiques à celles qui précèdent et proposé de les soumettre à l'approbation des divers gouvernements.

Elle leur a ainsi donné une sanction nouvelle.

Le congrès de Copenhague, 1884, n'accepta point la proposition qui lui fut faite de constituer une commission du daltonisme avec mission de rechercher et d'arrêter les meilleures méthodes d'examen pour les employés de chemin de fer, mais elle n'en écouta pas moins avec intérêt les communications de Libbrecht (de Gand), de Redard, médecin en chef du réseau de l'État en France, sur cette question, et celle de Webster Fox de Philadelphie sur le mode d'examen établi par Thomsem pour les 40 000 employés de la grande ligne de Pensylvanie : il ajoutait qu'un membre du congrès national et du comité des affaires maritimes était chargé de préparer un rapport devant servir de base à une proposition de loi qui réglementerait ce service.

En France il n'existe pas jusqu'ici de règlement officiel. Cependant dès 1880 l'administration supérieure et la commission des chemins de fer s'en étaient préoccupées : le ministre des travaux publics, par une circulaire du 27 décembre 1880, avait attiré l'attention des grandes compagnies sur les inconvénients et les dangers de l'admission dans le service actif d'agents affectés de daltonisme, et demandait les mesures à prendre ; Redard, qui poursuit toujours avec la plus louable persévérance la solution de cette question, répondit par un rapport et un projet de règlement reproduisant les principales dispositions de celui de Donders 1879 (1).

Ce projet établissait :

A. — 1° Pour tout postulant, la nécessité d'un certificat dressé par un médecin désigné, constatant les résultats d'un examen complet de la vision ;

2° Une revision générale de tout le personnel ;

3° Des examens périodiques.

B. — Les conditions suivantes :

1° Pour tout employé, mécanicien ou chauffeur ; V, V ch, Champ visuel normaux ;

2° Pour tout employé au service du terrain : $V = 1$ et V ch, au moins $2/3$;

3° Pour les bureaux $V =$ au moins $1/2$ et indication au chef de service de tous ceux dont Vch serait insuffisant.

C. Le personnel chargé de ces examens, devait être :

(1) Redard, *Examen de la vision chez les employés de chemin de fer.* Paris, 1880.

1° Un médecin en chef, centralisant ce service, donnant les instructions, choisissant les médecins experts, chargé des examens de contrôle et de l'appréciation des cas difficiles qui devaient lui être soumis, et désignant à l'administration les employés que l'état de leurs facultés visuelles pourrait rendre dangereux;

2° Des médecins experts, pratiquant les examens et les réexamens, en référant au médecin en chef pour les cas douteux ou difficiles et lui désignant ceux qui seraient atteints d'affections oculaires.

Ces règles générales sont appliquées dans le service des railways de l'Etat, mais non formulées dans un document officiel.

La compagnie des chemins de fer du Nord, de son côté, a publié dans son ordre de service n° 2839, année 1885, pour le service médical, une instruction générale et détaillée sur l'*examen et la revision* des aptitudes visuelles de ses employés.

Cette instruction rappelle l'importance de la recherche du daltonisme, fait connaître le matériel nécessaire mis à la disposition des médecins (Laines de Holmgren, échelle de Snellen) et prescrit de faire porter l'examen sur : 1° l'aspect des yeux; 2° l'étendue du champ visuel; 3° l'acuité ; 4° le sens chromatique, en indiquant la manière de procéder à ces diverses épreuves.

Elle déclare l'emploi des lunettes pour la correction de l'amétropie, incompatible avec les fonctious de chauffeur, de mécanicien, de conducteur, graisseur, aiguilleur, cantonnier, garde-barrière, la fragilité de ce moyen le rendant trop précaire dans les fonctions ci-dessus indiquées.

Pour ces fonctions, V doit être $=$ à 2/3 au moins

d'un œil, le champ visuel sans défaut et le sens chromatique normal.

Pour les autres emplois du service actif $V = 1/3$ d'un œil au moins ; le sens chromatique peut être imparfait sauf pour le vert et le rouge.

Pour les emplois de bureau, les aptitudes visuelles peuvent être inférieures, à la condition expresse qu'il ne puisse s'opérer un changement de fonctions, sans un nouvel examen de la vision.

Tout homme relevant de certaines maladies ou soupçonné d'alcoolisme, d'abus de tabac, doit être soumis à un réexamen et suspendu de ses fonctions, s'il y a lieu.

Tout homme dont le sens chromatique est affaibli ou qui présente une amétropie prononcée doit être renvoyé au contrôle du médecin en chef.

Dans les autres Compagnies de Paris-Lyon, Ouest, Est, les indications officielles sont plus vagues et chaque médecin suit la règle et emploie les moyens qui lui paraissent les plus satisfaisants.

Ainsi, en France et jusqu'ici, partout on reconnait la nécessité de ces examens visuels, garantie nécessaire de la sécurité des voyageurs et sauvegarde des intérêts matériels des compagnies ; les règles seules restent incertaines, les moyens souvent insuffisants, incomplets ou livrés à l'arbitraire de médecins parfois peut-être mal préparés à les employer ou les compléter. Pourquoi l'administration supérieure ou à défaut les compagnies elles-mêmes, sur l'avis de leurs médecins les plus autorisés, ne prendraient-elles pas l'initiative d'un règlement unique pour tous ?

La question me semble pouvoir se résumer ainsi :

1° Des accidents sont-ils à craindre par suite d'erreurs involontaires dans l'appréciation des signaux, dues à des défectuosités de la vision d'un employé ? Incontestablement oui, l'histoire des railways en cite déjà bien des exemples.

2° Est-il nécessaire de les prévoir, utile aux intérêts de tous de les éviter ? personne ne peut le nier.

3° Ce service d'examen et de contrôle serait-il onéreux pour les compagnies ? Non, puisqu'elles ont déjà un personnel médical attitré qui, instruit dans ce but et guidé par des règles précises, peut en être chargé. Les règlements sont-ils difficiles à établir ? Les moyens à employer incertains ou inconnus ? Non encore, les détails qui précèdent prouvent le contraire.

Pourquoi dès lors, ne pas se rendre à un vœu généralement exprimé et, connaissant le passé, assumer la responsabilité de l'avenir ?

PLANCHES

PLANCHE I

PROCÉDÉ D'HOLMGREN

I

VERT MELON D'EAU

CONFONDU AVEC UNE OU PLUSIEURS COULEURS

Gris.   Brun clair.   Jaunes saumonés.

1   2   3   4   5

Indique que l'observé est vicié.

II. a.

MAUVE CLAIR OU POURPRE

CONFONDU AVEC

Bleu foncé. Violet.   Gris foncé. Vert pré

6   7   8   9

Indique cécité

pour le rouge   pour le vert.

N° 5 DE L'ÉCHELLE CHROMATIQUE
DE WECKER (plus un gris.)

Avant tout examen, l'expert doit s'assurer par lui-
même de l'existence de la perception physiologique à
5 mètres, dans les conditions d'éclairage où il est
placé.

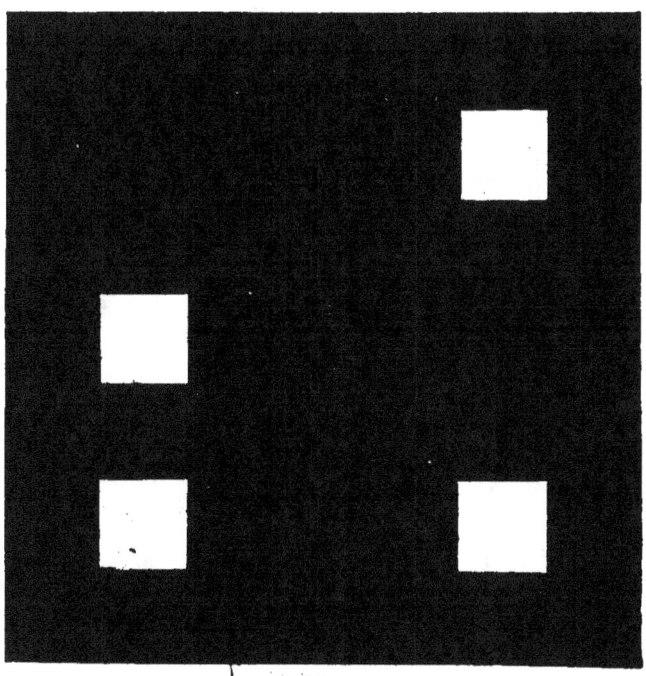

Les carrés colorés étant des surfaces et non des
lignes, le degré de l'acuité chromatique est en raison
inverse non de la distance où ils sont vus, mais du
carré de celle-ci.

A la distance de 5^m, $3^m,54$, $3^m,17$, $2^m,50$, $1^m,77$.

V ch = 1   1/2   2/5   1/4   1/8.

PLANCHE III

POUR LES LETTRÉS

Désigner le numéro et le sens des lignes de lettres à épeler couramment.

---

6 9 0 8 7

4 B R P D C

3 T F L Z E

2 G C O D P

5 M N H E K

1 A V X Y N

A la distance de.....>	5^{m},	3^{m},	2^{m},	$2^{m}50$	$1^{m}25$	$0^{m}42$.
L'acuité visuelle V=..	1	= 3/5	= 2/5	= 1/2	= 1/4	= 1/12.

POUR LES ILLETTRÉS

Faire représenter avec les doigts de l'une ou de

l'autre main une ou plusieurs

rangées de signes.

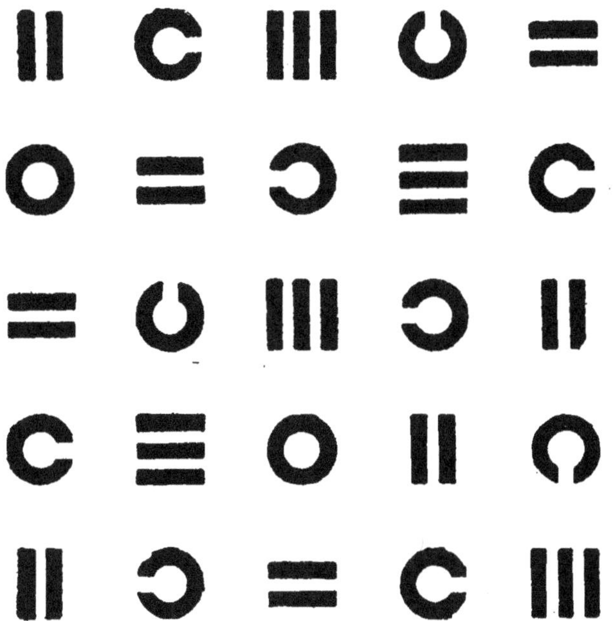

A la distance de.....> \ 5ᵐ,   3ᵐ,   2ᵐ,   2ᵐ50   1ᵐ25   0ᵐ42.
L'acuité visuelle V=.. / 1 = 3/5 = 2/5 = 1/2 = 1/4 = 1/12.

TABLE DES MATIÈRES

CHAPITRE IV

APPENDICE

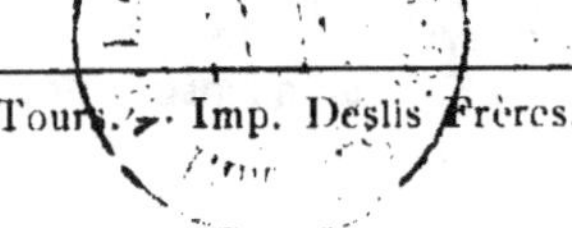

Tours. — Imp. Deslis Frères.

LIBRAIRIE J.-B. BAILLIÈRE et FILS
Rue Hautefeuille, 19, près du boulevard Saint-Germain, Paris

BIBLIOTHÈQUE SCIENTIFIQUE CONTEMPORAINE

A 3 FR. 50 LE VOLUME

Nouvelle collection de volumes in-16, comprenant 300 à 400 pages,
imprimés en caractères elzéviriens et illustrés de figures intercalées dans le texte.

60 Volumes sont publiés.

La *Bibliothèque scientifique contemporaine*, d'un format commode et
d'un prix modique, s'adresse à tous ceux qui, désireux de ne pas rester
étrangers au mouvement scientifique de leur époque, n'ont ni le temps ni
la facilité de recourir aux sources.

Les questions d'actualité sont présentées avec des développements en
rapport avec leur importance, et débarrassées des formules techniques;
les nouvelles découvertes et les nouvelles applications de la science sont
exposées à mesure qu'elles se produisent; les recherches originales sont
vulgarisées par leurs auteurs.

Ménager le temps du lecteur, et lui présenter ce qu'il a besoin de connaître sous une forme condensée et attrayante, tel est le but que se pro-
posent les auteurs qui ont promis leur concours à cette œuvre de vulgarisation.

Aucune traduction n'est admise à prendre place dans la collection : il
n'est publié que des livres originaux, par des auteurs écrivant en langue
française.

Parmi les plus illustres représentants de la science, qui concourent à la
rédaction de la *Bibliothèque scientifique contemporaine*, nous citerons :
MM. de Quatrefages, Albert Gaudry, Claude Bernard, de l'Institut et du
Muséum, M. Fouqué, de l'Institut et du Collège de France ; MM. Duclaux
et Velain, de la Faculté des sciences; MM. Ed. Perrier et B. Renault, du
Muséum; MM. Brouardel et A. Gautier, de la Faculté de médecine;
M. G. Planté, lauréat de l'Institut; MM. Bouant et Maurice Girard, de
l'Enseignement secondaire; M. Foville, inspecteur des établissements de
bienfaisance; M. de Baye, de la Société des antiquaires de France; M. Knab,
de l'École centrale; MM. Riant, Galezowsky, Moreau (de Tours), etc.

Paris n'est pas seul à fournir à la *Bibliothèque* ses collaborateurs. Au
nombre des savants qui lui prêtent le concours de leur talent, nous citerons : MM. Beaunis, A. Charpentier, Bleicher, Léon Garnier, Schmitt
et Vuillemin, de la Faculté de Nancy; M. Azam, de la Faculté de Bordeaux; MM. Cazeneuve, Lorét et Max Simon, de la Faculté de Lyon;

MM. Marion et Heckel, de la Faculté de Marseille; MM. Moniez, Debierre, de la Faculté de Lille; M. Imbert, de la Faculté de Montpellier; M. Girod, de la Faculté de Clermont-Ferrand; MM. Bourru et Burot, de l'École de Rochefort; M. Lefèvre, de l'École de Nantes; M. de Saporta, correspondant de l'Institut, à Aix; M. de Folin, à Biarritz; M. Cullerre, à la Roche-sur-Yon; M. Ferry de la Bellone, à Apt, etc.

En Belgique et en Suisse, M. Léon Frédéricq, de l'Université de Liège; M. Dollo, aide-naturaliste au Muséum de Bruxelles; M. Herzen, de l'Académie de Lausanne.

Dans le cadre de cette *Bibliothèque* sont comprises toutes les sciences physiques, chimiques, naturelles et médicales.

Parmi les sujets traités, nous signalerons :

En astronomie et en météorologie : *la Prévision du temps, les Phénomènes électriques de l'atmosphère, les Merveilles du ciel.*

En physique : *le Microscope, la Lumière et les Couleurs, les Anomalies de la vision.*

En Chimie : *le Lait, la Coloration des vins, les Ferments et les fermentations, l'Eau.*

En applications industrielles des sciences : *la Photographie, la Galvanoplastie et l'Électro-métallurgie, la Navigation aérienne, la Télégraphie moderne.*

En agriculture : *la Truffe, les Abeilles, l'Alcool.*

En minéralogie et en géologie : *les Tremblements de terre, les Vosges, les Minéraux utiles, les Volcans, les Glaciers.*

En paléontologie : *les Ancêtres de nos animaux, les Plantes fossiles, l'Origine des arbres cultivés.*

En anthropologie et en archéologie : *les Pygmées, l'Homme avant l'histoire, la France préhistorique, l'Archéologie préhistorique, l'Égypte au temps des Pharaons.*

En zoologie : *le Transformisme, Sous les mers, les Parasites, les Laboratoires de zoologie marine, la Famille et les Sociétés chez les animaux, les Industries animales.*

En botanique : *la Biologie végétale, la Vie des champignons.*

En physiologie : *Magnétisme et hypnotisme, le Somnambulisme provoqué, Double conscience et altérations de la personnalité, le Cerveau et l'Activité cérébrale, la Suggestion mentale, le Monde des rêves, Variations de la personnalité.*

En hygiène : *Nervosisme et névroses, le Cuivre et le Plomb, les Nouvelles Institutions de bienfaisance, Hygiène des orateurs, Hygiène de la vue.*

En médecine : *le Secret médical, Microbes et maladies, la Folie chez les enfants, Fous et Bouffons, les Frontières de la folie.*

DERNIERS VOLUMES PARUS

LA TÉLÉGRAPHIE ACTUELLE
EN FRANCE ET A L'ÉTRANGER
LIGNES, RÉSEAUX, APPAREILS, TÉLÉPHONES
Par L. MONTILLOT
Sous-Directeur de télégraphe militaire.
1 vol. in-16 de 344 pages avec 131 figures. . . . . . . 3 fr. 50

L'ARTILLERIE ACTUELLE
EN FRANCE ET A L'ÉTRANGER
CANONS, FUSILS, POUDRES ET PROJECTILES
Par le Colonel GUN
1 vol. in-16 de 316 pages avec 96 figures. . . . . . 3 fr. 50

LES THÉORIES ET LES NOTATIONS
DE LA CHIMIE MODERNE
Par A. de SAPORTA
Introduction par C. FRIEDEL, membre de l'Institut.
1 vol. in-16 de XVI-332 pages. . . . . 3 fr. 50

LES PLANTES FOSSILES
Par B. RENAULT
Aide-naturaliste au Muséum d'histoire naturelle, Lauréat de l'Institut.
1 vol. in-16 de 400 pages avec 53 figures. . . . . . 3 fr. 50

LA LUTTE POUR L'EXISTENCE
CHEZ LES ANIMAUX MARINS
Par L. FREDERICQ
Professeur à l'Université de Liège.
1 vol. in-16 de 320 pages avec 40 figures. . . . . . 3 fr. 50

LES ANIMAUX LUMINEUX
Par H. GADEAU de KERVILLE
1 vol. in-16 de 320 pages avec figures. . . . . . 3 fr. 50

ENVOI FRANCO CONTRE UN MANDAT POSTAL

DERNIERS VOLUMES PARUS

LES PARASITES DE L'HOMME
ANIMAUX ET VÉGÉTAUX
Par R. MONIEZ
Professeur à la Faculté de médecine de Lille.

1 vol. in-16 de 320 pages avec figures. . . . . 3 fr. 50

HYGIÈNE DE LA VUE
Par les docteurs X. GALEZOWSKY et KOPFF

1 vol. in-16 de 320 pages avec 44 figures. . . . . . . 3 fr. 50

L'EXAMEN DE LA VISION
DEVANT LES CONSEILS DE REVISION ET DE RÉFORME
DANS LA MARINE ET DANS L'ARMÉE
ET CHEZ LES EMPLOYÉS DE CHEMIN DE FER
Par A.-J.-C. BARTHÉLEMY
Directeur du service de Santé de la marine à Brest.

1 vol. in-16 avec figures et planches coloriées. . . . . 3 fr. 50

LES ANOMALIES DE LA VISION
Par IMBERT
Professeur à l'École de pharmacie de Montpellier
Introduction par le docteur **JAVAL**, membre de l'Académie de Médecine.

1 vol. in-16 de 320 pages avec figures. . . . . 3 fr. 60

LA LUMIÈRE ET LES COULEURS
AU POINT DE VUE PHYSIOLOGIQUE
Par Aug. CHARPENTIER
Professeur à la Faculté de médecine de Nancy.

1 vol. in-16 avec 22 figures. . . . . 3 fr. 50

LES IRRESPONSABLES
DEVANT LA JUSTICE
Par le docteur A. RIANT

1 vol. in-16 de 320 pages. . . . . fr. 50

Aliénés, épileptiques, hystériques, instinctifs, passionnels, hypnotisés, suggestionnés, automates, alcooliques, morphinomanes, victimes d'accidents, héréditaires, ataviques, anormaux, dégénérés, déséquilibrés, etc.

PHYSIQUE ET CHIMIE

LE LAIT
ÉTUDES CHIMIQUES ET MICROBIOLOGIQUES
Par DUCLAUX

Professeur à la Faculté des sciences de Paris et à l'Institut agronomique.

1 vol. in-16, avec figures. . . . . 3 fr. 50

LA COLORATION DES VINS
PAR LES COULEURS DE LA HOUILLE

Méthode analytique et marche systématique pour reconnaître la nature de la coloration

Par P. CAZENEUVE

Professeur à la Faculté de Lyon.

1 vol. in-16 avec 1 planche.. . . . . 3 fr. 50

FERMENTS ET FERMENTATIONS
ÉTUDE BIOLOGIQUE DES FERMENTS
RÔLE DES FERMENTATIONS DANS LA NATURE ET L'INDUSTRIE

Par Léon GARNIER

Professeur à la Faculté de Nancy.

1 vol. in-16, avec 65 figures. . . . . 3 fr. 50

LE MICROSCOPE ET SES APPLICATIONS
A L'ÉTUDE DES VÉGÉTAUX ET DES ANIMAUX

Par E. COUVREUR

Chef des Travaux à la Faculté des Sciences de Lyon.

1 vol. in-16, avec 120 figures. . . . . 3 fr. 50

ENVOI FRANCO CONTRE UN MANDAT POSTAL.

APPLICATIONS INDUSTRIELLES DES SCIENCES

LA PHOTOGRAPHIE

APPLICATIONS AUX SCIENCES, AUX ARTS ET A L'INDUSTRIE

Par Julien LEFÈVRE

Professeur à l'École des sciences de Nantes.

1 volume in-16, avec 100 figures et 3 spécimens de procédés
de reproductions. 3 fr. 50

Aujourd'hui tout le monde est photographe. L'auteur, s'adressant à ce public d'amateurs, a consacré la plus large place aux procédés et aux appareils les plus récents, et s'est attaché à faire connaître les découvertes les plus nouvelles, notamment la méthode au gélatino-bromure d'argent maintenant si répandue ; il a passé en revue les applications si variées, la gravure photographique, la photographie en ballon, la photographie instantanée, la photographie médicale, astronomique, microscopique, etc.

LA NAVIGATION AÉRIENNE

ET LES BALLONS DIRIGEABLES

Par H. de GRAFFIGNY

1 vol. in-16, avec 40 figures. . . . . 3 fr. 50

LA GALVANOPLASTIE

LE NICKELAGE, LA DORURE, L'ARGENTURE ET L'ÉLECTRO-MÉTALLURGIE

Par E. BOUANT

Agrégé des Sciences.

1 vol. in-16, avec 24 figures. . . . . 3 fr. 50

AGRICULTURE

LA TRUFFE

ÉTUDE SUR LES TRUFFES ET LES TRUFFIÈRES

Par M. le docteur FERRY de la BELLONE

1 vol. in-16, avec 21 figures et une eau forte de P. VAYSON. 3 fr. 50

Table des matières. — I. Historique. — II. Nature de la truffe. — III. Moyens d'étude, technique micrographique, étude histologique. — IV. Organisation générale de la truffe. — V. Variétés culinaires, commerciales et botaniques. — VI. Classification. — VII. Description des différentes espèces. — VIII. Usages. — IX. Truffières naturelles, truffières artificielles. — X. Création des truffières artificielles. — XI. Influence des terrains, de l'air, de la lumière, etc. — XII. Truffes d'été et truffes d'hiver. — XIII. Récolte. — XIV. Commerce des truffes. — XV. La truffe devant les tribunaux.

LES ABEILLES

ORGANES ET FONCTIONS, ÉDUCATION ET PRODUITS
MIEL ET CIRE

Par Maurice GIRARD

Président de la Société entomologique de France.

Deuxième édition.

1 vol. in-16, avec 30 figures et 1 planche coloriée. . . 3 fr. 50

L'ALCOOL

AU POINT DE VUE CHIMIQUE, AGRICOLE, INDUSTRIEL
HYGIÉNIQUE ET FISCAL

Par Albert LARBALÉTRIER

Professeur à l'École d'Agriculture du Pas-de-Calais.

1 vol. in-16 avec 62 figures. . . . . 3 fr. 50

ENVOI FRANCO CONTRE UN MANDAT POSTAL

MINÉRALOGIE, GÉOLOGIE, PALÉONTOLOGIE

LES ANCÊTRES DE NOS ANIMAUX

DANS LES TEMPS GÉOLOGIQUES

Par Albert GAUDRY

Professeur au Muséum d'histoire naturelle, membre de l'Institut.

1 vol. in-16 de 320 pages, avec 49 figures. . . . . . 3 fr. 50

LES TREMBLEMENTS DE TERRE

Par F. FOUQUÉ

rofesseur au Collège de France, membre de l'Académie des science .

vol. in-16, avec 50 figures. . . . . 3 fr. 50

ORIGINE PALÉONTOLOGIQUE

DES ARBRES CULTIVÉS

OU UTILISÉS PAR L'HOMME

Par le marquis G. de SAPORTA

Membre correspondant de l'Institut.

vol. in-16, avec 44 figures. . . . . 3 fr. 50

LES MINÉRAUX UTILES

ET L'EXPLOITATION DES MINES

Par L. KNAB

¡Répétiteur à l'École centrale des arts et manufactures.

1 vol. in-16, avec figures. . . . . 3 fr. 50

ENVOI FRANCO CONTRE UN MANDAT POSTAL

ANTHROPOLOGIE, ARCHÉOLOGIE

L'ARCHÉOLOGIE PRÉHISTORIQUE

Par le baron J. de BAYE

Membre de la Société des antiquaires de France.

1 vol. in-16 avec 51 figures. . . . . 3 fr. 50

L'archéologie des temps primitifs est une science de date récente. Elle emprunte beaucoup à d'autres sciences presque aussi nouvelles. Elle est en effet intimement associée à la géologie, à la paléontologie, à la minéralogie et à l'anthropologie.

C'est par l'heureux accord de ces diverses sciences que M. le baron de Baye a étudié successivement l'époque néolithique, la pierre polie, les grottes, les sépultures, la trépanation préhistorique, les flèches, les haches, les parures, la céramique. C'est là un ensemble plein d'intérèt, qui ne peut manquer d'attirer l'attention des collectionneurs.

LES PYGMÉES

LES PYGMÉES DES ANCIENS D'APRÈS LA SCIENCE MODERNE

LES NÉGRITOS OU PYGMÉES ASIATIQUES

LES NÉGRILLES OU PYGMÉES AFRICAINS

LES HOTTENTOTS ET LES BOSCHIMANS

Par A. de QUATREFAGES

Professeur au Muséum, membre de l'Institut.

1 vol. in-16, avec figures. . . . . 3 fr. 50

L'HOMME AVANT L'HISTOIRE

Par Charles DEBIERRE

Professeur agrégé à la Faculté de Lille.

1 vol. in-16 de 304 pages, avec 84 figures. . . . . . 3 fr. 50

ENVOI FRANCO CONTRE UN MANDAT POSTAL

ZOOLOGIE, BOTANIQUE

LE TRANSFORMISME

Par Edmond PERRIER
Professeur au Muséum.

1 vol. in-16, avec 80 figures. . . . . 3 fr. 50

L'auteur étudie la doctrine transformiste pour arriver à une explication du monde vivant. Il fait connaître les origines de la question, ce qu'elle était avec Lamarck, Geoffroy Saint-Hilaire, Ch. Darwin et Hæckel, ce qu'elle est devenue entre les mains des naturalistes de l'époque actuelle, et comment elle est arrivée à grouper en un même faisceau les données si longtemps éparses de la paléontologie, de l'anatomie comparée, des sciences descriptives, et de l'embryogénie. En laissant de côté les hypothèses, il résume ce que l'on a réussi à savoir de plus précis sur l'origine des formes actuelles du Règne animal et sur celle de l'Homme.

SOUS LES MERS

Campagnes d'explorations du TRAVAILLEUR et du TALISMAN

Par le marquis de FOLIN
Membre de la Commission scientifique d'exploration des grands fonds de la Méditerranée et de l'Atlantique.

1 vol. in-16. avec 46 figures . . . . 3 fr. 50

LA BIOLOGIE VÉGÉTALE

Par P. VUILLEMIN
Chef des travaux d'histoire naturelle à la Faculté de Nancy.

1 vol. in-16 avec figures. . . . . 3 fr. 50

ENVOI FRANCO CONTRE UN MANDAT POSTAL

PHYSIOLOGIE, PSYCHOLOGIE PHYSIOLOGIQUE

HYPNOTISME, DOUBLE CONSCIENCE
ET ALTÉRATIONS DE LA PERSONNALITÉ

Par le docteur AZAM

Professeur à la Faculté de médecine de Bordeaux.

Avec une Préface par le Professeur CHARCOT

1 vol. in-16, avec figures. . . . . 3 fr. 50

LE SOMNAMBULISME PROVOQUÉ

ÉTUDES PHYSIOLOGIQUES ET PSYCHOLOGIQUES

Par H. BEAUNIS

Professeur à la Faculté de médecine de Nancy.

Deuxième édition

1 vol. in-16, avec figures. . . . . 3 fr. 50

MAGNÉTISME ET HYPNOTISME

EXPOSÉ DES PHÉNOMÈNES

OBSERVÉS PENDANT LE SOMMEIL NERVEUX PROVOQUÉ,

AVEC UN RÉSUMÉ HISTORIQUE DU MAGNÉTISME ANIMAL

Par le docteur A. CULLERRE

Deuxième édition

1 vol. in-16, avec 28 figures. . . . . 3 fr. 50

LE MONDE DES RÊVES

Par P. Max SIMON

Médecin en chef de l'Asile public des aliénés de Bron.

Deuxième édition

1 vol. in-16. . . . . 3 fr. 50

ENVOI FRANCO CONTRE UN MANDAT POSTAL

LA SUGGESTION MENTALE

ET L'ACTION A DISTANCE

DES SUBSTANCES TOXIQUES ET MÉDICAMENTEUSES

Par les docteurs H. BOURRU et P. BUROT
Professeurs à l'École de médecine de Rochefort.

1 vol. in-16 de 311 pages, avec figures. . . . . . . 3 fr. 50

VARIATIONS DE LA PERSONNALITÉ

Par les docteurs H. BOURRU et P. BUROT
Professeurs à l'École de médecine de Rochefort.

1 vol in-16 de 315 pages avec 15 photogravures. . . 3 fr. 50

LE CERVEAU ET L'ACTIVITÉ CÉRÉBRALE

AU POINT DE VUE PSYCHO-PHYSIOLOGIQUE

Par le docteur Al. HERZEN
Professeur à l'Académie de Lausanne.

1 vol. in 16 de 312 pages. . . . . 3 fr. 50

LA SCIENCE EXPÉRIMENTALE

Par le professeur Claude BERNARD
Membre de l'Institut.

Nouvelle édition

1 vol. in-18 de 450 pages avec figures. . . . . . . 3 fr. 50

ENVOI FRANCO CONTRE UN MANDAT POSTAL

HYGIÈNE

NERVOSISME ET NÉVROSES
HYGIÈNE DES ÉNERVÉS ET DES NÉVROPATHES
Par le docteur A. CULLERRE

1 vol. in-16. . . . . 3 fr. 50

HYGIÈNE DES ORATEURS
HOMMES POLITIQUES, MAGISTRATS
AVOCATS, PRÉDICATEURS, PROFESSEURS, ARTISTES
ET DE TOUS CEUX QUI SONT APPELÉS A PARLER EN PUBLIC
Par le docteur A. RIANT

1 vol. in-16. . . . . 3 fr. 50

LE CUIVRE ET LE PLOMB
DANS L'ALIMENTATION ET L'INDUSTRIE, AU POINT DE VUE DE L'HYGIÈNE
Par A. GAUTIER
Professeur à la Faculté de médecine de Paris.

1 vol. in-16 de 310 pages. . . . . 3 fr. 50

LES NOUVELLES
INSTITUTIONS DE BIENFAISANCE
LES DISPENSAIRES POUR ENFANTS MALADES,
L'HOSPICE RURAL
Par le docteur A. FOVILLE
Inspecteur des Établissements de bienfaisance.

1 vol. in-16 avec 10 plans. . . . . 3 fr. 50

ENVOI FRANCO CONTRE UN MANDAT POSTAL

MÉDECINE

LE SECRET MÉDICAL

MARIAGE, HONORAIRES,
ASSURANCES SUR LA VIE, DÉCLARATION DE NAISSANCE,
EXPERTISE, TÉMOIGNAGE, ETC

Par P. BROUARDEL

Doyen de la Faculté de médecine de Paris.

1 vol. in-16. . . . . 3 fr. 50

LES FRONTIÈRES DE LA FOLIE

Par le docteur A. CULLERRE

1 vol. in-16 de 360 pages. . . . . 3 fr. 50

LA FOLIE CHEZ LES ENFANTS

Par le docteur Paul MOREAU (de Tours).

1 vol. in-16 de 380 pages. . . . . 3 fr. 50

FOUS ET BOUFFONS

ÉTUDE PHYSIOLOGIQUE, PSYCHOLOGIQUE ET HISTORIQUE

Par le docteur Paul MOREAU (de Tours)

1 vol in-16 de 288 pages . . . . 3 fr. 50

MICROBES ET MALADIES

Par J. SCHMITT

Professeur agrégé à la Faculté de Nancy.

1 vol. in-16, avec 24 figures. . . . . 3 fr. 50

ASTRONOMIE, MÉTÉOROLOGIE

PHÉNOMÈNES ÉLECTRIQUES

DE L'ATMOSPHÈRE

Par Gaston PLANTÉ

Lauréat de l'Institut.

1 vol. in-16 avec 50 figures. . . . . 3 fr. 50

L'auteur cherchait à étudier et à expliquer les éclairs, cette forme extraordinaire de la foudre; il est arrivé à trouver la solution du problème, lorsqu'il a eu entre les mains une source d'électricité pouvant donner par conséquent des effets différents de ceux des machines ordinaires de l'électricité statique : il obtint ainsi l'*agrégation globulaire* d'un liquide électrisé autour d'un conducteur, puis le *globule de feu*, et enfin la *foudre globulaire*, la *grêle*, les *trombes* et les *aurores polaires*. Ce sont ces analogies et leurs conséquences que l'auteur a développées et qui jettent un grand jour sur la théorie de ces grands phénomènes naturels.

LA PRÉVISION DU TEMPS

ET LES PRÉDICTIONS MÉTÉOROLOGIQUES

Par G. DALLET

1 vol. in-16 de 336 pages, avec 38 figures. . . . . . 3 fr. 50

LES MERVEILLES DU CIEL

Par G. DALLET

1 vol. in-16 avec 80 figures. . . . . 3 fr. 50

OPINION DE LA PRESSE

Quand les savants qui ont travaillé à faire avancer la science veulent bien travailler aussi à la répandre, ils se montrent généralement des vulgarisateurs hors ligne, par cette raison que pour vulgariser il faut connaître à fond, et qu'on ne connaît bien les difficultés d'un sujet que lorsqu'on s'est efforcé de les résoudre. Les personnes qui s'intéressent aux progrès de la science, comme les savants de profession, auront donc plaisir et profit à la lecture des volumes de la *Bibliothèque scientifique contemporaine :* les premières y trouveront de la science sérieuse sous une forme lucide et élégante qui fait de ces livres non seulement des œuvres de vulgarisation, mais encore et plutôt des œuvres d'initiation à des méthodes et à des recherches dont ils développent le goût et la curiosité ; et les savants aussi aimeront à revoir, avec l'expression même que leur a donnée leur auteur, les théories qui leur sont familières, et à retrouver, à côté des faits acquis de la science fixée, toutes les prévisions de la science pressentie que l'avenir devra plus tard justifier.   *Revue scientifique.*

La *Bibliothèque scientifique contemporaine* promet une série de livres utiles et pratiques, qui nous permettent de lui pronostiquer un succès complet et mérité.   *Revue des Deux Mondes.*

Les sciences ont fait de rapides progrès. Les savants n'ont pas besoin qu'on leur décrive ce mouvement, qui est leur œuvre ; mais les gens du monde, les personnes à l'esprit cultivé ne sauraient le contempler avec indifférence. C'est dans le but de mettre à leur portée les dernières acquisitions de la science que la librairie J.-B. Baillière et Fils a fondé la *Bibliothèque scientifique contemporaine :* en quelques pages d'une lecture facile, les hommes spéciaux y exposent les questions nouvelles, à la solution desquelles ils ont contribué.   *Journal de Genève.*

Les gens du monde sont gens heureux, chacun s'empresse à leur faciliter l'accès des sciences qui resteraient lettre close pour eux, si toujours ne se rencontraient écrivains et éditeurs, désireux de récolter leurs suffrages. La *Bibliothèque scientifique contemporaine* est la preuve de ce fait. Nous suivons avec intérêt son développement, car nous sommes de ceux qui pensent que la science ne perd pas à être vulgarisée, et que, lorsque ses admirateurs seront plus nombreux, la haute culture à laquelle chaque nation doit tendre n'en sera que plus certaine.

Moniteur scientifique.

Le succès de la *Bibliothèque scientifique contemporaine* est assuré, autant par la valeur des œuvres qu'elle publie que par son bon marché et son élégance.   *La Science en famille.*

ENVOI FRANCO CONTRE UN MANDAT POSTAL.

N° 114   LYON — IMP. PITRAT AÎNÉ — 1888

www.ingramcontent.com/pod-product-compliance
Lightning Source LLC
LaVergne TN
LVHW011905180726
843502LV00003B/599